真传内功易筋经

朱文革 林锋 著

全国百佳图书出版单位

中国中医药出版社

·北京·

图书在版编目（CIP）数据

真传内功易筋经 / 朱文革，林锋著. --北京：
中国中医药出版社，2024.9（2025.10重印）
ISBN 978-7-5132-8854-5

Ⅰ. G852.6

中国国家版本馆CIP数据核字第20243NZ946号

融合出版说明

本书为融合出版物，微信扫描右侧二维码，
关注"悦医家中医书院"微信公众号，即可访问
相关数字化资源和服务。

中国中医药出版社出版

北京经济技术开发区科创十三街 31 号院二区 8 号楼
邮政编码　100176
传真　010-64405721
河北盛世彩捷印刷有限公司印刷
各地新华书店经销

开本 880×1230　1/32　印张 12.5　彩插0.25　字数 284 千字
2024年9月第1版　2025年10月第3次印刷
书号　ISBN 978-7-5132-8854-5

定价　98.00元
网址　www.cptcm.com

服 务 热 线　010-64405510
购 书 热 线　010-89535836
维 权 打 假　010-64405753

微信服务号　**zgzyycbs**
微商城网址　**https://kdt.im/LIdUGr**
官 方 微 博　**http://e.weibo.com/cptcm**
天猫旗舰店网址　**https://zgzyycbs.tmall.com**

如有印装质量问题请与本社出版部联系（010-64405510）

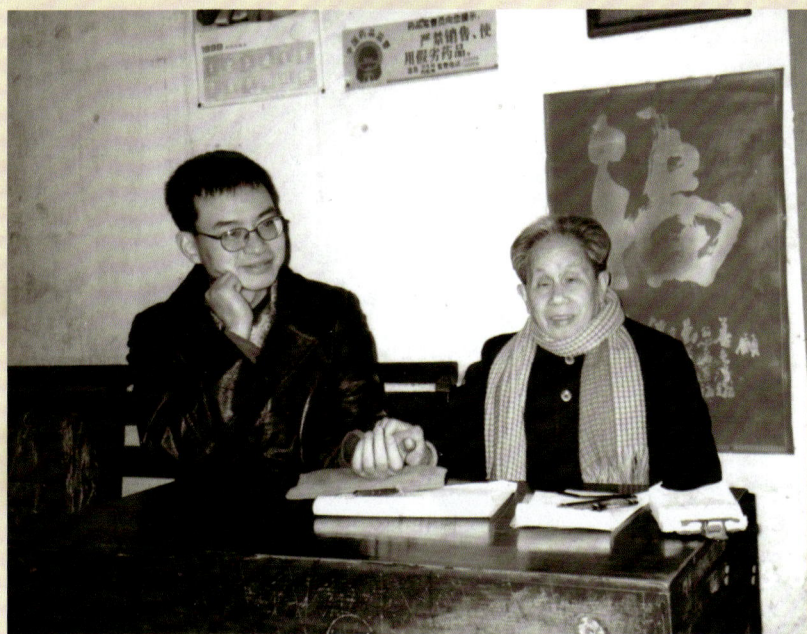

▲ 朱文革与恩师张义尚先生

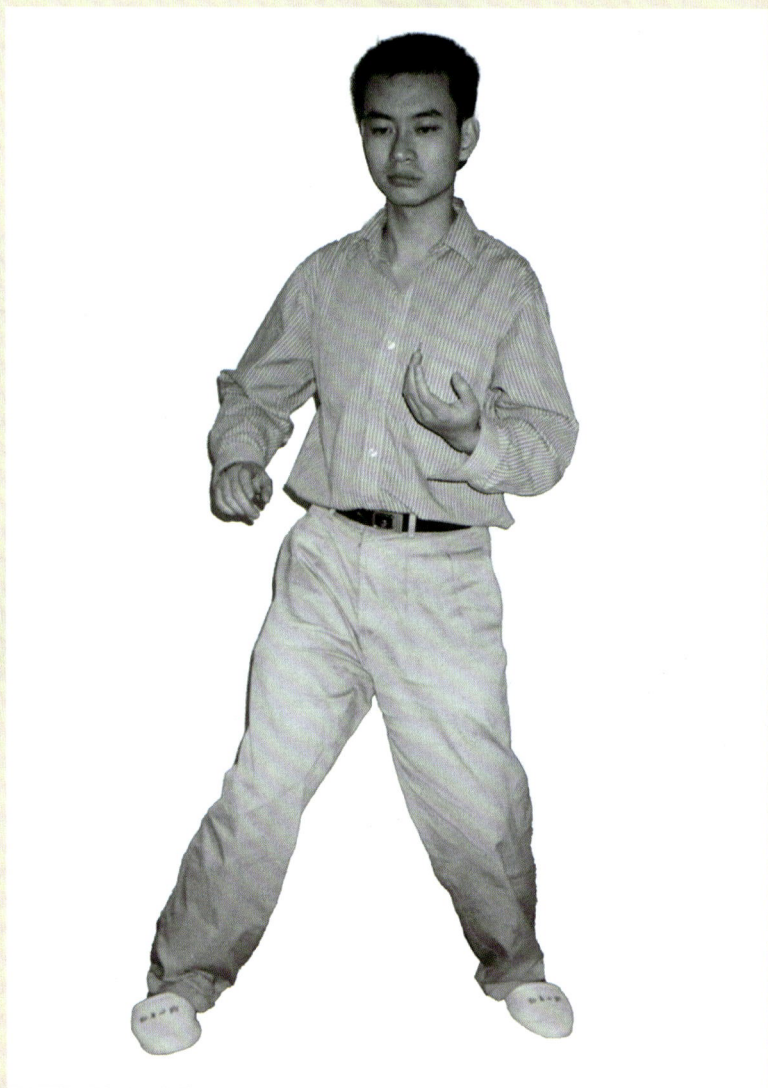

▲ 朱文革练功旧照

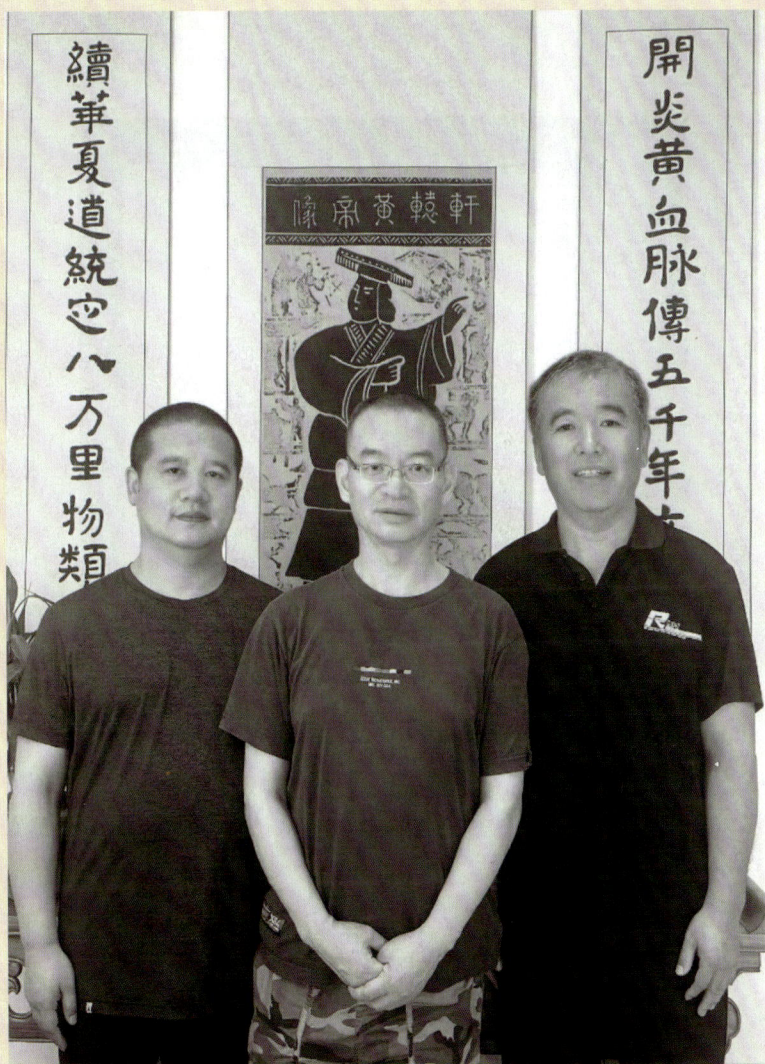

▲ 朱文革（中）与本书中视频演示者段新龙（左）、袁海光（右）

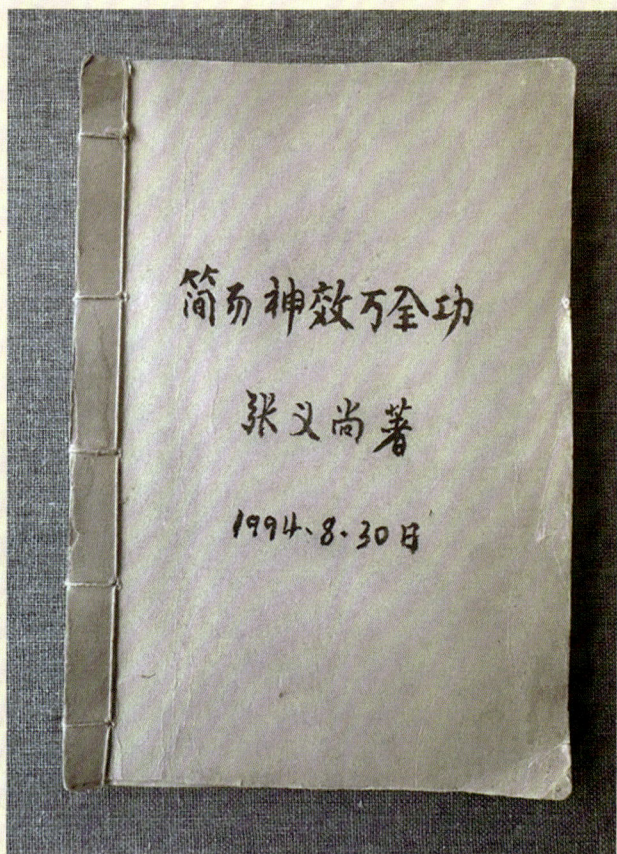

简易神效万全功

前言

1988、10、17—22、开全国气功学传统理论学术研究会于青岛，以拙作受到青睐，特邀往参，并受到优渥待遇。归来路过西安，陕西师范大学同学崇子文革荐议，汇总平生所学之内外武功、道佛奥秘并中医学术去粗存华，查理或为一个系统严密而又精简完美的功法，当时未予重视。

查博学多闻，本人生之一种最大幸福和享受，足以自豪，但若博而不精，不能融化去取，则反多反被法缚，实非智也。我前此虽于所学未能彻底系统查理，但于自修教人之际，固非优伺颞颥遑遽取材，姑且而籁然，不过不是最后定论而已。

▲ 张义尚《简易神效万全功》手稿

大成同学：现普四种资料寄你。

　　现你作"仙道漫谈"台湾版已寄来，可惜错讹甚多，我费了相当精力，已作了详细校订。此品可与"胎息经等诀"合参，所有道家各内理细之修习法，熟读深思，大旨俱在矣。

　　至"易筋经导引精华"，原易筋经外壮功法之导引术，其功初步，亦当以服气法（1至呼吸）为基于强化他体，自有成效；若欲从了内壮，则当以吐纳呼吸法为主，由浅入深，则与静坐及养生气功相通矣。

　　我这里1989年历尚脱销，你那里若有小本历书（小本便于携带收藏，不需台历，也不要挂历，只要从此中知道阳历、阴历、星期、哪一年日干支、廿四节气就行了，都很小只二角左右的），可给我买本寄来。

　　阳历1988年快完了，祝你

学业进步！并请代问你

父母双亲！

全家生活愉快！

　　　　　　　　　　　　张义尚
　　　　　　　　　　　　1988.12.22日

作者简介

朱文革，又名朱沐尘，1967 年生，陕西西安人。终南书院院长，丹道与养生文化研究会副会长，老子道学文化研究会常务理事，北京中医药大学中国道医高级研修班领修导师。大学期间，即拜师张义尚先生，系统研习道学、佛学、武学等，前后 14 年，对黄氏易筋经尤有心得。自陕西师范大学毕业后，进入空军某飞行学院任教，讲授"军事运筹学"等课程。退役后，于 2007 年创建终南书院，以"立中道精神，修大易功夫"为宗旨，致力于传承终南道脉、弘扬中华优秀传统文化。现常居终南山陲，著有《终南问对》《帛书老子白话衍》《太极研修精义》《读书备要》等。

林锋，1971 年生。现就职于某"985 工程"高校。1992 年师从胡美成先生，1994 年师从李廷光先生，学习丹法。2002 年得胡孚琛先生指点，全面掌握了丹法的理法诀行。2014 年，师从张庚泰先生学习易筋经。2017 年创建"东海一人"公众号，传承发扬道家文化。

胡　序

一

人体本是一架蕴藏着巨大潜能的自动机，丹家以"法诀"将其启动开来，就会自动运转，不再靠人力操纵，其潜能之发挥亦属自然。其中具体功法，不可盲修瞎炼，必须由有经验的丹师临炉指导。丹道修炼的行功姿势，一般以动势、站势、坐势、卧势较常用。现需说明的是，宫观寺庙中的佛道修炼者，大多教人以坐势练功。殊不知坐势练功，禁忌尤多，特别是打坐数个时辰，血液流通滞塞，易在腿部血管中产生凝聚淤滞的细小血块，这些淤血成块后一旦沿血管流动而没融解，在脑部和心、肺脏发生堵塞，会引发中风或猝死。这种心、肺脏细胞不可逆性突然坏死的病例由于事先毫无征兆，会被宗教家称为尸解或坐化，误作成仙成佛的效验。其实西方医学界已在长时间乘坐飞机的旅客中发现这种病症，仅是他们不知道打坐修炼中早有这种病例而已。这些乘客在飞机上长途旅行达十多个小时，吃睡都在椅子上，下飞机后突发猝死，经检查为淤血堵塞心、肺脏血管所致。我们教人修炼，应对学生的生命负责，不能不先把危险讲清楚。

坐势和卧势练功，必须端直其体，将姿势摆正，使五脏得位，血液流通，要做到"齿轻叩，津频咽，身要直，体要松，息要微，意要轻"，关键是一个"松"字诀。站势和坐势练功要注意放松双肩，卧势练功要特别放松颈椎，只有身体真正放松了，练功才会出现效验。有了效验，身体的自动机才会被启动起来，无论采取动势、站势、坐势或卧势，什么姿势也没关系了。"跟着感觉走，步步奔虚无"，这是丹家的根本法诀。丹家之要，必知动静互根、内外兼修之理；如鹿炼精，如龟炼气，如鹤炼神，如虎聚阳，如蛇聚阴。血脉未和，莫贪静坐；关窍未通，不行既济。不可不分清浊，逼气过关；不明升降，即行采药；逼成幻境，诡言通神。欲成大道，不妨医药、饮食、体育并用，古代丹家不离武术和医药，首先牢固色身。金丹大道千门万派，都只能从色身上修起。病从心起，弱自精衰，邪由气入，修养精气神，色身自然强健。舍色身而得法身，出有入无，有无相通，则大道必成。

身体静则属阴，动则属阳，坐势和卧势阴气较重，易生筋骨血脉滞重瘫痪之弊，仅有站势在动静之间，得阴阳之中道，故丹道入手以站势为优。人类从动物进化到能直立行走，这是一场身体的革命，可知站立是人类入道之门。因之我推荐丹道之筑基入手功夫，以王芗斋所传意拳站桩最切实用。我幼年在沧州市吴桥县度过，那地方是全国知名的武术、杂技之乡，我虽13岁负笈离乡求学，然雅好武学健身之术，所见各家功夫多矣。依我所见，丹道的动势和站势筑基功夫，除了王芗斋的意拳（又名大成拳）的养生站桩功外，还有达摩易筋经功夫、太极拳和金家功夫，皆适宜丹道修炼。

世传《增演易筋洗髓内功图说》，有唐初道学名臣李靖的序，讲《洗髓》《易筋》为达摩大师真传，其是否托名且勿论，然其功法必为丹家真传却是事实。我推敲这套功夫，甚合丹道之旨，读者能取其精义而修之，便入丹道正途，不必管它是佛是道是儒等诸多分别相，大道本殊途而同归。《易筋经》本有多家传授，含脱胎换骨、伐毛洗髓的绝学，可鉴定为丹道动功，其功效必然步步印证丹经。这是前辈丹家为后世学者留下的一叶渡舟，可惜世人迷于琳琅满目的丹经道书佛典，所认不真耳。

二

填髓强骨之术为丹道筑基功必不可少的修炼步骤。填髓强骨不仅是抗寒功的必要条件，而且也是同类阴阳双修丹法铸剑功的前提。吕祖《指玄篇》云："二八佳人体似酥，腰间仗剑斩愚夫。分明不见人头落，暗里教君骨髓枯。"只这"骨髓枯"三字，便可知道强骨补髓对双修丹法是性命攸关的筑基功。

按"虚其心，实其腹，弱其志，强其骨"的筑基功总诀，欲"强其骨"必先"实其腹"。"实其腹"即"凝神入气穴"，在腹部凝练阳性物质引发放热反应，达到"炉内赫赫常红"，生起拙火，随之以"众人之息以喉，真人之息以踵"的法诀将之引向足底，得"芦芽穿膝"和"肘后飞金晶"之验，补髓强骨之功就完成了。"虚其心"为"炼己"，"实其腹"为"胎息"，"弱其志"为"惩忿窒欲"，"强其骨"为"补髓抗寒"，这是一种内外结合的系统修炼功夫。除内功之外，还有种种外功如站桩功、"十六锭金功"、易筋经和洗髓经功法等等，皆可达到填髓强骨的目的。

丹道之修炼，要由浅至深，由易至难，先学养生安乐法门，保住身体无病而健康，再靠内丹改换人的体质，故广知众术，养生却害，为筑基功第一要务。眼下社会上修习丹道的学者，大多筑基阶段即静坐炼性，自称得自龙门派或习《伍柳仙宗》，禅道兼容，如此坐上十多年不见效验，这就是入手功夫不得法诀之故。盖因当今社会已无有古人那种田园诗般的生活，全人类都被推入残酷的激烈竞争之中，学术界的学者们也"日与心斗"，从性功起修往往十几年仍无法达到"心止如水"，这就难怪朱熹叹息"金丹岁晚无消息"了。因此筑基功要和入手功结合起来，掌握正确的入手法门，方能收事半功倍、小往大来之效。

据我所知，天下异人奇士甚多，学道者须虚心访求真师，辨别真伪，接受指导。然而"师傅领进门，修行在个人"，丹道法诀不能包治百病，而是仅能起到入门指路的作用。学道是一种创造性的活动，修习丹道的"真师"是你自己！"虚寂恒诚"四字是丹道的总诀，有大行愿，真心入道，你自己的"真意"会带领你逐层深入，过关斩将。学道入门之前有秘密，进门之后则无秘密，丹道入手靠法诀，入手之后则可激发自己的灵性，参考丹经狠力摸索，这就是丹道的真实内幕。国内外学道诸君子，在丹道门前切莫彷徨、莫畏难，内丹学也并不神秘，只要我们将其搬进学术的殿堂，必然会使之成为造福全人类的事业！

道家之功夫，关键在于会应用，其中之奥妙，须待师传口授方知。先师忠州张义尚先生，当世之真人也。1910 年 5 月 6 日生于重庆市忠县，毕业于上海复旦大学经济系，生前为忠县政协委员、忠州镇中医院中医师，2000 年 12 月 5 日以颇瓦法辞世，享年 91 岁。尚师 14 岁习武，1928 年师从周之德学金家功夫，并得李雅轩亲授杨式太极拳，此皆武林之绝技。师从吴剑岚、梁少甫学习中医，广览医籍，民国年间以张虚一的名字参加全国中医资格考试，在蜀中名列第七，竟成当地名医，后终生行医为业。1939 年，又拜大江西派宗师李涵虚嫡传弟子银道源为师，得丹道西派之传。1945 年在成都遇周一三先生，得授龙虎丹法，至此人元大丹之学已大备。尚师多才多艺，于丹道、佛密、中医、武功四门绝学，皆有过人之处。我接受钱学森老师交代的人体科学调研任务，为他倡导的人体科学作出贡献，调研丹道法诀和密宗承传，亲赴康藏，出入禅密、行走江湖、跋涉山林，历时 30 年，于 2009 年 9 月将调研的最终成果《丹道法诀十二讲》交到钱学森院士手上，也为中华民族保存下一份珍贵的非物质文化遗产。自 1980 年起在海内外潜心寻访三家四派丹法传人，阅人多矣，近世丹师自李涵虚而后，其精研丰博无人能出张义尚先生之右者，遗著《丹道薪传》《武功薪传》《中医薪传》《禅密薪传》皆具有国宝级的学术价值。

先师张义尚先生在复旦大学就读期间，曾得涪陵黄克刚先生易筋经之传授，辑著有《易筋经真传导引三十二式》，由学校油印一百本。黄克刚，字楚湘，别号炳南先生，黄舆公山人为其远世祖，所传易筋经为其家世传舆公山人之遗意。济一子傅金铨为《古本易筋经》题词曰："舆公秘传易筋经，仙佛妙谛道难名。择人而授光圣德，世守勿替衣钵存。"其易筋经有外壮、内壮、动功、静功、炼形、炼气、炼意等不同。初功多是外壮炼形之动功，次则是内壮外静内动之呼吸吐纳等练法，最后方是锻炼意念，此中又有识神、元神、先天、后天及先天之先天等层次，到了最后则外形是静，但已是静中有动、动仍是静、动静无分，归于自然之大道矣。今有朱文革、林锋等将先师所传整理成书，命名为《真传内功易筋经》，即将正式出版，读者可自行索阅研究可也。

朱文革又名朱沐尘，本为军校年轻的教官，和台湾僧人释一吉以及蒋俊女士皆为尚师生前得意的学生，尤以朱文革得先师传授最多。我四处拜师求道，实为完成钱学森老师的丹道调研任务，并未拘于一派之传，将来张义尚老师所创丹派之掌门人，亦非朱文革君莫属矣。林锋君任职于上海 985 高校，早年从学于著名内丹家胡美成先生（1910—1994），并参访多位老丹师，得数家传承，与我交往亦有年。朱文革、林锋于黄氏易筋经各有明晰师承，联袂所撰《真传内功易筋经》的出版，必在易筋经的弘扬中发挥积极的作用。因出版在即，略述陈言，是为序。

胡孚琛 *

2023 年 6 月 5 日志于中国社会科学院

---

* 胡孚琛：中国社会科学院研究员、博士生导师，全国老子道学文化研究会创会会长。

张 序

　　《真传内功易筋经》即将首次以单行本形式公开出版，消息甫一传出，国内修真界即为之震动。本书合著者之一林锋兄月前索序于予，今特不揣冒昧，略陈数意如下。

　　"序"，正如西文奇书《项狄传》所述："此乃吾章外之章。"序既为是书本体之一环，却又跳脱出来，从外部凝视这一环。这种特征会令丹道界同玄自然联想到丹家三秘之一的"玄关一窍"：不在身内，亦不在身外，既在身内，亦在身外。易筋经亦同此理：它既是外壮，亦是内壮，既非（单纯的）武功，亦非（通俗的）气功，奇在既被称作入道之梯航，亦为佛道两家争相认作自家之重宝。虽然历史上一直有"老子化胡"真实与否、"慈航道人"是否就是"观音菩萨"等争论，但都仅聚焦于教主、护法或者人物形象，如就教派典籍而言，这种跨越的情况是极其罕见的，放眼中外，其昭显者也许只有为儒道两家共尊为经的《周易》，以及为基督教和犹太教所共同尊奉的《圣经》等稀有的几部而已，而明清之际一些宗教人物造出的三教甚至五教合一的"经典"则往往是一家一派"自嗨"之言，并不为其他教派认可。根据近年新影印出版的二种《洗髓经》善本（刻本抄本各一），原先讹误的落款"传临济正念篇第七""月庵超昱绪欣内典翻译"确定可更正为"传临济正念第三十三（抄本作三十七）""共月庵""超昱绪欣内典翻译"，这也是易筋经流传中与佛门有因缘的证据之一。另据新闻报道，本焕、本乐二位当世高僧皆世寿一百零六岁，分别为临济宗第四十四、四十五代，易筋经在宗门内是否还有传授，外人不得而知，不过据笔者所知，少林寺至少在 20 世纪 70 ~ 90 年代还有高僧大德传授过俗家弟子易筋经功夫。而笔者家藏尚未公开的清代马佳氏跋本《易筋经》则直接揭示不可考的"紫凝道人"者流实为"紫霞真人涵蟾子"之误，由此印证易筋经与道家南宗渊源尤深。易筋经别有一神奇特点，它既于真实世界存在，又尤为武侠或仙侠文学所偏爱，如平江不肖生的《侠义英雄传》；又如金庸在 21 世纪初对其作品进行最后一次全面修订的过程中，特地生平第二次赴少林访问并与少林僧探讨易筋经，其笔下最受欢迎的六部长篇代表作，除"射雕三部曲"外，另外三部、也是成就最高的三部长篇——《天龙八部》《笑傲江湖》《鹿鼎记》里都写到了《易筋经》，《天》《笑》二书着墨尤多，在描述《易筋经》来历时，即便在其惯用的大仲马式架空历史虚构法下，也尽可能做到与传世《易筋经》文本亦步亦趋。

易筋经不同于其他一切吐纳导引或武功的特点当然首先在于其独特的"筋""膜"理论。目前世界上一般公认有美国、意大利、德国三大筋膜学理论体系（或称流派）。实际上直至 2007 年在哈佛大学医学院举办第一届世界筋膜学研究大会，方才标志筋膜学为主流学术界所承认，筋膜学至此一跃而成为"显学"。其后召开了多届国际会议，书籍、影像资料汗牛充栋，近年渐次传入国内后同样掀起了"筋膜"热潮，国内筋膜"高峰"论坛、筋膜拉伸班、筋膜枪等趁热而起，更有甚者，瑜伽、太极拳也纷纷"奔赴"，以攀缘上此一"新贵"学说为时尚。殊不知西方筋膜学虽历经几十年的积累，最初仅仅是一些从事运动医学的队医对运动员身上非肌非骨但鼓起的"包块"有触感认识，继而逐渐产生好奇而对结缔组织等有了新认知新发现，其理论依据主要来自对"大体老师"的解剖。

在此我们可以断言：易筋经乃是现代筋膜学之祖。

而且我们无须在"断言"之前冠以"自豪地"或"骄傲地"之类的修饰语，"本不妄自菲薄，又何须借重声价"？现据学者考证，目前已发现的《易筋经》文本中，成书时间序列非常靠前的一部沈玉田校本《易筋经》（现藏日本内阁文库），成书时间可断为1661～1692年间；而笔者所藏马佳氏跋本《易筋经》，成书时间虽在乾隆年间，但其中透露的时间线索，据林锋兄考证已可追溯到公元1519年以前，这个时点正好是欧洲中世纪即将结束之时。想西方筋膜学现在亦急于"寻根问祖"，不过最早也仅能勉为其难地溯源至1543年布鲁塞尔的维萨里著的《人体结构》一书为极限（前文已经说明再往前就是中世纪了，而这是不可想象的），与之呼应的是国内一些人徒劳地想将筋膜学追溯至《黄帝内经》（实际上据学者考证目前所见最早出现"易髓""易筋"字眼的文献可能是成书于魏晋时期的《汉武帝内传》），此二者和欲把现代计算机科学追溯至《周易》的心态何其相似？反观《易筋经》一书，开篇第一章"总论"论筋，第二章"膜论"论膜，有理论、有方法，不知还有什么能比这更过硬的证据，学界对此却似"闭目塞听"，至今惘然无知。本书的出版，正可谓"蛰虫始作，吾惊之以雷霆"。笔者至此不禁感慨1998年接张义尚太老师来信说到："我既不图利，也不需名，前此之所有写作，不过为本国之高深文化计，略示端倪耳。"在笔者参与整理编校的《丹道薪传》一书中，张太老师又于《漫谈修道》一文中说："余前此之所以多次论及……欲使人知我国有至高至上之人体生命科学，深恐久而数典忘祖！"

与达摩、慧可、涵蟾子、傅金铨、李靖、岳飞等等明暗相关，"行持不懈"可"立跻圣域"的至高法门，又岂可以按摩、导引、捶打等小术小法视之？《膜论》曰"炼筋易，炼膜难，而炼气尤难"，张义尚太老师在《真传易筋经介绍》《尾跋》《补编》等文中早已指明，黄氏易筋经导引动作变化繁多而对身体各部位锻炼极精极细，而其核心秘密在于九转呼吸法，"此功是大道，不只是健身增力的小法"。本次经过二位编著者挖掘、考异、整理、校订后的黄氏《真传内功易筋经》，整体篇幅较之《武功薪传》中的相关内容多出数倍，其中包括以极大机缘而获得的黄氏易筋经近百年来流传的多种稀见资料，而黄氏易筋经的源流、次第、证验无不包含，称之为"内功极则"毫不为过。而文本考订之精，功法指示之详，想读者诸君阅之必喜极拜倒，绝计会为仅付出几两碎银子的代价便得以请购了此书而暗呼超值。兹仅举一例，关于九转呼吸导气一节的藏文字母观想，二位编著者从源头发现了差异处，这些差异极为隐秘，但在具备佛学或密宗知识的读者一听便知其中大有玄机。正如诗歌、Rap（说唱乐）等之所以受大众喜爱，在于其将芜杂无序的语流组织成具有高度音律性的字符串，从而与人体节律产生共振，进而使人产生振奋、崇高等觉受，密咒佛号等更是如此，这是一种从混沌到有序的过程，是有情生命体在开放系统中自组织性地进行"熵减"的过程。佛号或密咒，胡孚琛老师更是比喻为诸佛菩萨为接引有缘众生而开设的加密互联网站的登录密码。在此我想到大约在三十年前即有极高证德的余兆祖先生，可称为当代密宗、内丹与易筋经的实修家，即曾练过九转呼吸的一至四转和七、八二转，但特意跳过了第六导气一转未练，现在想来也许别有深意。

余兆祖先生是绍兴人，毕业于清华大学，后多年生活在安庆，是笔者十分尊敬的实修实证者。其功力已高至何种境界，予不敢妄言，我想说的是即便是余先生也曾数次对笔者郑重说到易筋经功夫（泛指包括黄氏在内的整个易筋经体系）的神奇，以及如何从不重视转而极其重视易筋经的过程，而且这些他都是"身有体会"。对他而言，实践后真实受用才是唯一标准。他在20世纪90年代中期即萌生整理张义尚先生著作的想法，并得到张太老师的首肯。这项工程几经辗转，最后在胡孚琛先生的主持下，经过多年努力，完成了四卷本文集的出版工作。胡孚琛老师，为人光风霁月，傲骨铮铮，又著作等身，道德文章皆处处体现出老一辈学人的翩翩风骨。几乎以一己之力（当然有钱学森、杨石先、黄友谋、张岱年、汤一介等老辈学人的支持）经过几十年艰苦卓绝的努力，终将传统丹道引入现代学术殿堂。且胡老师素重然诺，对钱学森、王明、陈国符、张义尚、王沐等所有老师在学术上的承诺，都一一完成，而创办"全国老子道学文化研究会"更是21世纪道学界的一桩盛举。

本书编著者之一朱沐尘先生是张义尚太老师的大弟子，因此论辈分是笔者的师伯。朱师伯出入佛道两家之学外，于琴香玉茶之道无一不通，且待人亲切，与之交谈有如沐春风之感。十几年前第一次见到他，就有两点令人惊异，一是惊异于师伯原是高等军事学院的运筹学教师，有着一等一的理科思维，无怪乎听其阐述佛、道、武学往往有别开生面之感；二是惊异于师伯身具的"童子相"，似与我同龄仿佛，而且过了这么多年外貌看不出有什么变化，想来也是从易筋经中得到了不少教益。记得有一年师伯来上海，在襄阳路酒店小住，向笔者展示了"简易万全功"练法中的精微之处，说道该功法是张太老师对易筋经动功数十年实践和思考的凝练所得，其显著特点是可助修炼者迅速找到自身的"中"，至于这个"中"在何处、有甚含义，此中玄奥待读者精研本书加之亲身实践后自能知晓。

本书另一编著者林锋兄，予之畏友也，秉性平淡冲和，甫一谈及三元丹法领域，则瞬间洋溢自信，整个人像实现了可控核聚变一样可以源源不断向外输出宝贵知识和观点。我与他相识多年后，才偶然得知林锋兄在圈内同道中广受尊崇，锋发韵流，其观点往往对各执一词的争辩双方或多方可起到一锤定音的作用，当然这与其年少时起即亲近胡美成、李廷光等多位丹家耆宿密不可分。林锋兄覃思赜奥，用功甚勤，多得丹家前辈期许，其将毕生所学倾囊相授者、将独门递相传授的丹诀法典托付者，皆所在多有。近年来林锋兄出于兴趣在公众号"东海一人"里已累积百余篇重磅文章，对传统内丹学的勾玄索隐，有巨大价值；而公众号的主人自己，自然是一座更加丰富的宝藏，偶与人谈参同、悟真，如黄钟大吕，气象广大，故此我曾发"原来老丹师在身边"之喟叹。

两位编著者都来自国内著名高等学府，已是本书文字内容高品质的保证，而书中功法配图尤为精细，更是令人欣喜。图者，像也，《易传》曰："是故易者，象也；象也者，像也。""八卦以象告，爻象以情言。"犹忆当代象数派易学家霍斐然老师尝言，仅以上下卦象之形意和相互关系即可统摄卦辞爻辞之义，我称之为"简捷启发式断易天机"，甚至可与托名北宋理学家兼数学家邵雍的《梅花易数》互相发明；又如丹道西派就以一个"地天泰"卦指授"鼻外虚空"之法，由此想到钱钟书先生《管锥编》第一卷卷首《周易正义》第三章即论"泰"卦，其中引述元赵孟頫所言人中以上皆双窍、人中以下皆单窍之说（同篇第二章更将易象与禅宗指月等并举，可参阅），可见真正的学问通家绝不会轻率割裂象数与义理，而是深契得象忘言、得意忘象之理，圆融无碍。再如金庸《天龙八部》《侠客行》《连城诀》里有共通的一点甚得我心：对行功法诀来说，很多时候一图抵万言，出世间法讲究灵性解读，可依图解悟更是初学者中根器高者的福音（与学历非线性相关）；至欲更上层楼，"沉浸式"学习，读者可想象段誉一边观看枯荣大师率领天龙寺僧众与鸠摩智对决，一边看图谱运气学剑的场景，此题外话。在此笔者透露，杨靖超兄藏有黄祖亲绘易筋经行功图谱共八十四幅，其珍贵性自不待言；另藏有《庄氏易筋经》全套十余册（上海图书馆仅藏有十册，不全），民国时期学员须以一块银圆几页的代价购藏，故传世极稀，亦配有行功图谱近百幅。靖超兄仁慈敏慧，与我交好二十余年，有多重同门之谊，其求道志坚，多有奇遇，珍藏海量丹经武功法诀善本、孤本、稿本、抄本伙颐。靖超兄在一家世界五百强外企担任中国区首席财务官的同时还兼任澳洲会计师公会会长一职，因能经常往返于京、沪、美、澳之间，还担任了全国老子道学研究会常务理事。学会为推广道家养生学术以冀神益大众，专门成立了丹道与养生研究会，特聘林锋兄等几位担任常务理事，笔者亦忝列其中。因三年新冠之困，我们都主要待在上海，没有机会为学会做什么实事，鉴于此我与靖超兄、林锋兄三人商定：我计划拿出有三幅精绘达摩祖师像（这在目前所有传世《易筋经》中为仅见）并可考出所谓"来章氏"来历的马佳氏跋本《易筋经》，靖超兄贡献出他收藏的上述二珍本，林锋兄则献出黄祖手书心诀，合著一"易筋经聚珍本"，以期与本书形成一个系列或遥相呼应，也算为民族文化延续一段法脉。

因缘际会，易筋经研究与传播都面临一个新的发展机遇期，但目前社会上一些人自信坚而野心大，将十二势图就当作易筋经功法的全部家当，对此功的史理法尚未厘清，便将一些来历可疑的本子、人物称作祖本、宗师，就敢开班授徒；有人专攻"下部行功法"一章，不得师授，只得凭想象将练法夸张到危险的地步，进而讲课表演；还有人古代文化常识尚未弄通，找着一些不太常见的版本，就敢以权威专家名义著书，凭空推测就敢发表论文参加学术会议，诸如此类，卤莽灭裂，凡此种种"勇敢"尝试，恕笔者率直，"尽是些不知道事情何等样艰苦繁重的轻率企图"，最终结局也就可想而知。识者知之。

英国作家亨利·菲尔丁说：序是著作的介绍，或是宴席的菜单。望这份菜单能让禅悦为食的读者们见之胃口大开，脾胃健则后天之本固矣！

张懿明 *

2024 年 5 月 10 日识于沪上印寿阁

---

* 张懿明：全国老子道学文化研究会丹道与养生研究会常务理事。

杨 序

何为易筋经？

正如鲁迅先生论红楼：经学家看见《易》，道学家看见淫，才子看见缠绵，革命家看见排满，流言家看见宫闱秘事。同样作为中华传统修真文化代表的易筋经体系，因其内涵在数百年传承演变中被不断地丰富扩充，所以在不同的人眼中，便也有了不同的感受，体操家看见抻筋拔骨，小说家看见扫地僧与令狐冲，武术家看见"握拳碎虎脑，并指洞牛腹"，佛门看见达摩于石壁上依稀留影，道家看见服食日月、丹道养生，房中家看见御女百胜、泥水探珠，医家看见按摩内壮、汤洗秘方。所谓见仁见智，诗无达诂。

倘若问我自己，我会暂时抛弃定义这一难题，先从《易筋经》原文中去寻找它的宗旨。在坊间流通颇广的述古堂版《易筋经》总论一章中，有一段极为精彩的论述："易之为言大矣哉。易者，乃阴阳之道也。"结合后文中"危者易之安，乱者易之治，祸者易之福，亡者易之存"，显然，易筋经的"易"字，并非单指改变，而是升华到了古代《易经》的阴阳哲学，即所谓的道。进一步而言，一方面是修炼中应用大道规律而使自身有所增益，而另一方面，学者也在对自身筋膜精气神髓的修炼过程中体悟验证大道规律，这就是传统内炼学说中的"天人合一"，古来修真者，体道、悟道、证道，皆源出于此。张义尚太老师认为黄氏易筋经足以成为当代人修道之门径，也正是基于这样的高度。"筋"，则是身心方面的泛指。这一结论是基于一个简单的事实，即纵观各家易筋经体系的基本内容，绝非仅仅以"筋"作为唯一修炼的目标，而是一个次第严谨、完整全面的体系，即便是坊间最为普传的版本，也有一个清晰的自"筋膜"而至"精气"进而"神髓"的路径。值得注意的是，在易筋经的诸多流派中，虽然都有推揉吐纳（比如黄氏易筋经的鹤式呼吸法、庄氏金刚体的咽气法等）导引等内容，但只要涉及精气、神髓的锻炼，必然需要习练者"一念冥心，存想其中"，比如真传黄氏易筋经，初步便以立鼎安炉入手，最终归于洗髓还虚。换言之，易筋经的习练，迥然有别于西式健身，是以内求法达到身心合一的状态下进行的。综上所述，如果一定要给易筋经这一体系勉强下个宽泛的定义，我们或许可以说，易筋经是修炼者以天人合一为原则，以吐纳、推揉等动功为基本框架，功法境界次第清晰、身心一体的内炼法门。

言及于此，不禁回想起笔者的易学老师霍斐然先生当年曾以"易道广大，无所不包"题字赠予我以作勉励。霍师与张义尚先生（黄氏《易筋经》近世最早公之于众者）同为蜀中高隐，两人结为至交，共同探寻易医丹道的奥秘。昔日霍师之赠言，盖谓世间诸多学问与事业，若能用心探索并遵循大道规律，庶几有所成就。其语源出《四库全书总目提要》，距今已有两百多载，与今日我们所谈易筋经之宗旨，竟默然相契。

晚明以降，易筋经逐渐流行于朝野，形成文字的印本与抄本可谓汗牛充栋，仅笔者亲见的清朝及民国易筋经文献就不下八十余种，但真正有特色的珍本却颇为罕见。其中笔者师弟张懿明家传有古《易筋经》抄本，有明朝道家南宗代表人物涵蟾子所作之序，并经清代王室流传，是目前除了道门巨擘济一子曾为黄氏《易筋经》题诗以外，又一项彰显易筋经与道家丹鼎门南宗之间渊源的明证。

在实修领域，在民间被命名为易筋经或者类似名目的传承可谓流派纷呈。但毋庸讳言，其中大半却由于各种原因早已沦为单纯的肢体动作集合，失去了古传易筋经之本意。笔者涉足道家文化与传统内炼凡三十余载，若以我目前有限的阅历与体验作献曝之忱，理法殊胜且体系完备，与我深有渊源者，大约有如下两种：其一便为黄克刚先生家传的舆公山人易筋经，即黄氏真传内功易筋经；二是民国时期中国内功研究社庄欣荣师祖的家传金刚体内功。这两支法脉都是真正符合古易筋经宗旨的修炼体系，实证有效，传承数百年，至今薪火不绝，较之目前那些坊间普传的所谓易筋经练法，可谓云泥之别。

黄氏易筋经，境界深远，高屋建瓴，整个功法体系中，高深精妙处不胜枚举，以下仅择其一二而略述之。首先是玄关，令人感慨的是，在黄氏易筋经的内壮玄功筑基起步阶段，就触及了"玄关"修炼，这在传统丹道领域是一个极为重要的概念。毫不夸张地说，不明玄关也就不明丹道修真与世俗气功的区别。笔者在 20 世纪 80 年代曾冒昧就此问题请益于张义尚先生，张老告诉我，真正的玄关是活泼泼地应机而动，不能以死守一窍视之，即便是入门时固守一窍，也须明白那只是黄叶止啼的权宜之法。他不仅为我详述了活玄关与死玄关的原理与区别（笔者后来蒙胡孚琛老师讲述他在崂山受金山派匡常修道长指点后所亲历的玄关体验；之后又有幸得到紫阳南宗在上海的传承，都进一步印证了张老所说，字字珠玉），还鼓励我学业与学道并举，并自述也曾就读于复旦大学高中部，后毕业于复旦大学经济系，并由此呼我为同学。前辈风范，至今想起，依然令人心驰神往。玄关奥义，在《真传易筋经·内壮玄功歌释》中，经张义尚先生法雨广布，一言道破"静极生动，一阳来复"便是玄关。只此一语，便胜读寻常丹经道书无数。此外，目前坊间以易筋、洗髓名目而商业化的培训种目繁多，难免良莠不齐，鱼龙混杂。有认体操版十二式为全豹者，虽不得真正易筋经之神髓，但毕竟效果也能类同课间操、工间操，大多有益而无害。真正可怕的是，不少所谓"大师"因为看到坊间普传易筋经有"下部行功"只字片语的描述，便随意想象、不顾传统修炼严密的次第进程而简单粗暴地编纂出所谓功法，并以易筋经、洗髓经的名目进行耸人听闻的自残受虐式吊打表演，以求商业目的，以盲引盲，误人慧命，在海外被视为滑稽笑谈，严重败坏了易筋经的声誉。殊不知，真正的下部行功有一套经过历代传人总结归纳、口口相传的严谨程序，必须学者在前期的吐纳导引洗练到一定阶段，经过师长确认已经有所印证后，方能由老师亲自传授。行功过程中需要配合独特的呼吸法和形体动作，而且在前后次序以及力度把控中，都有相当精妙的要求。比如中国内功研究社庄氏易筋经的下部行功要求学者严格依法行功（含咽摩揉槌等功）三百日后，筋膜腾起，气已入骨，膜护穴外，气冲穴中，即便遭外部巨力冲击亦无丝毫伤害，得此验证，方始进行。《真传易筋经·外壮神勇歌释》中则专门设有一节针对下步行功的修炼法，也同样起于吐纳，而续之以攒、挣、搓、揉、拍、咽、洗、养等诀，张义尚先生直言此步对于未来大小周天的运转甚至同类阴阳泥水探珠的修持，都大有裨益，但强调必须由真实有传承的老师当面密授。其实，对于普通人来说，易筋经的下部行功是一把双刃剑，得师得诀者行之，确有奇效，我的道家老师——当代道学巨擘、中国社科院博士生导师胡孚琛老师也对此类功法，包括华山派之回春功和瑜伽术之性能量运行契合法颇为重视，以为可以为丹功筑基之用。但另一方面，若是学者依从盲师谬法，或者闭门造车，则反为其害。多年前有前辈长者以慈悲之念，公开发表了含有类似于下部行功的养生法介绍，其内容平和中正，绝无当下哗众取宠的自虐式练习，但众多读者各自按图索骥后，得益者固然有之，但由此出现严重副作用者也不乏其人。这也是在此不久之后全真华山派第十九代掌门边治中（智中）先生决定公开华山养生秘功的缘起之一。第二十代掌门边乾晋（信晋）先生在其北京家中亲授我边氏太极时曾告知，以柔和的形体导引、特殊的呼吸以及对性腺部位进行独特安全的按摩运动，是华山秘功可以使人常葆青春的核心要义。另外，心意六合拳十大形中的鸡形步练法，亦隐含有下部锻炼之秘诀。这些与真传内功易筋经的下部行功法，在某种意义上，可谓异曲同工之妙，都是古代修炼家基于人身整体观对内分泌系统锻炼的精妙把握。

需要指出的是，几乎所有的传统修炼都不是可以一蹴而就的，易筋经也不例外。黄氏易筋经，黄克刚师祖曾言需要坚持习练十二年方有机会大成，同时门内另外也传有三年不辍可有小成的说法，而庄氏内容虽然一年内可收强身健体的功效，但要完成全部功法也需要三年。所以读者诸君，切勿为市面上所谓三小时学会、十天学成之类的商业速成所迷惑。

2002 年，笔者有幸与张懿明等好友在上海正式拜胡孚琛先生为师，系统学习道家学术，依师传承，以大江西派而论为"江"字辈传人。胡师受钱学森院士的委托致力于生命科学的奥秘——丹道修炼的科研任务，历经二十六年，跋涉江湖、遍迹山林、亲赴康藏、出入禅密，仅以道家修炼法脉而言，就师承了张义尚、无忧子、王沐、匡常修等众多国宝级丹道大家，得三丰派龙虎丹法，及西派、南宗、北派（金山、龙门）真诀。胡师对学术求真理，认为道是天下之公器，志在破除其神秘和江湖化，推动学术的纯粹化；对世事以正直，傲骨嶙峋，不向黑恶势力低头；对弟子则是关爱有加，除了毫无保留地分享传授，还经常鼓励我们拓宽视野，多作参访。当张懿明师弟因整理义尚老著作用眼过度后，他就亲自引荐张懿明与我、林锋等师从王芗斋先生的亲传弟子——北京秘静克先生学习大成拳站桩及金刚指练法。

我与林锋、张懿明等诸友，年龄相仿、意气相投且同在沪上，遂仿效民国时期胡美成、李廷光、顾净缘、蒋维乔（因是子）等诸前辈"七人养生茶座"之盛事，常相聚会，命名为"新养生茶座"，共同研讨传统修炼理法。凡有体悟，必促膝深谈，共相印证；凡获秘本，必展卷同阅，无私分享；凡得真正明师前辈影踪，必相约共往，立雪请益。一同在心意六合拳宗师李尊思老师门下每周练拳，几易寒暑，一同聆听顾龙珠老师讲述其父师顾净缘大德的密宗心路，一同实践探讨大成拳养生桩法，一同研习黄氏原传易筋经并得授黄祖图谱手稿，一同传承沪上紫阳南宗的源流理法，一同受授王澄久、杨步鹏传下的吐纳术，积年累月，不知不觉间结下了多重同门之谊。其中林锋师兄，师承多门，敏而好学，于传统丹道理解之深远，实乃我辈之祭酒，且乐于分享，其公众号"东海一人"有众多圈内同道追随。张懿明师弟，强识博闻，与数位著名修炼家为世交，不仅深悉丹法理趣、精研易道佛典，于中西文史政经皆涉猎贯通，而尤为特别的是经常能带给我们激似荣格心理学"共时性"的亲身体验。而茶座中常见话题之一，便是易筋经的失真和失传。如今法缘不期而至，在西安、上海两支传承人的努力下，黄氏易筋经得以遗珠重光。

本书作者之一是笔者师伯朱沐尘先生，他大学时期就立志修道，为张义尚先生门下弟子中得师授最多者。犹记初次相见于老子道学研究会的会场，师伯面貌宛如少年，恬淡平和，神仙气度，修行有成一望可知，曾问以世事纷扰如何红尘练心，答曰只生欢喜不生忧，令我受益良多。

笔者内向保守且天性懒散，对于自己所学所得，常怀敝帚千金之念，甚至叮嘱同门诸友得闻得阅后切勿以任何形式公开。但这几年亲历诸多奇遇奇缘，初并不以为奇，只觉幸运。然冥冥之中，或许真有所谓天赋使命或者祖师意愿，欲使此法经我辈学人之手于此盛世重见天日。为延续我国高深学说出一绵薄之力，同时以此感恩易筋经历代留名或隐世的师长前辈。是为序。

杨靖超*
2024 年 6 月 1 日

---

* 杨靖超：全国老子道学文化研究会常务理事。

林　序

　　人生中的乐趣形态各异，于我而言，觅得良师无疑是其中的一大乐事。时光荏苒，20 世纪 90 年代初，在西子湖畔有幸邂逅胡美成先生，蒙其传授道家"空七九"之妙法。不过一年有余，便得大效验。自此，胡先生的教诲，便成为我终身奉行之学，称人生第一乐也不为过。继而，承蒙罗哲民、吴兆基、李廷光、张启凡、张剑鸣、胡澄阳、恽银森、李尊思、刘衍文、王斌、杨志超、秘静克、胡孚琛、马恺济、霍斐然等诸多师长的悉心指导，获益良多。与张庚泰先生相遇，使我洞悉黄氏易筋经精髓，也是本书得以面世的关键。更令人感慨的是，所遇前辈中，鲐背之年竟占半数以上，且生活品质超过常人。所以我对于这些传承久远的性命之学，自当倍加珍视，勤勉以学。

　　道家学说，深蕴阴阳，付诸实践，关乎动静。静中洗髓，涤荡尘心；动中易筋，强壮筋膜。静动相济，相得益彰，成就中国独有的内功体系。衡量一个体系的价值，须考量传承的深度与传播的广度。有序而绵延不绝的传承，使技艺得以岁月沉淀，渐臻完善；传播广泛，则方法得以在众多行者中实践，其对身心之益处，自成铁证。黄氏易筋经，历经岁月洗礼，久经考验，堪称典范。黄克刚、曾义宇、张锡君、张义尚等先贤，兼具深厚医学造诣，医武相融。他们所传授的吐纳易筋经，因其能够深度调理脏腑功能，被称为"内脏体育"，并有"内功之王"的美誉。

自与朱沐尘先生相识以来，已有十余载。初遇之时，先生便以万全功结缘，此后在丹法与佛法上亦多有启迪。先生所得丹法，与我之所学若合符节，正可参学印证，使我获益良多。而在黄氏易筋经上，又是同宗同源。去年夏天，在终南山盘桓，与先生进行了深入交流。朱先生作为张义尚先生的嫡传弟子，在黄氏易筋经内功理论领域有着深厚的研究积淀和卓越的学术成就。当时，我们共同系统梳理了黄氏易筋经的传承脉络以及修炼方法的递进层次。尤其值得一提的是，我们针对流传于世的抄本中存在的一些关键性错误进行了纠正。同时，在保留原传核心精髓的基础上，借鉴并吸取了其他各派的操作实践经验，进而构建出一套既符合现代练习者需求，又传承与发扬并重的真传内功易筋经。

在本书创作过程中，挚友张懿明先生、杨靖超先生以及盛克琦先生鼎力支持，他们慷慨赐序、撰写跋文，为读者提供多维度的参考视角，丰富了读者的阅读体验，增加了内容的趣味性。在编纂与出版过程中，盛克琦先生不仅在出版上提供了宝贵的建议，还对部分文稿进行了精心的校对，确保了书籍的质量和准确性。同时，医学硕士生导师袁海光先生、哲学博士段新龙先生、终南书院教师郝思璐女士的精心演练，提升了本书的专业性和实践指导价值，使之熠熠生辉。

此外，终南书院陈江龙、任进先生及西安终南文教公益慈善基金会对本书给予了高度的关注与坚定的支持，他们的无私援助如同春风化雨，使本书得以顺利出版。在此，对以上诸位的热忱帮助与宝贵贡献表示由衷的感谢！

林锋
2024 年 7 月 16 日

朱　序

人为一小宇宙，其心为天，身为地，念为人。然云何降伏其心，云何善养其身，云何诚正其念，此为人生大本，不可不急急讲求。人之性情千差万别，略分为三：有善体心性者，有独重生命者，有讲求功业者。明悟心性，佛法尚焉；滋养身命，道功著焉；成就事业，儒学尊焉。今以安心、养身、敦行三者，略发中道之微。

一、安心论

人间种种纷争，起惑造业，皆因人心不安为原始基点。安心，即发明觉道，得心之主宰。古德云："欲安众生先自安。"般若者，心性之中也。得安心者，由于机法不同，略有以下三种途径。

（一）明理安心

学人理法通明，大开圆解，由第六意识闻思而入，于因果与修学次第产生定解，则显密圆通而智慧自生。心安意定，由此而入明行道。

（二）见性安心

中国南宗禅之般若智炬，离言语文字，顿亡能所，一超直入八识之体。此宗倡言"直指人心，见性成佛""不明本心，修法无益"。手段最是直截。二祖慧可断臂得法，云门祖师损足悟道，非超格之人不足当此；又非手握杀人刀、活人剑之明眼宗匠不堪为师。法常《渔父词》略通此宗消息："此事楞严尝露布，梅花雪月交光处，一笑寥寥空万古。风瓯语，迥然银汉横天宇。蝶梦南华方栩栩，斑斑谁跨丰干虎？而今忘却来时路。江山暮，天涯目送飞鸿去。"

南禅之曹洞宗，接引后学多有方便，其最著者达摩十二诀，如大字法、自然法等，并有五方佛心戒及十方佛心戒。能守十方佛心戒，必能见性明心。破理方得法，深理即明心，习得自然法自然，自我找到自我心。

（三）真信安心

依光明善导之教授，明佛力回向之真实，从闻而入，住正定聚，尽此报身而直入极乐报土，此他力安心，亦为由第七识而入之安心。此法门首在"信"字，至简至易，但能否得信，又属大难，直需善知识重重勘验，以当下失命、何去何从相逼，方能显真。

彼得三种安心者，方可自作活计，不违觉道，任运而行，成就空性大迁转身。此盖性功纯熟，接命易易耳！判曰："若欲安心须无心，无心门前众草深，尽回大地花千万，供养弥陀法性身。"

二、养身论

养身者，合于天道，以丹法修炼为途，得身之把柄。《内经》有云："上古有真人者，提挈天地，把握阴阳，呼吸精气，独立守神，肌肉若一，故能寿敝天地，无有终时。"道门性命双修，性由自悟，命假师传。实修性命，不离阴阳颠倒颠。故二五者，道法之中。恩师《丹道薪传》论之甚详，简要表之如下。

（一）何为道法

一阴一阳谓之道。道者人之所蹈。吕祖曰："玄篇种种说阴阳，二字名为万法王。"三丰祖曰："以阴阳而修出阴阳。"把握阴阳，不离身心性命。此性命有大小之分。小性命以身为界，神是性兮气是命；大性命则指整个宇宙之真阴真阳，也即真铅真汞。此《入药镜》所言："是性命，非神气，水乡铅，只一味。"得真真金鼎火符口诀者可明此玄机。

判曰："阴阳妙用即是法，万法皆以道贯穿，阴阳乖背万物闹，阴阳合同万化安。后天安时先天现，先天安时先天先，只此二物颠倒用，红尘筑就渡人船。"

（二）道途举要

1. 由小性命而入，古曰修道

大要由后及先，次第返还。效验有玉液炼己，金液炼形。贵在有明师指授，且学人道心坚固，心性通明。此中因学人根性差别，因而下手方法有异，大要有以下数种：

（1）由先天之先立脚，由炼神还虚而入，关键在真一不二，万缘放下，虚寂恒诚，此闵真人《天仙心传》之学，为修道中之天元丹法。

（2）由先天立脚，神气相合于虚空，大定忘我，循夫五忘仙诀，此丹家西派别传超等天元丹法。

（3）由后天中之先天立脚，此人元接天元之功，诸道祖接引初机之学，贵夫因机设关，以元神为主宰，而启活玄窍，天人合发，尽性立命，亦称天元。

（4）由后天立脚，由形起修。固精涩气，导引吐纳，渐次收心，经心、意、气、息之贯通，炼精化气，通理任督以至奇经八脉。气功功深，再体悟玄关，由气功而入仙道，此亦称人元。

2. 以大性命而入，此古三元丹法之所为

药化功灵，举宅飞升者，天元也；补气补血，三家相见，肉身不死者，人元也；点石成金，黄白之术者，地元也。此道家至秘，仙法总要，间世而传。法、财、侣、地缺一不可，非有大福德大智慧，不能行之，此"以财发身"之事。

3. 入道初基

实地用功，行者当自度根基，不可妄事崇高，空费岁月。要当高处着眼，低处着手。须知"慢慢行时快快到，低处行时高处到"，行不躐等，步步踏实，方成下学上达之事。故本门设接引有缘者凡有五法，总名"大易功夫"。一曰中道太极，"顺颈贯顶两膀松，束肋下气把裆撑，胃因开劲两捶争，五趾抓地上弯弓"；二曰金家功夫，"欲学真妙诀，须知琢磨意，黄金难买道，传与忠孝义"；三曰真传易筋经，"舆公秘传易筋经，仙佛妙谛道难名，择人而授光圣德，世守勿替衣钵存"；四曰洗髓法，"青云知至北极精，白水清化川冰行"；五曰简易神效万全功，"万全上功，形神贯通，伸筋拔骨，纵横无穷"。以上五法配合仙传药功，服饵疗法，乃历验而有效者。虽势分动静简繁，深有外、内、秘、秘密层次，皆应不同之机而生，故当择机而授。动功阶段，当于生活中常存"乾顶朝阳照，足踏白云轻，晴空碧万里，北海正涨潮，无人无我飘飘遥"之意。如是经动功修炼，和合气血，药饵服食，补益身心之后，方论安炉立鼎、玉液炼己之法，若剖析内外阴阳，两重天地，指授金液炼形之术，则必细考学人心行、福德，指天盟誓，方敢传授。

三、敦行论

敦行者，行于人道也。不知礼，无以立；礼之用，和为贵；克己复礼，仁义和之。故敦行之中，礼也。

人道之礼存乎周公、孔子、孟子之学。此儒家学说，是三才定位之学，是人文科学的总纲。于人而言，最是平实而亲切。至其妙处，又实非言语所可描述，所谓行人道而得天道者也。今以君、臣、师、友四道，也即四种大礼，略论儒家之人伦大法。此敦伦尽分之学，底蕴深厚，为人类社会万古不易之真则。

儒学讲皈敬天、地、君、亲、师，使人知身智之本，而不自专。范围五伦，使人知动静之序而不紊乱。家庭是社会的细胞，家家康乐，则社会大同。于家而言，夫妇为根，夫妇正，则父子正，兄弟正。夫妇如广堂屋宇，父子如顶梁之木。夫妇之道根于和谐，父子之道基于慈孝，兄弟之道法于恕悌。父道通君道，子道通臣道，兄弟之道通友道。能敦伦尽分于家庭，推而广大必能敦伦尽分于社稷。由报亲恩，扩展至报国家之恩，再致报天地之恩。情理并致，平治天下之道，即在乎此。故古圣垂衣裳而天下治，然其始皆"造端乎夫妇"。人伦大道，虽人类本具，然庶人难知，能阐明此性天之理者，唯赖于师。故师道极尊极贵，为人海之灯。师教重在身教，而言论次之。故德行智慧为先，以身为典范，躬行修身齐家之事，大德敦化，就"桃李不言，下自成蹊"了。论及修身，当养护仁、义、礼、智、信之基以成浩然至大之气，又当以通理任督、美在其中为验。不语怪力乱神，敦人伦，守本分，素富贵而行乎富贵，素贫贱而行乎贫贱，善养浩然之气，不失赤子之心。志于道，据于德，依于仁，游于艺。又当"敏而好学"，因"好仁不好学，其蔽也愚；好知不好学，其蔽也荡；好信不好学，其蔽也贼；好直不好学，其蔽也绞；好勇不好学，其蔽也乱；好刚不好学，其蔽也狂"。

心有迷悟，故学有得失；思有偏会，故学有大小。行人当一心广学，而不自限，如此文行忠信，定会暗然日章。《曾子立事》篇云："君子既学之，患其不博也；既博之，患其不习也；既习之，患其不知也；既知之，患其不能行也。"学、博、习、知、行依次而进，下学上达，成己成物，只问耕耘，不计收获，此行之大略也。

四、结语

昔太史公论六家要旨曰："《易大传》：'天下一致则百虑，同归而殊途。'……儒者博而寡要，劳而少功，是以其事难尽从，然其序君臣父子之礼，列夫妇长幼之别，不可易也。……道家使人精神专一，动合无形，赡足万物。其为术也，因阴阳之大顺，采儒墨之善，撮名法之要，与时迁移，应物变化，立俗施事，无所不宜。指约而易操，事少而功多。"

以今世学术而论，能悟心之中，善养身之中，发乎行之中，则三中合一中，一中成无中，如此则体相用一贯，大中之道得矣。夫大中之道者，无妄之道，无惑之道，无伪之道，真实之道也。合于大中道者，是道德行，是仁义行，而非行道德，行仁义。此"立行者"之本色也。故知行生真愿，觉行生智慧，悟行生光明。相应于大中道，即合于无为，合于自然，如此即可于无相生实用，无为之处无不为了。有智者云："明玄学者，不屑为触石斗棋之幻；握神机者，不屑为羽扇反风、杯酒噀雨之事。"诚愿天下学者细味之！

今《真传内功易筋经》付印在即，啰嗦一些文字，略明本门传承大旨。易筋功夫诚为修身之殊胜方便法门，若能进而伏气胎息，见性洗髓，性命根基已立，然后随缘敦伦尽分，造福苍生，方为中华文明之真传。

朱沐尘

2024 年 8 月 5 日

目 录

第一章

绪　论

第一节　易筋经的起源与历史发展

　　易筋经融合了古今各种运动方式，被视为传统体育运动的集大成者。易筋经的起源一直是学术界热议的话题，其确切起源尚无定论，但其运动形式则源于秦汉时期的导引术。根据胡孚琛教授的研究，易筋经的发展与秦汉时期的方仙道有着密切的关系。到了唐宋时期，少林寺僧侣在《千金方》中"天竺国按摩法"和"老子按摩法"的启发下，创编了易筋经，配合禅定修行，舒展筋骨。在佛教、道教和儒教三教斗争激烈时，达摩祖师被尊为易筋经的创始人。这一技法最初在僧侣中秘密传授，直到明代才开始向社会广泛传播。

　　在魏晋时期的文献《汉武帝内传》中，首次提出了"易髓"和"易筋"的概念："《太上真经》所谓行益易之道，益者益精，易者易形，能益能易，名上仙籍，不益不易，不离死厄。行益易者，谓常思灵宝也。灵者神也，宝者精也。子但爱精握固，闭气吞液，气化血，血化精，精化液，液化骨，行之不倦，精神充溢。为之一年易气，二年易血，三年易脉，四年易肉，五年易髓，六年易筋，七年易骨，八年易发，九年易形。变化易形，变化则道成，道成则位为仙人。""易筋"作为这一修炼过程的一部分，通过特定的方法进行调养和锻炼，以增强筋骨，促进健康，达到延年益寿的目的。

易筋经不仅历史悠久，其内容也随着时代的演变而丰富多元。其中，《贾力运力势法》作为外壮神勇的一部分，其原型可追溯至明代崇祯年间。这一记载出自刘侗和于奕正合著的《帝京景物略》。该书不仅详细记载了北京城郊的名胜古迹、风土人情，还穿插了各种人物故事，为后人研究提供了宝贵的文献资料。特别值得一提的是，《帝京景物略》的第二卷《将台》篇中，不仅描述了洪武元年徐达筑台驻军的历史，还提到了一位道人在嘉靖年间自称在将台遇见了徐达，并学到了贾力法。后来，这一法门经过道士们的传播，逐渐流传开来。而在后世，《易筋经》的传抄者们将《将台》篇中的相关内容完整地融入到《易筋经》之中。

随着时间的推移，《易筋经》的影响力逐渐扩大。到了清代，不仅文学作品如吴敬梓的《儒林外史》对其有所提及，经学家和目录学家们也纷纷对其进行研究和记载。成书于1749年的《儒林外史》，在第四十九回中提到了易筋经。清乾隆和嘉庆时期的学者们也开始关注这一领域，例如经学家凌廷堪（1755—1809）在其《校礼堂文集·与程丽仲书》中，目录学家、藏书家周中孚（1768—1831）在《郑堂读书记》中，都对《易筋经义》进行了记载和评述。这些学者的研究不仅丰富了《易筋经》的学术内涵，也使其在学界逐渐为人所知，成为一部具有深远影响的经典之作。

由闵一得编撰、鲍廷博注解，成书于嘉庆二十二年
（1817）的《金盖心灯》为我们揭示了清代乾隆时期易筋经在
金盖山的传授情况。据载，康熙年间，徐隆岩嗣师入金盖山；
乾隆庚申年（1740），陈天行因疾病来到金盖山，从徐隆岩处
获得了易筋经的真传，练习数月后，陈天行的疾病痊愈。此事
见证了易筋经的神奇功效。此外，戴北庄律师少壮时曾游历山
东、山西一带，以其过人的膂力和精湛的骑射技艺而著称。戴
北庄也曾学习过易筋经，这进一步证明了易筋经在当时的影响
力和普及程度。

1854 年，王祖源前往少林寺学习易筋经，并于 1881 年编
纂《内功图说》，巧妙地将易筋经、十二段锦等养生功法结合
在一起。1895 年，《增演易筋经洗髓内功图说》问世，由少林
空悟禅师传授，经周述官整理，对《易筋经》进行了拓展。该
书集《易筋经》《洗髓经》《内功图说》之大成，内容丰富多
样，成为研究易筋经的重要参考文献。周述官的弟子张瑶通过
习练易筋经感受到了它的独特功效，刊印了 300 多册，推动了
这套功法的广泛传播。

1928 年，宜兴的庄欣荣以中国内功研究社的名义，向社会
传授了一套源自嘉庆年间南岳禅寺静觉僧的易筋经。这套易筋
经以咽气法为基础，注重吞气入腹，并结合揉槌、导引等动作，
达到"金刚体"的境界。"金刚体"一词，源自《洗髓经》中
的"易筋功已毕，便成金刚体"，因此这套易筋经也被称为
"金刚体内功"。

新中国成立后，易筋经不仅在民间流传发展，同时也被纳
入中医药院校和体育院校的体育课程，成为传统体育文化的重
要组成部分。1956 年，朱春霆创建了上海推拿医士学校，该校

后来发展成为上海中医药大学推拿系。在办学期间，易筋经被列为学生的必修课程。所教授的易筋经十二式，基本沿袭了清朝王祖源编纂的《内功图说》中的十二式动作，主要目标是强化推拿医生的体质和操作功力。它以定式训练为核心，并根据推拿的实际需求，对手法动作进行了适应性的调整和优化。

上海体育学院的虞定海教授对易筋经进行了精心改编，形成了一套适用于竞技比赛的动作组合。这套竞赛套路在各类大型赛事中成为一道亮丽的风景线，全国大学生运动会、全国大学生武术锦标赛以及全国中医药系统传统体育运动会均将其列为功法比赛的特定项目。这套动作组合的设计特别适合青年人进行锻炼。

国家体育总局健身气功中心根据易筋经十二式加以编创，推出了《健身气功·易筋经》。这套功法动作简练，适合所有年龄段的人群，尤其受到中老年人的欢迎。它融合了科学性和普及性，格调古朴而蕴含新意。每个动作连贯流畅，注重伸筋拔骨，刚柔相济。呼吸要求自然，动息相融，以形导气，意随形走，易学易练，健身效果显著。

第二节　《易筋经》的成书年代

《易筋经》并没有一个明确的成书年代，也没有明确的作者署名。人们通常以抄本中出现的署名为依据，来确定文献的产生年代和作者，但《易筋经》的情况却并非如此。达摩、慧可、徐洪客、虬髯客、李靖、岳飞、牛皋、海岱游人、紫霞、紫凝等等，都是托名。从时间跨度上，它构造了一个起始于南北朝，历经隋唐、宋元、明清的传承体系。然而，据此推断《易筋经》的作者与成书年代并不切实可行。因此，只有通过对文本内容的研究，我们才能大致框定《易筋经》的成书年代。

清代乾嘉学派的大儒凌廷堪曾撰文辨析《易筋经·李靖序》《易筋经·牛皋序》的真伪，他的按语有理有据，特别是其中三条按语，彻底否定了《牛皋序》的真实性：

按1：《宋史·牛皋传》"字伯远，汝州鲁山人"，非汤阴人，亦不字"鹤九"。"鄂镇大元帅"，宋时无此官。又《宋史·职官志》亦无"宏毅将军"之号。

按2：宋高宗绍兴三十一年五月辛卯，金遣高景山等来贺天申节，兼报渊圣皇帝讣音。九月甲午，上渊圣谥，庙号钦宗。此序既云作于绍兴十二年，是时渊圣尚无恙，未上庙号，何得便云徽、钦也？

按3：《皋传》又云："绍兴十七年上巳日，都统制田师中大会诸将，遇毒而卒，年六十一。"是飞死后，皋又隶田师中麾下，皋卒时渊圣犹在也。作伪者，即以皋武人，目不知书为解，而官爵、名字、籍贯何由而误？未来之事，又何由而知乎？盖不通古今村夫子所臆撰也。

作为各个版本共同拥有的特征，《李靖序》却能帮助我们揭开《易筋经》产生年代的历史谜团。通过探究徐鸿客、虬髯客、李靖三者之间的关系，我们可以大致确定《易筋经》的成书年代。

徐鸿客、虬髯客、李靖的明确记载最早出现在宋代。李昉所编的《太平广记》中提到了"虬髯客"，《文苑英华》中则有《与道士徐鸿客书》。这里的徐鸿客，也作徐洪客，是泰山道士，他的故事主要与李密相关。而虬髯客与李靖的关系出自红拂女的故事，其中还出现了一个第三人物——"道士"，但并没有具体交代这个道士的身份。因此，在宋代虬髯客的故事线与徐鸿客的故事线并没有交集。直到明代，张凤翼（1527—1613）的戏曲《红拂记》中给第三人物"道士"赋予了徐鸿客的身份，使这两条故事线产生了交集。在《李靖序》中称"徐鸿客遇之海外，得其秘谛，既授予虬髯客，虬髯客复授予予"，可以看出这个人物关系与《红拂记》中的人物关系是一致的。比较这两组人物关系，我们可以大致框定《易筋经》的成书年代在明朝中晚期较为合理。

又如《易筋经》后跋中有："如禅定则有入魔之患，宗门有迷而不悟之虞，金丹有得而复失之虞，清净有几成而败之虞，泥水则有进鼎之虞，导引则有倦废之虞，服食则有燥渴之虑。"《性命圭旨》中有："古之真人，其觉也无忧，其寐也无梦。故无梦地位，非道成之后不能到也。然危机之士，炼心未纯，昏多觉少，才一合眼，元神离腔，睡魔入舍，以致魂梦纷飞，无所不至。不唯神出气移，恐有漏炉进鼎之患。若欲敌此睡魔，须用'五龙盘体'之法。"其中"进鼎"一词在典籍中罕见，唯有《易筋经后跋》与《性命圭旨》中出现，而且词义一致。《性命圭旨》成书年代，大概在明嘉靖到万历之间，这与张凤翼的生活年代重叠。据此同样可以得出《易筋经》成书年代为明朝中晚期的结论。

马佳格璋额，曾任库尔喀喇乌苏领队大臣，并著有《伊江汇览》。他的女儿嫁给了康熙帝之孙弘谦，成为嫡夫人。在清代乾隆十七年（1752），马佳格璋额抄录了《易筋经》，其《后跋》署名为"紫霞真人涵蟾子识"，这与常见版本中的"紫凝道人”有所不同。关于紫霞真人涵蟾子的身份，在明清两代的文献中可以找到一些线索：

明代正德十四年（1519）高坪镇紫霞山先天观内《紫霞石室碑记》中记载：“神霄散吏有癫仙者，依紫霞洞天建大宫宇，榜曰‘先天观’，以为崇奉所。其山去播南三十里，地名高坪之北，乃涵蟾子炼丹之地也。”明嘉靖十六年（1537），乐善斋刻印的《金丹正理大全》《诸真玄奥集成》署名为“紫霞山人涵蟾子”。

清代郑珍、莫友芝编纂的《遵义府志》中记载：“涵蟾子，不知名姓及何许人。邹志学《紫霞山记》称：‘山去播南三十里，乃涵蟾子炼丹之地。’考明嘉靖间，周恭王睦审校刊《金丹正理大全》，其中彭晓《参同通真义》，陈显微《参同解》，陈致虚《参同分章注》，翁葆光、戴起宗《悟真注疏》，葆光《悟真直指详说》诸种，并题紫霞山人涵蟾子编辑，知涵蟾必在致虚之后、颠仙之前。前志失载，今补。”

马佳格琫额抄录的《易筋经》后来被带入皇宫大内，随后由太医陈静抄出并在河南流传，这表明该版本具有较高的可信度。同时，明清两代文献中对紫霞真（山）人涵蟾子的记载，也为《易筋经》成书于明朝中晚期提供了一定的历史依据。

第三节 易筋经的变革

民国时期，易筋经经历了巨大的变革。在这一时期，各种版本的《易筋经》相继出现并被刊印发行，极大地丰富了该书的体系。其中，大声书局出版的《服气图说》和《少林拳术精义》，潘蔚的《内功图说》，以及郑观应的《易筋经》等版本流传较广，吸引了越来越多的人开始练习。特别是王怀琪所著的《易筋经二十四势》和《易筋经十二式》，它们不仅详细解释了易筋经的动作，还演示了具体的练习方法，从而奠定了现今流行的易筋经十二势的基础。

随着西方文化的传入，拳击、健美术、健身术、催眠术等运动和医疗方式也传入国内，并迅速获得了极大的市场。这一现象对传统文化造成了一定的冲击，变革势在必行。在此背景下，不少人开始将传统动功与西洋健身术相结合，甚至出现了"泰西易筋经"或"易筋西经"等称谓。丁福保，一位有影响力的人物，认为德国体育家尤金·山道（Eugen Sandow）的"体力养成法"在理论和功效上都优于中国传统的易筋经和八段锦。他在《实验却病法》中提出："余以吾国古来导引之说，与山都氏体力养成法互相比较，知中西学说可以汇通者约十之七八。"丁福保进一步指出，古法在某些方面不够详尽，与现代解剖生理学不完全相符。他认为，如果学者专心演习山道的体力养成法，那么传统的十二段锦、八段锦、易筋经，以及其他各种体操书，都不再是必需的。这样的判断使得易筋经内壮体系尽失，而流于体操的形式。

然而，真传内功易筋经依然坚守着易筋经的原传与精髓，保持着内外兼修的特点。

第二章
真传内功易筋经的传承

第一节　开派祖师黄舆山人

　　据《真传易筋经内功精义》记载，黄舆山人，明代湖北江夏人，曾在少林寺游学十九年，深得易筋经的精髓，擅长服气之术。在同一时期，还有周、颜、余、马四家也在少林游学，各自都有所收获，各有所长，合称五大家。黄家以"服气"之法独树一帜。清代著名的内丹学家付金铨在道光三年（1823）刊行的《易筋经》（世称市隐斋《易筋经》）中写道："兹得黄舆山人秘本，用校鲁鱼，付梓公世。"并赞叹道："舆公秘传易筋经，仙佛妙谛道难名。择人而授光佛法，世守勿替衣钵存。"黄舆山人所传易筋经口诀云："宋传武穆，炼背鬼军。泰山易撼，岳军难平。专尚三法，练气胆心。"黄舆山人的继承者黄克刚身体力行，以"炼我体魄，保卫祖国，见义勇为，崇尚武德"为志向，表达了为国家效力的愿望。

第二节　中兴师祖黄克刚

黄氏的居住地环境得天独厚，坐落在山顶，四周被小山环绕，风光秀丽，至今仍保留着一口甘甜的老井。乌江蜿蜒流淌，周围 3000 担粮食的产区曾经都是黄家的地盘，黄氏家族可说是占据了法财侣地时等要素，这也许是他们能够修成易筋经的条件之一！

黄克刚，字楚湘，别号炳南，是涪陵蔺市镇五马乡的著名拳师。他承袭了黄舆公二十四代易筋经传承，成为黄氏易筋经近代的推广者。他曾拜江北县武术名师周玉峰为师，学习武术，是当时有名的技击高手。1923 年，黄克刚任重庆国术馆武术教官，1925 年受精武体育会之邀，前往上海学习拳术，同时向精武体育会的学员传授内功吐纳术。1926 年，在涪陵省立四中、县中等单位担任武术教练。1928 年，参加重庆国术考试，荣获"武士"称号，与余鼎山、张永隆、杨伟功、周懋植、马德龙、陈棣斌、郑长安、许焕文、李春薇等人一同获奖。1935 年，在重庆市中区储奇门药材公司大厦内设立了重庆市精武体育学校民办武术社馆，教授吐纳易筋经、字门拳法以及松溪派拳械和功法。1936 年后，在重庆大学、复旦大学、"中央"训练团、"中央"空军学校入伍生总队等单位担任武术、气功教员或教官。1953 年，他参加了西南代表团，出席全国民族形式体育表演及竞赛大会，表演了豹拳和南洋三角叉，荣获金质奖章。

第三节　继往开来张义尚

张义尚（1910—2000），重庆忠县九亭堍口山人，他是川东地区著名的老中医，佛、道、医、武四个领域的明师通家。1938—1940 年，他在北碚复旦大学（因抗日战争而西迁至北碚）学习。1937—1938 年，黄克刚先生在该校执教，张义尚有幸师从黄克刚。在当时经济系主任卫挺生教授的支持下，张义尚与黄克刚在卫挺生位于

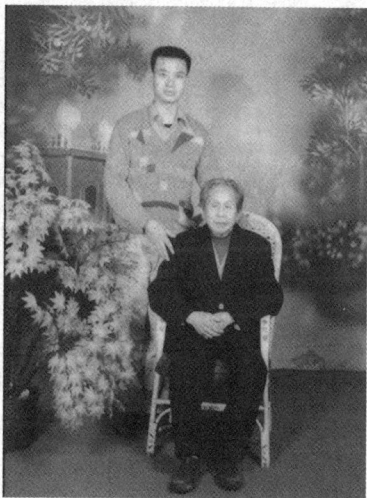

朱文革与张义尚先生

北碚天生桥的家中，利用整个寒假的时间，整理并记录下了舆公山人真传内功易筋经。经过修订后，他们编著了《易筋经真传导引三十二式》，并由学校印刷了一百本。然而，在"文革"期间，手稿流失，印刷本也不复存在，张义尚以为此书已经绝迹。幸运的是这些绝学并未完全失传，不仅张义尚的手稿和抄本得以保存，黄克刚的遗稿也完整保留并一直传承至今。

笔者自 2014 年初窥舆公山人真传内功易筋经门径，因叹服其精妙，便四处寻访传人，留意各种线索。所谓"念念不忘，必有回响"，得上海张庚泰老先生传授，并以黄克刚遗稿相赠，实为无价之宝！其后更是因缘际会，觅得《真传易筋经内功精义》及内功口诀笔记。如今又得《易筋经真传导引三十二式》

抄本，两相校对，增益其所缺失，使舆公山人之遗意可重光天下！

第四节　民间隐士张庚泰

笔者得以摸清黄氏易筋经最深最秘的核心关窍，为当今学者补上最后一块拼图，于十年前同沪上隐士张庚泰老先生相识是重要契机。

张老是笔者一密友的祖父，一生历经多次运动和险疾，最终皆化险为夷。好友说张老从不吃补品，唯晨起或睡前做些肢体锻炼、呼吸及自我按摩，占地既小，动作亦与别的功法皆不相似，友未深究，以为是其自创。笔者则起了向其诚心求教的心思，不想张老慨然俯允。其时张老已九十七岁高龄，除视力欠佳外，行动如常，有一次在小区花园中独自端坐在石凳上等候笔者，竟坐了一个半小时；而且神经清明，记忆力特强，能背出整本通讯录至少百余个电话号码。

张老与张义尚先生的国文老师吴剑岚是同乡，1938 年因躲避战火携妻迁移至重庆万县，1940 年又至重庆北碚在国家某青少年教育院校工作。因同办公室友人长期追随一黄姓宗师，当时民族危亡之际，盛行锻炼体魄、报效国家，张老遂亦从之往学。不久后张老即升任该院校负责人，工作十分繁忙。可能因为年轻有为，又是在为抗战出力，虽所学时日不算长，但黄老对其甚为偏爱，不但亲授其动静功入门动作以及呼吸法门，还手书了三页行功总纲以及呼吸法门的精微窍诀相赠，行文几与当时开始流行的西式说明书相似，嘱其自学自悟，同时也是留作纪念。

张老在抗战胜利后举家迁到上海，在市公安局短暂工作了一段时间后，还是选择了教育工作作为终身事业。如此时断时续听张老讲了大半年故事后，一日张老将所藏黄老的全部手书慷慨相赠，虽历经七十余年，然仍能清楚辨认出"蜀渝黄克刚"等字样，其珍贵程度自是不言而喻。笔者仔细将之对照张义尚先生所传，其在"立鼎""安炉"之外，还多了两个站式，而呼吸法也较之多了一个关键步骤，如此则锻炼次第更为细密妥帖，其余则大致以张义尚先生所传体系更加完备。

至此，我们终于可以说黄氏易筋经呼吸法门已完整呈现于目前，可谓遗珠重光矣！张老最后寿享期颐，在他生命的最后一段时间，笔者也尽自己的力量提供了医疗上的帮助，谨以此报答张庚泰老先生于万一吧。

第五节　舆公山人真传内功易筋经的传播

黄克刚先生一生致力于舆公山人真传内功易筋经的传播，他的门下有许多杰出的弟子，包括曾义宇、胡朝聘、杨坤源、吴礼仕、郭琴舫（西洋拳高手）、张锡君（周述官易筋经的传承人）、张义尚和李佩弦等。舆公山人真传内功易筋经体系分为内壮和神勇两部分。内壮功夫主要通过呼吸吐纳来达到祛病延年的效果，具有很高的实用性。而神勇部分则通过导引术的训练，能够短时间内提高练习者的身体素质。因此，真传内功易筋经被誉称为"内脏体育"和"内功之王"。

黄克刚先生对易筋经的传授非常慎重，他从1925年开始向精武会传艺，直到1995年张义尚先生公开《真传易筋经》，历经70年，我们才得以见到完整的舆公山人真传内功易筋经体系。黄克刚传授易筋经大约经历了四个阶段，每个阶段传授的对象不同，侧重点也不同。但纵观这四个阶段，传授的内容清晰连贯，相互延续。

第一阶段——传艺上海精武会

1925年，黄克刚先生在上海精武会学习名家拳术的同时，还教授了内功吐纳术给精武会成员，后因一些私事回到了四川。之后，他秉承精武精神，在四川创办了精武体育学校。上海精武体育会在《精武》特刊中发表了《欢送黄楚湘先生》一文，简要叙述了黄克刚在精武体育会传授吐纳术的情况。

黄克刚内功吐纳术以吐纳为主，配合简单的舒筋活血导引动作，这是真传内功易筋经的筑基功夫，内容包括乾坤式、旋绕式、展翅式、缠绕式、鹤式吐纳、马式、牛式呼吸等。这些方法简单易行，但具有显著的强身健体效果。

第二阶段——创办重庆精武体育学校

1935年，重庆国术家周懋植、范叔渊、胡维等人发起并组织了重庆市私立精武体育学校，邀请黄克刚担任校长，负责传授气功、拳术、技击等三大门类。同时还编写了相关教材，教材内容分为三个部分：①气功门：包括内功和外功。其中内功有达摩易筋经、内功十二段锦、岳武穆神勇八法等；外功则有铁头禅功、玉带禅功、分水禅功、拈花禅功、五禽图等。②拳术门：涵盖内家和外家。其中内家为武当松溪派，外家为少林派。③技击门：主要以器械为主。

1938 年 5 月，吕超、卫挺生、甘海澜、曾子唯、刘尚清等人发起中华强身学社，黄克刚为指导，曾义宇为之整理，致力于真传内功易筋经的研究和发扬。1938 至 1942 年间，张义尚先生得到黄克刚先生亲自传授易筋经，并将动作、口诀、练习笔记整理成《气功真传》。1940 年，银道源之子银剑尘创办了"太极拳气功传授站"，传授易筋经。1941 年，张义尚整理文稿，命名为《真传易筋经内功精义》，因为其导引动作共计三十二式，所以又被称为《易筋经真传导引三十二式》。精武体育学校教材中的铁头禅功、玉带禅功、分水禅功、拈花禅功等，都收录在《真传易筋经内功精义》中。

第三阶段——执教"中央"训练团

1944 年，黄克刚在《健与力》杂志上发表了《加强我国空军体育建议书》，表达了他希望以国术救国的愿望。这是目前仅见的黄克刚公之于世的文章。在这个阶段，他更偏重于"神勇外壮"功夫的传授，并由此发展出适合空军的训练方法，例如命门外动式、肝脏运动式等，这些动作使用常见的运动器具进行训练，能迅速提高眩晕耐受力。在此期间，留法博士曾义宇总结了真传内功易筋经的训练特点与功效，这是自易筋经体系确立以来，第一次运用现代医学原理对其进行探索。

第四阶段——民族医疗体育的兴起

1949 年新中国成立之初，民族体育重新焕发出生机，并得到了广泛的推广和发展。1953 年，黄克刚在重庆市第一文化馆举办了医疗体育呼吸运动班，由于对治疗效果的需求，他更注重呼吸吐纳方法的传授。在这样的背景下，曾义宇撰写了《呼吸按摩运动》和《静坐疗法》两篇文章，介绍了舆公山人真传内功易筋经的相关内容，并将真传内功易筋经与现代医学理念相结合，凸显了它的先进性和科学性。这些文章也是关于舆公山人真传内功易筋经的经典之作，对于人们科学地认识和理解舆公山人真传内功易筋经具有重要的意义。

第三章
真传内功易筋经功理

第一节　真传内功易筋经的功效

据记载，黄克刚所传承的舆公山人真传内功易筋经是源自南宋岳飞训练岳家军的方法，是一种简洁高效的训练手段，适用于战场杀敌，包括吐纳、运使、按摩、拍打等多项内容。其中吐纳术尤为精妙，因此又被称为"吐纳易筋经"或"舆公吐纳易筋经"。

黄克刚不仅在精武会推广该方法，还将其引入了重庆大学的体育教学中。根据教学成果，黄克刚认为这套易筋经可以显著提高空军的训练效果，因此在"中央"训练团（简称"中训团"）和空军学校推广。通过三个月的训练，学员不仅具备了抗击打能力，增强了体质，并且在航空椅上急转数百圈后能迅速辨明方向，这一表现得到了空军学校的赞赏。无论是普通学员还是训练团军官，都成为舆公山人真传内功易筋经的受益者。当时担任中训团教育长的王东原赞为"内脏体育"。

曾义宇在 1955 年 5 月号的《新中医药》杂志上发表的《呼吸运动的方法》一文中，也对这种方法给予了高度评价，他说:"在祖国遗留下来的呼吸养身法中,据我了解,以黄炳南同志所练习的比较完备,值得深入研究。"

张锡君精通医道和国术,是《洗髓易筋经内功图说》传人张瑶的弟子。在黄克刚的指导下,他研习了舆公山人真传内功易筋经,并且将一些药石难愈的患者推荐到黄克刚的门下,这些患者多获得了神奇的疗效。由此可见,真传内功易筋经不仅在武术内功上具有速效,而且在治病强身方面也具有显著的效果。

真传内功易筋经的功效,散见于地方志、医学杂志等。今汇总其中数则,以事实证明其效用:

昔任教重大时,体育科学生胡朝聘身体极为单薄,以便血八年之病躯,奄奄待毙。然而练习一年后,即考入航空校,后在四川双流学习高空飞行时,机械失灵,机身坠地,机毁而人全,此收紧肌肉,以保护神经、血管之明证。

在中训团任教时,练习队之学兵,经三月之练习,其心脏抵抗压力,有六百公斤至八百公斤者,而神经抵抗晕眩,有旋转五分钟至六分钟者,王东原教育长亦认此为"内脏体育"之功用。

"监察院"刘副院长之二公子刘致祥君,由美归国,乘机经喜马拉雅山最高峰时,机中乘客及驾驶员,均感呕吐晕闷,而刘君即作收腹呼吸运动,竟进入半睡眠状态中,安度航行,此空气稀薄,而能控制血压不增之明证。

昔甘海澜君,因太阳穴负伤,流血过多,体弱而神经晕瞆,阅报只识大字,然练习一年后,体力神经,均恢复原状,此炼神经之明证。

在高级班同学试验，亦收祛病强身之效。唯"中队部"黄中尧君，有志投考空军，参加练习一月后，能旋转八分钟后尚可识五号字，并听表声，胸部抵抗压力至五百公斤，此为收效迅速之明证。

杨坤源，十一岁时患了严重的咯血病。后来拜师黄克刚习练易筋经。十八岁考入体育专科学校，不但咯血痊愈，而且体质大增。年近七十，获得 1983 年重庆市老年游泳比赛男子组第一名、四川省老年人游泳比赛 100 米自由泳第二名。在奔跑时，其心跳和呼吸频率均甚低，且能潜水九分钟之久。

吴仕礼，四川大足中学音乐教师。1932 年在巴县读书时学过拳术，后在重庆精武体育学校读书时，从校长黄克刚处学得吐纳导引术、黄舆公山人易筋经。后任教足中，常练拳术、练气功。1978 年六十岁时患肺气肿等多种疾病，复练吐纳导引术，经 1 月，经医院诊断痊愈。

四川巴县中学和江津中学两校长，患吐血重症肺结核，卧床不起，动则吐血，医院不收。教他们卧在花园的藤椅上，集中精神，专练口唇的吐纳吞津活动，并助以腹肌及各部位皮肤按摩，一个三月、一个五月痊愈。

第二节　真传内功易筋经助力空军训练的效果

黄克刚在他撰写的《加强我国空军体育建议书》中，对易筋经助力空军训练效果做了总结，他认为：

一、呼吸吐纳之运动

除能扩大肺活量外，更能加强呼吸作用肌之吐气及纳气力量，故在高空中均能吸收稀薄空气，以调节生理之正常进行。

二、保护心脏之运动

使坚实胸腹大肌，并将肋骨与剑骨相合，肉骨联络，即成坚强甲壳，故机身上驶，设因空气压力如有机械直抵胸腔时，即能强固抵抗，心脏无直接压迫之虞。

三、脑神经之训练

除用旧式动静法修养外，更训练耳中之半规管，以加强控制平衡之力，促进脊梁上升之真气，抑制血液上冲头脑，故于机身降落，或旋转颠倒之时，头目可免眩晕而有镇压之能力。

四、内脏之训练

收缩腹肌，以坚强腹壁，将内脏空隙处，填满坚固，以流畅其由腹回流心脏之静脉血压，因能调节心脏之血量，而使上升头脑之血量一致，故机身不断震动时，即可保持内脏与神经及血管之原来固定位置，均不移动飘摇，又可减轻疲劳，而恢复较易。

五、筋腱弹力之训练

借呼吸张缩之力量，以弹动全身之肌肉，使气循骨缝，力透关节，故驾驶有用握力、挪力时，即用手足中筋腱之弹力，不使闭口用气鼓荡，气与力分途使用，即可节省体力，而收兼顾之效果。

六、静脉管之训练

将全身之皮肤放松，专收缩肌肉，并借呼吸之伸张，以弹动全身肌肉收缩，使压迫全部静脉回流，由心转到肺部化清，则回流心脏之血量充实，故于长期驾驶之疲劳中，能迅速予以恢复，气舒血畅，即可防治心脏之扩大。

以上的训练原理以及训练效果，是基于黄克刚本身的学识并结合观测结果而得。以现代医学而论，虽具备一定的可信度，但也有片面之处。例如，强壮的腹肌确实可以帮助支撑内脏，维持其在腹腔内的正常位置，这对于防止内脏下垂，以及在身体活动（如运动或驾驶）中减少内脏的移动，都是有益的；强健的腹肌也有助于改善血液循环，包括促进静脉血液从腹部回流至心脏。然而，其中的一些观点可能过于简化了人体的生理机制。如提到通过收缩腹肌可以调节心脏的血量，这一说法并不准确。心脏的血量主要由神经和激素调节，而这些机制远比单纯的肌肉收缩复杂。

第三节 《真传内功易筋经》读法

目前流传最广的舆公山人真传内功易筋经版本是由张义尚老先生整理的《真传易筋经》。尽管曾义宇和肖旭贵也发表过与此相关的文章，但并没有得到足够的重视。然而，曾义宇和肖旭贵的文章也是基于原传的精品之作，只是不同的传承者在撰写文章时的切入点和着重点不同。为了更好地理解和掌握舆公山人真传内功易筋经，读者需要采用一种有效的阅读方法来贯穿各家观点，融会贯通。

例如，以曾义宇的文章为切入点，将肖旭贵和张义尚的文章融会在一起，这样便可以真正学以致用。

在《新中国民族形式的医疗体育：呼吸按摩运动》一文中，曾义宇在第五节中进行了阐述，认为增加肌肉摄取血量的练习是必要的。通过扭紧肌肉呈螺旋式的慢动作，能够增加工作肌对血液的摄取量。这是因为这些动作：①动员全部肌纤维进行螺旋式收缩；②促使腹内大量蓄血流入大循环；③延长肌肉收缩后的宽息时间，从而增加了血液的摄取量。

对于"动员全部肌纤维进行螺旋式收缩"，可以通过"并立式"与"并足式"的描述来解释。

肖旭贵所传"并立式"：两脚并拢，脚趾抓地，脚心拱起。两膝后挺，两腿后裹，伸脊直颈，头顶喉松，腹肌收缩，胸肩下压，提肛缩肾，两手握拳，两臂扭紧如螺旋形下插于两腿外侧。两眼微眯，不可大张。二目内视，不可乱看。耳听呼吸，不可杂闻。吸气时舌尖轻抵上腭，暗示气息循督脉而上升，至人中穴接任脉而下降。呼气时舌尖平放，内沉外括，力贯命门。气沉元海后停息（不呼不吸），默念："炼我体魄，保卫祖国；气壮河山，反抗压迫。"

张义尚所传"并足式"：两足两膝并紧站立，提肛、收臀、塌腰、拔背、顶头、微收下颌、两手握拳，一拳拳背压于尾闾之处，拳心向后；另一拳以拳背向前，以拳心按于脐轮之上。

全身骨节对准，肌肉有收紧内敛之势，但精神却呈完全放松之态。口唇微合，舌顶上腭，面带微笑，两足如入地九尺，安稳肃穆而立。

对比可以发现，这两种姿势的直立部分基本一致，唯一不同的是手部的姿态。肖旭贵的"两臂扭紧如螺旋形下插于两腿外侧"与"动员全部肌纤维进行螺旋式收缩"相对应。张义尚描述的并足式是立鼎式，肖旭贵描述的并立式是正中式。在真传内功易筋经中，除立鼎式的练习外，正中式的训练也极为重要。

对于"促使腹内大量蓄血流入大循环"，可以通过"压腹式""喜鹊登枝"的描述来解释。

肖旭贵所传"压腹式"：屈膝，二字桩，两掌按于膝盖上，二指四指分别扣膝眼，上体略向前倾，头往上顶。调息以后，猛吸一口气，全身即行下落，臀部距地面约寸半，往返一起一落，至不能忍受时，停止起落，口猛吐一口气，调息以后又如前行动，至少重复二次。此式功能，压迫五脏蓄血入大循环。

张义尚所传"喜鹊登枝"式：将两足尖并拢相合，身体渐渐下蹲，两膝随之下曲，屁股不能向后突，身体不可俯，宜直线下蹲，同时沉肩坠肘，两手随势挨着身体由下向上移，渐渐两腕成勾平手，会于胸前，同时缓缓吸气，直入丹田。然后身体缓缓向上直起，两膝渐直，足跟渐渐悬起，足尖点地，两手挨身向两胯旁上按，到极点，再指向上挑，掌根下抵。全身力上伸，同时缓缓呼气。

肖旭贵的关键观点是"压迫五脏蓄血入大循环"，这与"促使腹内大量蓄血流入大循环"的概念基本一致。从动作中的蹲起动作可以看出，两者之间的共同点在于利用下蹲压腹的方式挤压蓄血进入大循环。然而，两者也存在不同之处：首先，手部动作不同，一种是扶膝，另一种是勾手上提；其次，呼吸时机不同，一种是闭气连续下蹲，另一种是在下蹲时吸气、直起时呼气。

从医学术语角度来看，在曾义宇的描述中，"延长肌肉收缩后的宽息时间"的"宽息"指的是肌肉放松的状态。则肖旭贵"调息以后又如前行动"的描述中，"调息"实际上就是肌肉放松的宽息。

因此，要想全面而深入地理解舆公山人真传内功易筋经的精髓，学习者除获得本门嫡传弟子的亲授指导外，还需广泛搜集并整理相关资料。唯有如此，学习者才能在众多观点中形成全面的认识，更好地领会和掌握舆公山人真传内功易筋经的实质。这正是我们编写本书的重要目的。

第四章

真传内功易筋经功诀

第一节　真传内功易筋经口诀

　　黄克刚先生所传下的"内功口诀"，均是精炼而具有深刻内涵的要领性诀窍。在实际的内功练习过程中，必须紧紧围绕这些口诀所强调的要点。比如在口诀中提到的"雷霆震惊全身紧，如遇喜笑齐放松"，"雷霆""震惊"均代表瞬间紧绷，"喜笑"则是逐渐展现的放松。"十趾抓地足心拱，两膝上提又后提。两腿内裹须合缝，提肛缩肾经常中"，则是站立时的关键要领，其中"拱""提""裹""合"等动作均不可忽视，在达到这些要领时，会出现臀部肌肉凹陷的标准状态。在这个状态下提肛缩肾，就能感受到茎丸齐动。"狼腰虎背，膂力方刚。脐缩缄口，带脉增张"是对凹腹呼吸状态的描述，只有当腰部如狼般细长、背部如虎般曲躬时，才能充分发挥凹腹的效用，出现玉带缠身的状态。

一、身形总诀

　　狼腰虎背，膂力方刚。脐缩缄口，带脉增张。约束诸经，经络气畅。

神守脐中，勿忘勿助。明了扼要，导引暗藏。气随意至，血随气旺。

易筋炼膜，腹膜如墙。外膈震动，内抑摆荡。脏腑摩擦，津液汪洋。

醍醐灌顶，筋柔力刚。欲海宝筏，洗髓津梁。承先启后，既寿且康。

二、控制全部筋肉经络穴位总诀

凝神聚气在双眸，前后杂念一扫空。勿忘恍惚脐中动，男守丹田女守宫。

腹膜筋肉骨骼紧，心喉大脑齐要松。雷霆震惊全身紧，如遇喜笑齐放松。

十趾抓地足心拱，两膝上提又后提。两腿内裹须合缝，提肛缩肾经常中。

要闭魄门提肛管，茎丸齐动精管封。练到马阴全藏相，十大法门下部功。

脊梁伸直锁尾闾，内弯外拱不适中。颈椎节节向上耸，百脉荟萃泥丸宫。

两目含光凝耳韵，耳轮提动听更聪。目采回视引气用，五方五气五脏同。

垂帘回光映鼻准，由鼻入脑映脐中。内外三点一线纵，内吸外引远近通。

鼻道扩张理肺脏，细缓均深规律中。缄口卷舌承甘露，牙关松下连喉咙。

搅漱吞咽还玉液，一口三咽气液溶。沉肩压胸控软肋，挖向肝脾胰胆攻。

骈肋提肺甲壳状，内张外缩矛盾衡。炼筋炼膜腹膜重，气于经络隧道通。

外通筋肉运动量，恰似桥梁接引上。内保摆荡抵震动，摩擦内脏武器凶。

炼气化血血化液，炼血化精精更浓。炼气化神元神动，奇经八脉由此通。

冲任督带四脉动，海膻会筋四街通。志为气帅摄血送，气充血行营卫丰。

胎生母腹原气涌，生命开始呼吸功。气血膜炼三焦动，提压缩裹四法崇。

内脏穴位开闭重，意气膜肌四联同。不遇师传莫强用，不近饥寒造化工。

少时若炼腹膜筑，成年健壮见奇功。除病强身更增种，如成半内枉费功。

三、行功练拳总诀

眼似琉璃镜，手柔如细丝。腰若游龙摆，脚稳泰山峙。

劲发于腋窝，两足踏山巅。神清比鸿羽，气凝重如山。

气归丹田藏，神至气自延。精气神交融，内力无边疆。

泰山崩当前，我心静如渊。猛虎随身后，无忧且无惧。

象形虎豹与猿猴，养我浩然成刚气。把握阴阳挈天地，安炉立鼎探阴阳。

导引吐纳氤氲聚，若无忠诚与仗义。虽与天地合一致，常练三伏与三九。

百炼金刚体，化为绕指柔。练到气节通灵处，一指霹雳万人愁。

挥拳扫千军，吞吐贯日月。常存观念敌在前，锦绣河山壮颜色。

四、练功纲要口诀

练功法，莫偏差，心要雄，胆要大。酬壮志，神潇洒，颈要直，肩要压。

夹脊坐，贯腰胲，脊要伸，腹要凹。头舌顶，腿脚踏，臂肘撑，指趾抓。

鼻运息，口忌吞，肌内缩，筋外拔。酸加麻，热解衣，汗紧扎，神形全。

五、龟息总诀

日常生活水陆栖，栖时鼻中微运息。息息紧缩筋与肌，动静呼吸两不离。

夜半游水鼻蓄气，停时鼻喷水淋漓。陆静水动昼夜练，兼修不辍养身躯。

常练不饥食自足，龟息延年心自疏。七情不扰心常静，饮食不争意自舒。

雌雄和顺无嫉欺，心无贪爱不迷痴。昂首伸颈背挺腰，提钩尾间控三焦。

外吸内缩肌相合，气血调和身自宁。五关¹吸透缩提中，五心²要随呼沉同。

五气³归脐窍自通，一吸一咽调生机。水火相济和气融，百病自消身自健。

六、鸭行气（专治呃逆、醉酒、饱胀等病）

饮食前后怒忧思，胃气积滞成呃逆。醉酒气促饱食胀，皆因胃中受刺激。

鸡争食，鸡打噎；鸭争食，能行气。伸颈凹胸气内蓄，停食扬头吐气息。

吸气缩胸吐气张，张缩化合气与液。行路左右偏摆荡，跛动肠胃消化力。

鸡斗不休内气滞，鸭不好斗气自息。胸凹如用一指插，如同咽喉用刀劈。

缩胸蓄气要害地，外吸内蓄二归一。

七、鹿式呼吸（命门呼吸法）口诀

下提上压中缩脐，软腰内裹鹿呼吸。四岁小孩打呃噎，揭示膈肌凸凹力。

鼻吸由脑到夹脊，呼吸肺肾少联系。鹿睡弓腰并屈腿，息息动腰尾触鼻。

人若仿此养生术，天根地脉如太极。

---

1 五关：即目观引气到脑、到顶、到颈项、到腧穴、到腰门穴。
2 五心：即手、足、头顶，共五心。
3 五气：即五脏之气。

又诀

上提下压中缩脐，蟾宫内裹鹿触鼻，吸不张肋尖内挖，呼不陷胸肺张齐。

肺如撑伞四壁胀，调理肺气除残气，小鬼哭到打噎处，方显膜膈凸凹力。

八、马式呼吸法（急行军呼吸法）

驹溺前蹄千里远，奔驰缩腹并睾丸。吸提茎巅呼肛管，人缩腹脐带脉拴。

前唇吮紧角张钳，鼻窍随张似容钱。口角张时提项侧，连提肺腔控肋尖。

压腔提肺如撑伞，口鼻肺肋齐吸全。昂头与颈松鼻道，吐浊纳清似抽添。

马能致远鼻容拳，人若效之喘息安。

九、运力总诀

积力由于在积气，由内达外是名家。舍气从力易退化，终属血勇井底蛙。

十、增力积气法口诀

人身精力犹经济，先有积蓄方接济。只知一鼓来作气，再衰三竭种病蒂。

劳心劳力均成伤，未老先衰即难治。积力先需积气法，九九积法在停息。

停分外三与内三，外三停是咽呼吸。内三停在膻脐中，内外相应方能积。

咽后停息在脐中，促使张缩动呼吸。不出不入养内气，酝酿关元发热力。

热力钻透加导引，引向病处雷火逼。呼后停息在膻中，缩压气管逼残余。

吸后停息观肺脏，促成气血渗透力。胃病停息在口中，搅漱溶解化津液。

气液化合入肠胃，排渴助长消化力。停息下部行功处，金枪不倒探珠骊。

停时元气不外溢，皮肤吸气向内袭。强入强出激斗中，出玄入牝力无敌。

停后张口如开关，切忌清浊涌决堤。呼时吞津随鼓腹，逼使清浊齐下溢。

口张喉鼻不拥挤，内沉外泄要合一。停后调息腹自然，勿使脏腑成惫疲。

每时停至三百息，体似金刚百病愈。

又诀

停息法门分三类，呼光吸尽与吞咽。吸停气血加渗透，呼停逼肺气余残。

咽津停息守脐眼，如瓶吻合接胎元。鼓缩神阙起开闭，脐窍呼吸停为先。

调息吞咽有度数，九九八十一渐完。停后呼出需缓慢，必先吞送入玉环。

若不吞送如决堤，清浊不分齐涌泉。吞后徐徐微张口，外呼内沉方两全。

停增精力与食欲，停中缩肌御风寒。劳心运力吸后停，尘烟瘴毒呼后连。

咽停多在练功时，三停妙法力回天。每日停息三百咽，水火相济百病痊。

又诀

静功不离停息深，停到深时胎息成。呼停吸停两划分，互相交换要平均。

停中奥妙真气沉，切忌强闭在胸心。呼气属阳吸属阴，阴阳偏胜种病根。

外气不入内不出，调节阴阳起平衡。兴奋阴阳难抑制，抑制方法意气沉。

坐卧记筹子时定，一阳初动价千金。五至一息是定论，一息一沉气归根。

念停息停脉自停，三息完善胎息凝。未行停息先鼓腹，鼻吸口吐连三巡。

子时九九八一起，五五廿五辰时寻。巳时四四十六息，午时三三九息承。

未时二二得四数，子午停数常耕耘。按时记数定标准，停后调息更吞津。

停后缓呼最要紧，外出内沉清浊分。心神清净方得法，杂念不静种恶因。

传授不真受不诚，重则殒命轻伤生。如能依法长锻炼，增食增力日上蒸。

炼到停时观内脏，五气化精养婴儿。

十一、发火层次口诀

凝神聚气向玉环，无边云烟化成团。阴阳二气分两辨，遍体火烧炉增炭。

加少减多在抽添，热力高度如电闪。全身上下似火热，钻力渗透病却痊。

无根水治无名火，水火既济不老仙。

十二、发动内热能之口诀（即吐纳后鼻吸一下，停息不出，发动热能口诀）

发动热能不难求，心猿意马一线收。吐纳停息守中田，想火烧身汗自流。

十三、运气推按术秘诀

运气疗病最上乘，发动内外热和能。运动发热电反应，电力钻透石与金。

外热口鼻多吸近，缩肌发热火本启。内吸外缩起矛盾，多吸多缩热气蒸。

内热口鼻多出尽，外出内沉石坠坑。内气不出外不入，抑制兴奋起斗争。

内气发沉运归内，星火燎原烧遍身。设因发热心不静，四面八方现火星。

内观五气上下映，口授心传继师承。运力开口去向病，运气六根定肃清。

心火红色向下引，肾水黑色引上升。治病对敌心要狠，运气冷热如用兵。

冷热温凉随意定，病辨阴阳与假真。病在后天用内劲，病在先天气回春。

运力先吸多停顿，运气口鼻齐出清。五方五气五色蕴，精诚摄吸磁引针。

炼火面南朝向日，炼水向北月三更。内吸外引三重锁，一海二膻三定睛。

外呼内沉重调整，三准二膻一脐轮。炼到水火雷霆震，敢叫万病化云烟。

（以上练法）

气血不调化生病，至诚引气血随行。外感六淫多急性，内伤七情种慢因。

急性多是属阳证，刚气纯阳冷如冰。慢性属阴血凝冷，运气发热如火焚。

若是半阴半阳证，冷热先后要平均。由寒化热先用冷，由热化寒先用温。

唯有陈年顽痼病，发动雷电肝气增。熨气内外相接应，患者掩鼻应掌心。

运力患者须用劲，内外夹攻病至轻。治病必先问根本，生活情绪及家庭。

精力嗜好与环境，秉性刚柔衡重轻。

（以上用法）

察言听声侦动静，饮食多少和素荤。

出汗虚实分昼夜，渴饮冷热多少分。

皮肤冷热与便粪，注着神态清与昏。

（以上开、合、望、摩四大法）

推动体质焕精神，运用精神推病根。运出先从原海起，上下鹊桥渡双星[1]。

尾闾循脊到肩颈，肩井分向肘掌心。掌握阴阳膏肓病，病医专家结精诚。

收气即从病处起，抓指踏掌缩手心。想象吸力向内引，由肘到肩大椎行。

上颈贯顶下小舌，气缩膻中到脐轮。收归原路蕴原海，三出三收转乾坤。

若忘收回气受损，久出不收即失灵。能发能收为上品，不遇明师莫强行。

（以上运外气回原海法）

十四、炼力诀

练功时，莫偏差，心要雄，胆要大，酬壮志，神逍遥，头要直，胸要压，

手出动，力缩肤，脊要伸，腹要凹，头舌顶，足实踏，背要撑，趾要抓，

鼻调息，口莫合，肌内缩，筋外扒，外热能，酸加麻，热脱衣，外紧扎，

前身提，后身蹲，手上举，腿下蹬，推向前，脊后崩，挪向内，胸前迎，

伸外出，夹脊紧，缩内收，腰胁撑，按下印，头上顶，鼻纳清，口吐浊，

---

1 双星：指气血。

虎鹰抓，气归根。以上提、举、推、挪、伸、缩、按、抓，鼻吸口吐。

十五、易筋经五字劲口诀

刚柔四字劲，呼吸与吐吞。力是劲前矛，劲是力后盾。

力从肱窝吐，劲从足胫撑。起提腰坐镇，举上身下蹲。

推力往前进，脊梁向后崩。挪向内牵引，全面往外迎。

揪力转腕胫，按同兔当蹬。鹰抓凹掌内，拧捻指弹伸。

坠同落相应，荡随物浮沉。臂伸左右稳，筋缩紧全身。

举动皆矛盾，次数渐加增。砂囊日累进，寒暑奋雄心。

自强要不息，自力方更生。力劲透筋骨，一指胜千钧。

上共十二法，即提、举、推、挪、揪、按、抓、拧、坠、荡、伸、缩等手法。

十六、洗髓睡功筑基口诀

筑基昼夜要防闲，白昼防泄锁关元。子丑泄气在脐眼，继从阴精出阳关。

扣脐抚卵扼要点，抑制相火返重炎。由火生气气化液，甑盖滴水窥一斑。

凝神导气神阙传，意马系柱转中拴。梦寐身热如火炭，乘机温养莫醒完。

一旦惊醒热不现，不知温养无师吩。醒后掌心无微汗，所知扣法不周全。

天明取手需揉转，八八之数御风寒。左掌扣脐右覆卵，半侧卧式先右边。

二龙戏珠息射丸，一按一放呼吸连。右按右吸鼻不断，左按左呼需循环。

两足平伸五寸远，左足直伸右足弯。弯膝仰抵承筋穴，抵压真气达涌泉。

赤龙搅口上下转，津液满时频频吞。足手交合如交电，两掌摩腹太极圈。

两双磨热熨双眼，化去云翳如手捻。继熨太阳睛不隔，倒卧钩捣腰胁间。

停息内观疏肝胆，化肝蓄血还童颜。功后静卧是关键，醒后动功要蝉联。

人生百岁本寻常，持久行功在下床。睡后瘀血在内脏，阻滞荣卫受损伤。

四大气街长动荡，打通经络气血强。握拳伸臂足蹬仰，眼闭头项目大张。

按揉拍击三大法，内外相应莫仓皇。外按内提要向上，外揉内转两相当。

打击紧缩又抵抗，内外不合枉自忙。一运原海六六转，二运膻中气发扬。

三运百会头顶上，双掌按脐拗脊梁。起坐前啄又后仰，下床反臂撑在床。

竖趾提肚身起落，胫膝筋腱力自刚。行步足背拍承筋，委中弹动肾坚强。

气于扼要百脉畅，除病强身不老方。

十七、洗髓经脐门呼吸法诀

坐立心先定，心定神自凝。神凝心乃安，心安自清静。

清静乃无为，无为气自行。气行功自动，动时两不惊。
外动在经络，内动在脐门。男动必先左，女动右间灵。
动时长温养，勿忘勿助增。

第二节　真传内功易筋经次第

真传内功易筋经练习次第可以根据不同的内炼法诀来安排，例如九转呼吸法和行功九层口诀等。真传内功易筋经以内炼"九转呼吸"为主干，外炼则以肢体导引配合器具为主要方法。在练习的初级阶段，可以从服气吐纳入手，然后经过九个转化，次第进阶。

当达到第五转炼气的阶段时，可以引入外壮神勇导引法，这样可以增强练习效果并达到脱换易筋、修成金刚体的目的。完成了九转功后，接下来便进入清虚神运洗髓层次的训练，由武入道，注重形神俱养。以行功九层诀为主线，立鼎筑基为入手，注重下部功夫，配合相关的导引方法，可以使练习更为系统和完善。

在不同的历史阶段，黄克刚所传的易筋经在传承方式和训练重点上存在差异。训练目的以及练习者的年龄和个体差异也会导致训练方法的改变。因此，舆公山人真传内功易筋经的内容十分丰富，练习方式灵活多变，堪称当世罕见。

我们所见的真传内功易筋经训练中，外壮导引有三十二式、十五式、十二式、五式等不同方法，它们各具特点，有简有繁，但均自成一派。

其中，张义尚先生所传的三十二式，动作全面且详细，但需要武术基本功，动作较为烦琐不易掌握。十五式易筋经分为动功导引与静功导引两部分，动功导引与三十二式有部分重叠，静功导引部分则是注重五脏的运气导引，动作简单。十二式更偏重于武术训练，动作简洁高效，注重实用性。五式即五行动功，是黄克刚精心提炼的精华，它能够强健五脏、坚固肉身。五行动功的动作简明易懂，易于掌握，适合不同年龄段和体能水平的人练习，是西安终南书院目前所传承的主要内容之一。

同时，真传内功易筋经还包括了许多内功口诀与方法，如留精化血术、温养术、轻功提纵术、消灭肺病法、肝病导引法、导引治百病法、马阴藏相诀、贯通任督诀、鹿眠固精诀、铁船渡江诀、敲竹唤龟诀以及呼吸体操等等。同时还包括内外用药方、练功器具（玉关锁、降魔杵、护心剑）、运气推按，形成了一套完整详尽的内外功体系。

一、九转呼吸次第

九转呼吸法，亦称九种炼气法，或炼气九阶段，其内容包括服气、换气、调气、凝气、炼气（闭气）、导气、火气（发气）、水气（运气）、伏气九个方面。

真传内功易筋经以第一转"服气"为起点，从 21 次呼吸开始逐步递增，直至达到 49 次、64 次、81 次呼吸。在这个过程中，需熟练掌握该功法独特的"凹腹""鹤式"呼吸技巧。这个过程大约需要 120 天的时间。此外，还需要通过"舒筋除浊"等基础导引功法来锻炼筋骨，运用"凝神妙窍"等静功方法来守中积气，同时配合"采日月精华"法的练习，以深化凹腹呼吸与鹤式吐纳的效果。通过导引、静功与采摄三者的结合，形成"外炼内养"的入门方法，进而完成筑基阶段。在这个阶段中，随着对呼吸方法的掌握程度逐步提高，经历九转呼吸中的换气、调气、凝气，最终达到炼气的层次。达到第五转炼气的阶段后，可以根据年龄、体质和目的的不同，开始练习外壮神勇导引功法。每个动作以 6 次为起始，每隔 18 天增加 6 次，直至达到 36 次，整个过程大约需要 180 天。在这个阶段，同样需要将导引、静功和采摄结合在一起进行练习。炼气成功并进入第六转导气阶段，这是真传内功易筋经修炼的关键所在，也是修炼者登堂入室的标志。这个阶段需要 300 天左右的时间来完成。外壮神勇导引功法的主要目的是修持气脉，以实现炼气化神。通过九转呼吸法的练习，可以完成导气、火气、水气的运行，最终达到伏气的境界。

"九转功成须洗髓，三际断空色归一。大道平直法自然，寒空碧连天际碧。"历经六百余日，九转功业已圆满，金刚体亦修成正果。此时，我们得以迈入清虚神运的最后阶段——"洗髓"。

真传内功易筋经通过梵音吐纳练习，可以使导引动作与梵字的诵音相互融合，进而打开周身的气脉。其中舒筋除浊用密音除浊，吐出三焦的浊气；筑基导引可使气流在周身运行；周天导引则在于畅通任督二脉；四肢、四末导引则运用梵字使真气运行遍身。可以类比大手印修习"语寂"阶段的九节佛风、金刚诵、宝瓶气、金刚亥母拳等。九节佛风主要是吸入清气，呼出浊气；金刚诵能使气在全身周流；宝瓶气则可将气引入中脉；金刚亥母拳则可以打通喉轮、心轮、脐轮等处的脉络，使周身脉络通畅。专练亥母拳法可以使身体不易乱、气归本源。两者之间，是有相似性的。

在九转呼吸的次第中，第六，第七和第八转被黄克刚先生视为训练是否得法的重中之重。第六转的导气阶段，即通过特定的心咒（上师心咒、弥陀心咒）引导，气得以与身体互相融合，形成独特的气态。第七转的火气阶段，是训练者在丹田中观想红日红光的形象，进而使火气充满全身，内化为身体的热力与活力。至于第八转的水气阶段，则是观想头顶有如月之甘露，由顶门灌入，遍及周身，进一步强化身体的灵性与觉知。然而，需要注意的是，尽管这些观想方法在各种文献中都有所记载，但我们所见到的所有版本，包括张义尚先生所遗留的文稿中，都存在故意错漏缺失。这种记载方式，保证了师传与书传之间的本质区别，但也隐没了九转呼吸法的真正出处与完整方法。梵文作为诸佛的种子字，必然有其标准的书写方法和发音；导气化体更是修行中的核心秘密，有着独特的修炼体系。这些都需要师徒间的口传身授，因此依循师训进行修炼是必经之路。

二、九层行功次第

一曰立鼎除内伤，二曰安炉探阴阳。

三炼睾丸强肾脏，四镇心原不惊惶。

五锁玉关真精长，六透三田气自刚。

七贯任督河车路，八藏马阴龙虎降。

九易筋骨成神勇，调摄补益不老方。

九层行功口诀中的导引动作，需要使用降魔杵、护心剑、玉关锁等器具，配合按摩手法如按、揉、捶、拍等进行锻炼，这部分属于易筋经的下部功夫。如果没有得到传授者的当面提点，很难领会其中的奥妙。练习不当，反而可能会对身体造成一定的伤害。同时，降魔杵、护心剑、玉关锁等器具，在不同传承派系中，形式也有所差别，即便按图索骥，也会出现偏差。因此，借助九层行功次第，效仿其框架，取古今导引术的精要，融会贯通，形成一套九层行功法"外挂"，可以使读者大致了解其中内容。这套方法重点在于壮形固精，虽然不及原传的精妙，但尚可按图索骥，为命功筑基之用。以下逐层介绍导引动作。

一曰立鼎除内伤

"撼山立鼎除内伤，密音吐浊通三关。"撼山与立鼎，分别代表两种练习方法，撼山式以动练为主，是外壮的基本功，立鼎式以静练为主，是内壮的基本功。宋代刘伯寿（1008—1088）的暖肾法有强身健体、补气补精的作用，将此法作为九层口诀的第一层增演，符合黄氏易筋经本意。

张耒（1054—1114）《明道杂志》云："刘几，字伯寿，洛阳人……时年已七十余，精神不衰，体干清健。犹剧饮，无日不饮酒。听其论事，有过人者。余素闻其善养生，又见其年老不衰，因问咨之。几挈余手曰：'我有术，欲授子，以是房中补导之术。'予曰：'方困小官，家唯一妇，何地施此？'遂不复授。然见几饮酒，每一饮酒，辄一漱口，虽醉不忘也，曰：'此可以无齿疾。'晡后，食少许物便已。……几有子婿陈令者，佳士也，颇知其妇翁之术。曰：'暖外肾而已。'其法以两手掬而暖之，默坐调息至千息，两肾融液如泥瀹入腰间，此术至妙。"

二曰安炉探阴阳

此即虎尾功。虎尾功是一种需要使用特制工具——降魔杵的练习。降魔杵一端是十字形，另一端则有三股叉状结构。练习时，将十字形一端固定在地面上，双脚以丁字步站立，脚掌放在叉状结构的横木上。叉状结构的前端轻触外肾，后端支撑在尾椎骨上，中间部分对准会阴区域。双手模拟虎爪，紧贴腰侧，然后左右旋转。接下来，双手沿着圆形轨迹向前、向上、向下移动，身体随之前倾并后仰。这个动作模仿划船，当用力和吸气时身体要伸展，而在静止时则吞咽唾液、呼气，并发出'吹'声，以助于气息沉入丹田。

我们可以利用传统导引术中的"勒阳关"作为增演。盘膝交叉而坐，双手兜肾囊，但勒小腹，缩尾闾关，行九转呼吸，候口中津液满口，行吐纳咽津。法同立鼎，唯以左手中指为主，点按于会阴处，双手其余指辅助其力，助其勒缩，以代降魔杵作用。

三炼睾丸强肾脏

这一练习结合了搓字诀和揉字诀。开始时，两脚打开成外八字形，脚尖着地，双手握拳，与肩同高，向左右伸直。首先，提起外肾，然后收缩肛门，接着提起会阴，尽量将这三者向脐中收紧。接下来，进行握揉下部的练习，使气息从会阴升至头顶，提气连贯，全身上下颤动三次。双拳下插，双腿屈膝，脚跟相对，形成一字桩。用两根伸直的手指，附着在下部，交替进行搓揉，同时用意念将气息从尾椎骨提升至头顶心，重复36次。握拳反抵脐下，集中精神内视背脊，暂停口鼻呼吸，两脚变为女字桩，脚跟离地。然后全身缓缓下沉，气息沉入气海，接着全身向上纵跳，形成太字桩。整个练习循环进行12次。

古传导引术中的"兜礼治伤寒法"可以作为增演。《痰火点雪·兜礼治伤寒法》中记载："元气亏弱，腠理不密，则风寒伤感。患者须端坐闭息，兜起外肾，头如礼拜，屈折至地，运用真气，得胜涤时，不六七次，汗出自愈。刘鲍一真人未仙之日，曾感伤寒，行此而安。此法非止能治伤寒，即无病行之，头目清利，容颜润泽。"

四镇心原不惊惶

这一节通过木质护心剑来强化胸背肌肉。练习时，首先采取骑马式站立，两脚打开成外八字形，用护心剑的剑柄顶住墙面，剑尖对准心脏。然后，双手向前平伸至与肩同高，摊开手掌，接着握拳收回至胸部两侧，同时进行深呼吸。紧接着，双拳并拢向上冲击，头部和上半身同时向前俯压。随后，双拳向左右展开，形成山字形。接着，双拳变为掌，十指伸直，向剑柄方向推出，同时集中精神内观心脏。最后，双手手心向上，向左右画圈，当手掌向前摊平时，握拳收回至胸部两侧，再次深呼吸。整个练习过程中，动作要连贯，呼吸要协调，以确保效果。

随着练习的深入，一个月后，可将动作换为弓箭桩，并在每次练习结束时擦软肋36次。三个月后，练习者可使用两把剑，分别抵住前胸和后背，两足呈八字形站立，脚尖着地。左手中指点按会阴，右手食中两指夹住肾茎根部，然后摆动撞击两腿内侧并停息。练习者需两目内视内肾，结束动作与之前相同：两掌向前平肩伸直摊平，握拳收回，吐纳一次，然后两拳下插，动作复原立式。

《易筋经·韦驮献杵第一势》曰："立身期正直，环拱手当胸，气定神皆敛，心澄貌亦恭。"也可以达到镇心不惊惶的效果。执掌护心剑，合十当胸前，心澄貌亦恭，气定神皆敛。双手十指相贴、掌心相对时，可以使身心放松，最大限度地进入一种全身心彻底松弛的状态，达到一种忘我无我的境界，久而久之对身体会大有裨益。

五锁玉关真精长

玉关锁的练习可以增强腰肾的力量。练习开始时，双脚分开半步，屈膝呈内八字形，同时两手握拳抵住两侧软肋。接着，身体向后倾斜，双拳下插并屈腕，手心向内向上提起至腋下，然后向前合拢，再向下按压在小腹上。与此同时，腰部向上抬起，拳头随着腰部的起伏而屈伸。完成上述动作后，进行外肾的揉动，重复 36 次。揉动结束后，双掌重叠，手指从肾根开始向上提按至心脏。随后，转掌背相靠，手指指尖向上推至项前，再向后分开，用指尖夹擦头颈，同时向后仰。然后，以两掌沿颈项向前推按至心脏，十指指尖翻转，手背相靠抵住心脏。接着，将两大指指间关节向上推至喉管下窝，再向下推至心脏。最后，两手虎口顺推两侧肋骨，向后擦至腰眼处，握紧拳头并完成呼吸动作。为了增强效果，建议使用木制的玉关锁来辅助按摩腰部和肾部。

《四友斋丛说》记载："陈书林云，余司药市，仓部轮差诸君请米受筹。乡人张成之为司农丞，监史同坐。时冬严寒，余一二刻间两起便溺。问曰：'何频数若此？'答曰：'天寒自应如是。'张云：'某不问冬夏，只早晚两次。'余谂之曰：'有导

引之术乎?'曰:'然。'余曰:'旦夕当北面,因暇叩请。'荷
其口授曰:'某先为李文定公家婿,妻弟少年遇人有所得,遂
教小诀。临卧时,坐于床,垂足,解衣,闭气,舌拄上腭,目
视顶门,乃提缩谷道,以手摩擦两肾俞穴,各一百二十次,以
多为妙,毕即卧。如是三十年,极得力。'归禀老人,老人行
之旬日,云:'真是奇妙。'亦与亲旧中笃信者数人言之,皆得
效。"这个方法简单易行,其提缩谷道的作用类似于玉关锁,
按摩肾俞穴可补肾固精,缓解肾虚引起的症状。

六透三田气自刚,七贯任督河车路

第一层立鼎式,在于除去旧疾;第二、第三层,重在下部
功夫,使其常暖而生精;第四、第五层,在于降心液,升肾气,
使气液相交,三田气足;第六、第七层,在于将所得刚气,运
行河车。行功方法,有贯通任脉及鱼尾摆动两式。

其诀曰:

真气归根穴,元神复命方。任督脉畅通,直上至泥丸。

尾闾一弯弓,夹脊二拱桥。玉枕关三啄,循序渐过关。

四转太极圈,黄中细磨炼。河车无滞碍,流转自然圆。

《万病回春》卷四有"倒阳法":"夜半子时分,阳正兴时,
仰卧瞑目,闭口,舌顶上腭,将腰拱起,用左手中指顶住尾闾
穴,用右手大指顶住无名指根拳着。又将两腿俱伸,两脚十趾
俱抠。提起一口气,心中存想脊背脑后,上贯至顶门,慢慢直
下至丹田,方将腰腿手脚从容放下。如再行照前,而阳衰矣。
如阳未衰,再行两三遍。如初行时阳未兴,勉强兴之,方可行
矣。夫人之所有虚实者,因年少欲心太盛,房事过多,水火不
能相济,以致此疾。若能行此法,不唯速去泄精之病,久而肾

水上升、心火下降，则水火既济，永无疾病矣。"倒阳法利用了腰腿部的张弛，配合呼吸引导下气息的升降，可以增强核心力量，促进血液循环。

八藏马阴龙虎降，九易筋骨成神勇

与六、七相比，八与九更注重内炼。

其诀曰：

马阴呼吸贵深细，贯通任督最上乘。鼻吸由脑到夹脊，循脊长强到会阴。

吸时提肾意到顶，呼比吸长两倍增。呼时鼻息射下部，内沉丹田达海底。

呼从头降至小舌，由口咽下绕昆仑。心中清凉方升血，肾常温暖方生精。

炉中若化炭阴阳，水火调剂如甑蒸。初层若要超凡圣，形藏不漏金刚体。

第五章
真传内功易筋经功法

第一节　静功心法

一、调身法

1. 下握固

盘腿而坐，左脚脚跟抵住会阴穴，右脚向外，使脚跟朝向会阴穴（女性则右脚在内）。为保持正确姿势，臀部需垫高。这种姿势在道家中被称为"下握固"，可防止精气泄漏。在印度瑜伽中，它被称为"至善坐"。如果盘腿坐不平衡，可能产生不良影响，但此姿势可保持左右平衡。

2. 上握固

将大拇指放在无名指根部，而其余四指握住大拇指，将双手呈握拳状置于膝盖上。这个姿势被称为"上握固"。大拇指代表自我意识，将其藏于手心表示精神内敛。这个姿势可以保持精神不散乱。平常时，人的意识常常游移不定，但当采用这个姿势时，意识可以回归内心，身心达到一致。

3. 其他身体姿势要求

臀部微微向后，使下半身更加平稳。注意命门处的自然凹陷和脊椎的正直。胸部稍微含着，不突出，也不弯曲，同时要展开背部。头部好似靠在衣领上，让大椎骨有朝上提的劲。下颌略微收紧，顶部向上。双肩放松，感受气息沿着肩膀顺畅地流动。想象双耳贴在后脑勺两侧。舌头不必紧贴上腭，舌面平放，口腔到喉咙要有足够的空间。

4. 眼神

双目自然从两边看向中央，然后将目光收回，双目自然微闭，但要留一线光。不能闭目，闭目会有浊气产生。

5. 横向调整身体的要点

由左右眼、左右胸和左右肾组成坤卦六断。需要让每侧三断都向两边展开，再向前内收，抱成一团。眼神从左右两边开始向前内看，两胸要先横开再向前内收，腰胯也需向两边展开再向前内收。三个部位都要向两边分开，眼神向两边看，胸中间留空，腰胯分开且腰胯中间也留有空隙。这样，整个身体会在中间形成一条缝隙，如同一个"丰"字。

6. 纵向调整身体的要点

大椎向上顶，胯往下坐，两者之间形成相争的力，命门处会自然拉开一个空隙。这与太极拳的调身口诀是相似的："刻刻留心在腰间，腹内松净气腾然。尾闾中正神贯顶，满身轻利顶头悬。"

二、息心法

1. 呼吸

呼吸自然。肾主纳气，吸气时，可以感受到腰肾自然抽气的过程，而非鼻子用力吸气。同时，如同打太极拳一样，让腰塌下去，使气充满丹田。在呼气时，全身放松。

2. 调整心态

身心合一，自然安住，坦然无为，整体放松。不需意守某个特定部位，只需摆正身姿，气脉直通，气调平和，心境平和，保持日常状态。"神若出，便收来，神返身中气自回。如此朝朝还暮暮，自然赤子产真胎。"上品丹法讲究要端正其身，空洞其心，真实其念。身属地，心属天，念属人，念合于澄静，虚极静笃。虚者虚其心，静者静其气，虚极静笃之下，便会有一阳来复。

第二节　呼吸吐纳法

一、凹腹呼吸法

在《真传易筋经内功精义》中，"内外壮之辨"主要讲的是腹部的膨胀与紧缩之间的差异，这是真传内功易筋经的核心。练习时，初学者首先需要掌握如何有意识地收缩腹部，进而逐渐学会全身肌肉的协调收紧技巧。这一过程有助于改善血液循环，尤其是促进静脉血液回流，并使动脉得到适时的放松休息。同时，收敛气息至深层，能够促进体内氧气的输送与分配，确保各个组织获得充足的氧气供给，从而有力地增强身体的新陈代谢机能，对整体健康产生积极影响。

在具体动作方面，特别注意腹壁的收缩训练。以肚脐为中心，运用多种收缩方式，如下腹肌向上提拉、上腹肌向下压按，以及让左右腹部肌肉向中间集中。当动作到位时，练习者能将腹部肌肉聚拢于肚脐周围，形成类似"玉带禅功"的紧致状态。不断强化腹部收缩能力和力度，能使腹壁更为坚实有力，从而为肠胃提供有效支撑，提升身体抵抗力。

呼吸在内功修炼中具有至关重要的地位。初学者在初步练习时，应注意配合两胁的伸缩运动，实现呼吸的自然顺畅，并确保肾部功能与呼吸节奏相适应。吸气时，不同内功体系可能有不同的要求，比如部分流派提倡同时收紧丹田和腹壁；而在呼气时，则通常会引导小腹适度内收，全腹壁向内压缩，但不必过分追求腹部凹陷的效果。学员应根据个人体质及生理特点选择适宜的呼吸方法。

在进行内功修炼的过程中，要保持脊柱正直，头部微微抬起，颈部放松舒展，双肩下沉放松。同时，要明确理解并实践内外开阖的呼吸技巧。这里的"外开阖"一般指的是肺部随呼吸而产生的扩张与收缩运动，而"内开阖"则更多涉及与肾脏活动相关的命门区域的功能变化。这两种开阖方式相互作用，旨在提高氧气吸入量和二氧化碳排出效率。

实际操作时，在保证脊柱处于正常生理曲度的前提下，通过正确的呼吸方法，使得肺叶可以充分展开，避免胸部过度突出，向四面均匀扩展。上腹与肩部的协同起伏可帮助肺叶完全打开，从而提高呼吸的深度和流畅性。在呼气阶段，尾闾可适当向前弯曲，腹部尽量向内收缩，当呼气结束后，借助腰背部的力量使脊柱恢复原状，有利于肺部迅速回到正常的呼吸预备位置。

二、鹤式吐纳法

吐纳法是真传内功易筋经中重要的呼吸练习方法，通过特定的呼吸调控技术来促进身体和精神的放松与和谐。这种方法涉及多个阶段，包括吸气、长吐、深纳、含气、吞津、咽液及平稳呼出七个环节。在练习吐纳法时，应关注调整呼吸的力度、节奏以及维持呼吸过程的自然流畅。具体而言，在立鼎式姿势下，可以按照以下步骤进行一次完整的吐纳循环。

1. 吸气阶段：通过鼻腔缓慢且深度地吸气，有意扩张呼吸道以使空气吸入量最大化。

2. 吐气阶段：口微撮，用力吐气并发"坡"音，同时利用横膈膜收缩协助排出肺部气体，确保彻底清除废气。

3. 纳气阶段：再次用口轻柔地吸气，但不发出声音，注意逐渐加快吸气速度，然后迅速停止吸气动作。

4. 含气阶段：保持吸入的气息于口中片刻，允许鼻腔自然呼吸三至四次，此间可想象气息与口腔唾液相互融合。

5. 吞津阶段：头部略微上仰，喉咙放松，徐徐吞下口腔中混合有气息的唾液。

6. 咽液阶段：集中注意力引导吞下的液体缓缓下行至腹部丹田区域，必要时可通过轻微腹式呼吸辅助其下沉。

7. 呼气阶段：以鼻子吸气一小口，然后运用腹肌力量向内压缩腹部，并配合肩部下沉和脚部蹬力，快速有力地从鼻腔喷射出气息。

初学者每七次正常呼吸后做一次这样的吐纳练习，随着熟练程度提高，可以逐渐过渡到每十四个呼吸做一次。为了保证练习者能更好地专注于呼吸本身而非机械地计数，也可以选择在口中充满唾液时自然地进行吐纳。

三、脐门呼吸法诀

在开始练习之前，需要先进行叩齿、鸣鼓、明睛、聪耳和吞津咽液等动作，每个动作做三十六次。然后放松身心，让呼吸变得自然顺畅。凝视山根祖窍，从鼻梁到心脏再到肚脐，用耳朵听自己的呼吸声，使意念集中在肚脐位置。将口鼻之呼吸转移到丹田。双眼微闭，从山根位置向内看自己的大脑，由此向下内照五脏，再照映到肚脐中。心情逐渐平静下来之后，将气从丹田吸至命门。当不能再吸气时，闭一下口鼻之气，等待中丹田之气自然向前呼出。又自然向后吸进，等待丹田呼出。吸进呼出，即为脐门呼吸。

此时需要随着丹田自然呼吸，感觉肚脐一凸一凹，切不可有意鼓缩肚腹，更不可硬性配合呼吸。守到一定时间，身体可能会不自觉地运动起来。无论身体怎样动，只需随着它运动，不要用意念去控制它，也不要去理会它。如果发现身上发热，时有时无，时热时凉，是经络之气在发动。久则可用意识支配，引向病灶处，则患处自通。

当能够控制身体的内外发动动作时，继续练习三十至六十分钟。如果想停功，可以暗示"我不练了"，同时守上丹田，这样即可慢慢停下来，切记不要突然停功。不能自动停功时，心中用意，脐中自然向前呼气，又自然向后吸气，使丹田之真气呼吸，变成呼气绵绵，吸气微微。这时丹田动意也随之由动而渐不动，不动时就守着他。

收功时，脐与命门两气相接后，男则意在丹田中之气，由丹田左上方向右，由小到大转三十六圈，然后反过来由大到小转三十六圈，把气收敛团结不散为要领。女子转的方向则与男子相反。

四、三三呼吸法

三三呼吸法是一种将动作与呼吸相结合的修炼方法，其核心在于通过特定的动作来调节呼吸，以达到身心的和谐。具体操作如下：

吸气时，进行三个动作：一蹬（足蹬地），二伸（脊背伸展），三顶（头顶向上）。这些动作旨在牵动四肢末梢神经，弹动躯干脊髓神经，以及兴奋大脑神经。吸气时，应与呼吸的节奏同步，使全身神经参与运动，实现神形合一。

呼气时，同样进行三个动作：一降（沉肩压颈），二沉（内气下沉），三钩（四肢静脉收缩）。这些动作有助于抑制动脉充溢，促进静脉回流，特别是将四肢静脉的血液挤压回心脏。通过四肢大肌群和腹肌的收缩，静脉血液被挤回右心室。

在实践三三呼吸法时，可以结合数息法。即在日常生活中，无论行走、坐卧，都默数呼吸。吸气时数"一"，想象气息从鼻腔贯入大脑，经过夹脊、肺俞穴，最终到达胸腔内的膈顶。呼气时数"二"，想象内气沉回气海，与软腰肋相接，直至内肾，与命门相合。通过循环数息法，从脐门呼吸逐渐过渡到胎息，即胎儿在母体中的呼吸方式。

胎息，即无动作无呼吸的状态，如同胎儿在母体中，氧气需求不多，主要通过胎盘内的毛细血管从母体血液中获取。修炼胎息，就是通过凝神守元，回归到这种微妙的生命状态。

在宁静与虚无的状态下，如同鹤之养胎，雌鸡之孵卵，不食不饥，不生不灭。在这种状态下，五脏六腑的原气被激发，意念集中则呼吸自然停止，呼吸停止则脉搏也随之静止。在呼吸与脉搏都静止的状态下，身体被养护得如同婴儿般纯净。胎息的初期，吸气多而呼气少，逐渐地，呼吸变得若有若无，最终达到胎息的境界。

第三节　采摄日月法

一、鹤式采盗法

每当红日初出和圆月皎洁时，面对日月站立。以采日为例，凝神聚气，让日光直对面部，调节呼吸，以鼻吸气，以口呼气，并发出"坡"音。然后微开眼睛注视太阳，对日撮口纳气，将日光吸入口中。纳气至极限时，煞然而止，意念中从日起到口形成一晶莹光柱。注意纳气过程由缓而急，到最后突然停止，想象太阳完全被吸入口中。然后闭口眼，保持正对太阳，意念中在山根处出现一团光，眼中也有明晃晃的光芒，这光芒从山根映入口中，使得满口充满光明。接着用舌尖在上腭处书写"煜"字，光明更加明亮。最后紧闭双目，感知身体内的光能量变得通红，将此光能量与口津一同咽下，并缓缓送至丹田。感受到五脏六腑都变得光明透彻清快，这就是凝光法的效果。然后以鼻吸气并迅速呼出，重复以上方法七次。

二、狐式采盗法

凝神对着太阳，调息片刻，等待呼吸平稳，心念纯净。然后怒目瞪视太阳，迅速而准确地看清太阳。接着张口向太阳探出头颅，含住太阳，闭上嘴巴的同时心中默念已经将太阳吞入口中。然后闭上眼睛，感到有光芒闪现于眉心处，太阳已经含入口中。用舌尖在上腭写一个"煜"字。再次紧闭双眼，将光芒吞入口中，直接吞送到丹田，让五脏通透、清爽、明亮。最后进行快速鼻吸和喷出。这个方法通过模仿狐狸的状态，获得阴阳之精华，以修补身体的亏损。

第四节　密音吐浊法

密音吐浊法是真传内功易筋经中一项至关重要且基础的呼吸锻炼方法。当练习外壮神勇时，以"立鼎安炉"的站立姿势作为起始，并配合导引动作来进行吐浊法的练习。内壮练习时采取的起始姿势为坐式，双盘坐为最佳选择，其次是单盘坐或自然盘坐，天王坐法也同样适用。但目前所见的资料对动作的描述相当简洁。例如，在《真传易筋经内功精义》抄本中，动作的描述是这样的：

"哈字功二节，预备动作如前，呼吸三次后，尽量吸气一口。以鼻闭住勿出。两手伸至上方随着腰向左方扭去。而膝挺直以两手能摩在外踝胫骨为度，微停。两手随身腰由左向左上、向右后方扭去，一如左然。随即身腰归正。两手随之上伸，再分下叉腰。以念'哈'音，以长为佳，气尽而休。此功先左右动荡，以激动心腹肠胃，然后以'哈'音逼出浊气，又可以舒筋伸两肋之筋节，于左右动。"

在实际练习这个动作时，需要向前弯腰，首先用双手触摸左足外侧地面，然后再扭转身体，用双手触摸右足外侧地面。然而，在抄本中，"俯腰"这一步骤被省略了，这不仅影响了动作舒展两肋筋节的效果，也难以与后续动作流畅衔接。

再以"亥一"功为例，《真传易筋经内功精义》抄本中描述如下：

"亥一功三节，或作'哈嘻'功，俱'一'音之能也。预备动作同前，呼吸三次，以鼻吸一口闭住。即右足收向左足数寸。右手向右伸成侧掌微扬。身向下蹲，重心落右足。正向即右足踵提起，右足尽量下曲。左足成朴腿，愈下愈好。同时左手翻拿带按于左膝弯外。随即身向左下微后扭曲。右侧掌从右过头上向左足伸去，意在摩左外胫骨。同时左手仰掌，抱向左肋背而去以扣右肋背，二手恰成一去一来而相反用劲。头伏右手弯内，头顶心，有向地之意。"

这个动作需要一定的武术基础才能顺利完成。为了适应没有武术基础的练习者，黄克刚还传授了三种简单易学的动作：缠绕法、旋臂法和夹翅法。因此，真传内功易筋经的行功动作最好在有经验的老师言传身教下，才能掌握。

一、内壮密音吐浊法

在九层行功次第中，第一句提到："一曰立鼎除内伤，二曰安炉探阴阳。"这里所说的"立鼎"指的是立鼎式，而"安炉"则是指安炉式。两者的主要区别在于站立姿势：立鼎式要求双脚并拢站立，而安炉式则需要采取马步姿势。

立鼎式：两足并拢站立，双足十趾抓地、后踵贴地，足心凹起，足底虚空。保持两膝挺直，双臀紧挟内收，提肛缩肾，两胯外裹，合拢腿间缝隙，使臀部左右各形成一大凹。同时，尾闾向前钩收上提，脊骨尽量上伸直立，肩部向前下压，肺部自然扩张，腹部收紧。整个姿势的关键在于腰部紧缩和脊椎的竖直伸展，如果脊骨未能完全伸直，玉带横纹将出现在脐部上方，失之毫厘而谬以千里。

双臂向下伸展，握拳，拳心向后。然后，将一只手举到腹前，手心向内，覆盖脐轮。另一手向后弯曲，将拳背和腕部紧贴尾骨。双目半开半闭，集中注意力，倾听自己的呼吸。舌尖轻抵上腭，意念集中于丹田，注意凹腹收紧腹部。吸气时，上腹微微扩张，同时身体稍稍上提。呼气时，脐轮向后压迫，随后身体略微下沉，尾闾前钩。

此姿势可促使真气沿骨缝运行，取法乾坤，立鼎安炉。一般青壮年采用立鼎式或安炉式，若中年以上，或有病之人，则应取平肩式：两足宽与肩平，或略宽于肩，身形肌肉与心态同时放松，其他动作与并足式相同。

定神静气，口唇紧闭，眉头放松，面带微笑。舌尖抵上腭齿间，双目平视前方，目光凝聚不动。待目光凝定后，缓缓内收，从两眼之间的山根穴进入内部，继而向下直注脐后腰前稍下的丹田中。同时，两耳也随气息内收，倾听丹田。

用鼻子吸入外部新鲜空气，直入下腹。吸气完成后，以口默念"哼"字，排出胸膈以上浊气。接着再吸气，默念"哈"

字，排出中焦浊气。最后吸气，默念"嗨"字，排出下焦浊气。连续三次，总共排出九口浊气。早上练习时必须进行密音吐浊。平时练习时，用鼻子吸入，口呼出，练习一到三遍，无须念字。

二、外壮密音吐浊法

1. "哼"字功

站立时，双足分开大步，距离约三尺余，呈八字形。腹部微微收缩，双手叉腰，静立片刻以等待心平气和。开始深呼吸，保持节奏稳定，直至第三次呼出后，迅速用鼻子深吸一口气，闭气不呼。接着，将双手从两侧举过头顶，手指尖对齐，掌心向上。然后，身体向前弯曲，腰部下压，膝盖保持挺直，尽量使头顶接近地面。双手掌心朝下，尽可能放低至两膝之下。之后，身体向后仰，双手向上后方分开，同时保持身体平衡。恢复到正常站立姿势，双手从上而下叉腰。紧接着，用鼻子猛地呼出"哼"声，身体微微前倾，喉部发出共鸣，仿佛哮喘病患者的呼吸声。

练习时，身体需前后摆动，腹部持续收紧，这有助于拉伸腰腿筋肉，促进肺部浊气的排出。在进行其他动作时，也应保持腹部收紧，这一点在后续所有动作中都非常重要。

2. "哈"字功

站立姿势，双腿分开三尺余，呈八字桩。双手叉腰，凹腹呼吸。呼吸三次后，尽量吸气一口，并以鼻闭住勿出。接着，两手伸至上方，双手指尖对齐，掌心向上。身体腰部向前弯曲，并向左方扭去，同时膝盖挺直，两手摸到左外踝胫骨处，稍作停顿。随后，两手随身腰先向左上方、再向右下方扭动，至摸到右外踝胫骨处，稍停。恢复站立姿势，两手随之向上，再分下叉腰。以"哈"音呼气，将浊气逼出体外。此式在左右扭动时可舒展筋骨，伸展两肋。

3. "亥一"功

预备动作同前，呼吸三次，以鼻吸气一口并闭住。然后将右脚收向左脚数寸，右手向右伸出，手掌向上微微抬起。重心放在右脚上，身体向下蹲。右脚跟提起，尽量下蹲，同时将左脚呈扑步，离地越近越好，脚掌贴地。左手掌进行翻、拿、带、按四个动作后，按在左膝外侧。身体向左下微微扭曲，同时将右手从右侧过头上向左侧伸出，手掌朝上，有以手去勾左脚外侧踝骨的意思。

左手掌心朝上，手臂向外翻，从左背后去扣右背。两手一来一去地用力，使得两只手臂相互协调。随即身体回正，双手叉腰，发"亥一"（嗨）之音。再行左足之功。回正再发"亥一"（嗨）。此式效仿鹿运尾闾，能吐胁背的浊气。

以上三式需要有一定的武术基础，如果没有武术功底，可以用缠绕式、旋臂式、展翅式作为替代。

缠绕式：弓箭步，二手叉腰，右足前出一步，成弓箭式，前腿曲后腿直，后足与前足平行。正身向右，行呼吸十次，吐纳一次。随以右手翻叉右胯上，左手向前撑直，指散开，关节放松，由前绕后五十次。初学时至少五次，行牛式呼吸。停止时，握拳收回乳旁，以覆拳伸出，口吐"亥一"音。再收回原处，两手叉腰，行呼吸吐纳。再以左手向后撑直，指散开，关节放松，由后绕前五十次，行牛式呼吸，收拳如前。再换左足前出，做法如右足一切动作。

旋臂式：左右弓箭步。将右手由下向上向后圆舞。同时，尽量呼吸至十余转或数十转。再吸气，右手握拳，收至乳旁向前击出，口吐"亥一"音。右手由下而后而上面前，如上行持，回到左弓右箭步。再换左手，动作与右手相同。

展翅式：弓箭桩，两手叉腰，调息吐纳后，右手反叉胯缝，左手向前平肩伸直，手指全伸，由前绕后。在旋绕过程中，鼻速吸四次，长呼一次。如此继续旋转，继续呼吸至六十次，以后逐渐增加。停止时，握拳收回乳旁，随即伸出，口吐"亥一"二字音，收拳叉腰，转身换桩，动作同前。此式可增强两臂力量，提高肺胃运动力，促进消化。

第五节　九转正功

炼气九转，从浅入深。按此方法用心练习和实践，其功效神妙之处，无法用言语文字表达。练习者通过实际的修炼和体验，自然能够领悟其中的奥秘。

第一转　服气

服气的练习中，重要的是要关注气息的柔和、持久、舒缓以及均匀。这是九转正功的基础练习，目的是要达到如龟吸鹤纳的境界。练习者需要注意呼吸的细致、悠长和平稳，让气息在吸气和呼气之间无缝衔接，形成一个持续的气流。

刚开始练习服气时，应该保持呼吸的细长、缓慢、均匀。

吸气时，将气息引入肚脐下方的下丹田，舌尖轻轻触碰上腭，同时下腹部向四周自然扩张。呼气时，舌尖稍微向下移动，下腹部向中心收紧，帮助排出体内的气体。呼吸应该是流畅的、不间断的，并且没有声音。当口中产生唾液时，稍微抬头，小口吞咽，然后送到下丹田。

通过不断的练习，渐渐地，练习者会感觉到口鼻的呼吸变得不那么明显，而更多地去感受下腹部的扩张和收缩。气体的吸收和排出，主要依赖于这种内在的感觉。服气的练习建议每天进行四次，或者分别在早上、下午和晚上进行，以避免过度疲劳。可以通过记录呼吸次数来衡量练习的程度，初学者可以从 21 次开始，逐步增加到 81 次。

第二转　换气

在练习服气法过程中，学习者可能会经历一系列生理和心理反应。最初，呼吸可能变得不规律，心气难以集中，随着修炼的深入，可能会出现喘息急促、心烦意乱等现象。这些反应是正常的，不必感到惊恐，这是脏腑剧烈变化的标志。面对这些不适，学习者应保持心态平和，避免过度紧张或焦虑。坚持修炼，短则数周，长则数月，这些不适会逐渐消失。

换气是呼吸变化的初级阶段，初学者可能会遇到呼吸不均匀、心气不协调等问题，但这也是一个自然的过程，不必过分担忧。换气现象的出现是大多数初学者成长的必经之路，但并非每个人都会经历，对于那些已有基础或体质特殊的学习者，这一过程可能并不明显。关键在于，当换气现象出现时，学习者应保持身心放松，以不惊不疑的态度继续修炼，这样才能真正体验到修炼服气法的益处并取得进步。

第三转　调气

调气是指在换气之后呼吸逐渐变得细长、缓慢、均匀的自然过程。这一状态是在长期练习后自然达成的，无需依赖特殊技巧或强迫手段。换气和调气本身都是正常的生理现象，学习者应避免被各种繁杂的说法所迷惑，以免产生不必要的疑虑。

随着练功的深入，练习者可能会体验到各种感觉和证验，如身体感觉轻重不一、四肢动荡不安、冷热交替、目睹或耳闻奇异景象等。这些现象是气机变化和神识作用的正常表现。面对这些体验，练习者应保持冷静和从容，不被外界干扰，全心全意地专注于练功本身。

调气可以分为有为功夫和无为功夫两个阶段。在有为中，练习者需自然放松，逐步将呼吸调整至细、匀、深、长的理想状态，避免施加任何多余的力量或压力。而在无为中，呼吸已经自然达到平稳调顺的境界。

当练习者成功进入调气阶段时，随着心灵的宁静不断加深，呼吸变得自然、流畅、有力且舒适。

第四转　凝气

之前的练习主要集中在绵绵不断的呼吸上，但要想充分发挥其效果，还需学会"留住"气息。因此，在达到调气阶段后，再经过五十天左右，便可在吸气后闭息凝住"丹田"不动，直至实在无法忍受时才放气。在此过程中，要保持自然状态，切勿勉强憋气。每次凝气的时间，可从数秒逐步延长至一分钟、三分钟、五分钟,循序渐进。总体来说,呼吸应保持从容自在。这是一个过渡性的练习,至少需进行百日,方可继续后续的功法,以免产生不良影响。

第五转　炼气

这是一种大停气的练习方法。具体操作方法是:一次性吸气,让气息直接到达丹田。随着气息的汇聚,全身的气力也会集中于丹田,并在那里保持静止,时间越长越好。当实在难以忍受时,观察气息从下往上流动,并伴随着剧烈有声的呼气,通过鼻子将气迅速呼出。随后,继续进行调息,直至气息平稳、心情宁静。然后再次闭气,重复之前的步骤。每天至少进行五次,最多可达三十六次。

若将这一练习应用于增强体力和力量,可在闭气之后进行动作练习,次数从一次逐渐增加到三十六次。如果感觉气息尚未耗尽,力量仍有剩余,可继续进行第二、第三,甚至第六个动作,然后再放气。这种方法对于推动功力增长具有显著的促进作用。

炼气与凝气迥异。凝气主静,炼气主动,需以外壮功夫为辅。属于修习刚气,需要有前四转的基础。无基础强行修炼,非但无益,反受其害。一般而言,三十五岁以下、体质强健者,方可胜任此法。

第六转　导气

前面第五转的练习,需要与外壮训练相结合。这一转开始,采用的是站立、端坐、静卧的姿势,保持凝静的状态来进行。

具体方法如下：

　　吸气，然后暂停呼吸，实现心气合一，想象在心中凝聚成一个白色的"ॐ（嗡）"字，这个字代表了我们心气的本体。随后想象这个字沿着气脉下行至"丹田"，转变为白色的"ॐ（古）"字；接着，继续下行至"海底"，又变为白色的"ॐ（汝）"字；然后，穿过尾闾上行至"玉关"，再变为白色的"ॐ（打）"字；之后上行至"夹脊"，又变为白色的"ॐ（拉）"字；最终上行至"泥丸"，化作白色的"ॐ（吽）"字；紧接着，将心神下沉，重新化作"ॐ（嗡）"字。如此循环往复，直至难以承受时，在"ॐ（吽）"字之后进行呼气。

　　诀曰：嗡字导气在心原，古字导气在丹田。汝字导气沉海底，打字导气锁玉关。拉字夹脊透玉枕，吽字天门透泥丸。领会此诀勤苦练，能够却病并延年。

第七转　火气

　　练习者采用大停气法，深吸一口气，气息归于丹田，同时提缩会阴，将气息凝聚于丹田。集中精力，观想心中有一轮红日，明亮炽热，全身之气随之汇聚。气息与意念的结合，让全身仿佛被红日照耀，产生温暖之感。火气自丹田起始，沿腰腹蔓延至胸背，充溢四肢、爪甲、毛发，使全身充满温热之感，身体内外均应体验到舒适、温暖与愉悦。火焰的增长不宜超越头顶的顶轮。闭气至极限后，缓缓放气。长期练习身体会产生大量热量，当感到热不可耐时，需要练习第八转水气。

　　火气的练习，从九至三十六次呼吸开始，逐渐增加至一百零八次。

第八转 水气

水气，又称运气。正身调息，端坐如松，气息平和，心无旁骛。观想头顶朗月，高约一尺，清凉白亮，照彻心扉。月华下注，化为甘露，润泽如乳，凉爽如冰。吸气时，甘露随气而入，流经百脉，汇聚丹田。呼气时，甘露流转，滋润四肢百骸，舒适无比。修炼既久，甘露愈积愈多，全身化作一轮清凉月轮。此刻，唯需专注观想，自然呼吸，久而久之，自得身心健康之效。

以上火水二气，如阳虚多寒而胆怯者，宜多修火气；阴虚多燥而形枯者，宜多修水气。

第九转 伏气

伏气亦称"胎息"。呼吸气微，鼻中似无入无出，而能由全身八万四千毛孔以营呼吸，此为内炼的至高境界。欲达此境界，需先止息心念，不思过往，不虑将来，不辨现时，唯存"一无所着"之正念。心静神调，气息渐微，直至心灭息绝，转成胎息之境。诀曰："念住则息住，息住则脉住。念息脉俱住，鼻息无出入。"

伏气之道，无为而治，心无所着，气息自伏。初修之时，常难以长住此境，须时时提念，不断熏习，徐徐增加住时，日积月累，大住长住，而渐入大定。

修炼至此，境界体验甚多，对应的诀窍在于见若不见，闻若不闻，不随内外缘境转变，也不制止压服，自在寂照而住。

九转功夫，各转修习时间长短不一，视修习者之体格、年龄、悟解、掌握而定。一至四转，至少需修一百二十日；五转约需一百八十日；六转约需一百二十至一百五十日；七八两转，至少修习百日；至九转伏气，则为毕生之行持。

善后尾功

（一）揉摩要旨

呼吸完毕后，全身放松，用手揉摩腹部，先左旋七十二次，再右转七十二次。接着，用手揉摩两侧腰部肾脏区域，也大约七十二次，以感觉温暖为度。然后，双手从胸部下方开始，抚摸至外肾部位，两手交替进行，共七十二次。之后，双手向前伸展七次，向上伸展七次，再向左右伸展各七次。紧接着，双脚向前蹬踏七次，向左右蹬踏各七次，再向后蹬踏七次。最后，散去杂念，静养片刻，结束整个过程。

（二）粉碎虚空

粉碎虚空之法，旨在活血行气，全身放松行之，呼吸听其自然。于动功结束时，必继行此功，方无流弊。共分六式：

1. 高马步站立，以项为轴，头前俯七次，后仰七次，左右偏各七次；又以项为轴，头成圆圈转动，左右各十八次；又头左右扭转如后顾然，各十八次；

2. 以腰为轴，旋转臀腹，左右各十八次；

3. 以腰为轴，旋转上身，左右各十八次；

4. 向前后左右踢腿及蹬脚，量力而行，大约各十二至二十次；

5. 哈气于掌，揉擦遍体四肢，并按摩腰腹，不计其数；

6. 散步片刻而终。

第六节　增演五行动功

　　黄克刚祖师从真传内功易筋经中提炼出"五行动功"，在不同传承派系中分为五式和七式。五行动功以密音除浊通三关为预备式，包括喜鹊登枝、黑熊托天、大鹏拂云、白虎推山、凤凰展翅五式。七式动功即在五式的基础上增加了"黄河逆转"与"粉碎虚空"两式。它们的大体内容相似，但名称和动作细节略有差异。例如，"大鹏拂云"在五式中为定步，在七式中则为动步；"黑熊托天"在五式中使用内八字，七式则采用"女"字立式。张义尚先生将"黄河逆转"和"粉碎虚空"融入了"简易万全功"。其中，"黄河逆转"旨在通畅三关，"粉碎虚空"则重在活血通气。此外，"黄河逆转"还需借助器具练习，前三关和后三关的练法也各有不同。"增演五行动功"，是在五行动功的基础上，增加了七式的内容，形成更加完整的"五行动功"。

一、喜鹊登枝

　　此式属木，于时为春，内应肝脏，具生长发育之性，有踞地冲天之能，功始于此。

　　1. 张传练法

　　动作一：两足跟相并，足尖张开约六十度站立，两手自然下垂，全身保持松弛状态，头部微微上顶，力量集中在足底涌泉，同时气息下沉至腹下丹田，精神集中，保持稳定不动。

动作二：将两足尖并拢，身体逐渐下蹲，两膝微曲，但臀部不可后突，上身保持直立，同时肩肘自然下沉，两手从下方沿着身体向上移动，逐渐曲腕形成钩吊手，在胸前绛宫位置相会，整个过程伴随着缓缓的吸气，直至气息充满丹田。

动作三：承上，身体缓缓直立，两膝逐渐伸直但不过挺，足踵慢慢抬起，足尖轻轻下压，两手从绛宫位置沿着身体向左右两侧下落至软腰，再沿着骨盆缓缓下沉至极点，然后向上挑起，掌根下压，十指上翘，全身随之向上伸展，形成一种对抗力量，同时伴随着缓缓的呼气。

初学者开始时练习六次，之后每五日增加六次，直到达到三十六次。

2. 增演练法

动作一：站立，身体保持直立，两膝微微弯曲，双手自然垂落于身体两侧。

动作二：逐渐抬起脚跟，脚尖向下压，双手向身体两侧伸展，然后向下落，沿着腰部和臀部缓缓下沉直至达到极限。

动作三：双手指向上挑，掌根向下抵住，十指上翘，全身用力上伸，同时双肩下沉，肘部放松，手掌按住，指尖上翘，足尖向下压以保持全身平衡，在这个过程中缓缓吸气。

动作四：吸气结束，两脚跟缓缓落下，十指下垂，身体恢复到动作一的起始姿势，同时慢慢呼气。

这种锻炼方法能使全身从脚底涌泉到头顶泥丸的筋骨气血都能贯通流动，没有任何阻碍，通过练习，不仅可以提高身体的柔韧性和力量，还能改善气血循环，对身体健康有显著的促进作用。

二、黑熊托天

此式属火，于时为夏，内应心脏，正万物繁荣之候，有烟焰弥漫之形。

1. 张传练法

动作一：完成上一式后，两足趋平，形成立正预备式。

动作二：足踵外分，形成内八字步，身体慢慢下蹲，直至上腿相并靠紧，同时两手渐渐握拳上提至仰靠脐旁，缓缓吸气。

动作三：两足缓缓蹬劲，身体随之上起，腿膝渐渐伸直但勿过挺，两拳同时挨身上移至心上胸部，慢慢变掌翻向上托，闭目用意随之上视，掌心朝天，十指相对，同时缓缓呼气。

继而蹲身并腿，重复动作二。一缩一伸为一次，初练六次，渐增至三十六次为止。

2. 增演练法

动作一：站立时，两脚跟相并，脚尖自然分开约60度，双手轻松垂于身体两侧。

动作二：双手向侧上方提起，随后向前上方落下，同时合掌于胸前，十指向上。随着手臂的动作，身体逐渐下降，膝盖弯曲，脚跟抬起，仅用脚尖支撑地面，形成"女"字式蹲姿。在这个过程中，保持头顶向上，尾骨向下，双肩下沉，肘部放松，同时进行缓慢而深长的吸气。

动作三：利用脚掌和脚尖的力量，使膝盖逐渐伸直，身体随之上升。双手保持合掌状态，向上冲至最高点，然后微微分开，掌心向前，尽力向上伸展，与脚跟抬起的动作相呼应。整个过程中，进行缓慢而有节奏的呼气。

动作四：当呼气接近尾声时，双手向侧下方落下，恢复至最初的姿势。

这种锻炼方法通过全身的伸缩运动，强调上半身的托举和下半身的抓紧，不仅锻炼了全身上下的力量，还提高了身体的柔韧性，并促进了气血的循环。动作的转换流畅且连贯，通过练习可达到身心的和谐统一。

三、大鹏拂云

此式属土，土旺四季之末，内应脾脏，为万物归根之所，有滋生万汇之功，包罗万象，退藏于密，承载万物，不以为功，其形有之。

1. 张传练法

动作一，从上式的上托姿势开始，脚尖向外旋转，调整双脚间距至大约一尺五六，形成高马步站立姿势。同时，双臂从上方向左右两侧下摆至与肩同高，掌心朝下，保持身体的平衡和稳定。

动作二，紧接着，身体重心缓缓下降，以腹部的丹田为发力中心，带动腰、腹、胸、背的肌肉，引导双臂由外向内收拢，同时双手逐渐紧握成拳，力量逐渐集中于肘部内侧。双臂交叉于胸前，左手在右手之下，然后交换位置，左手上右手下，进行交替练习。在整个下蹲和内收的过程中，要保持深长的吸气。

动作三，随着身体的缓缓上升，腿部肌肉发力，使脚跟逐渐伸直，同时双拳转变为掌，由丹田发出力量，通过胸部、肩部、肘部、腕部直至指尖，力量层层传递，向外平推，掌心向外，十指向上伸展。当手掌推至极限位置时，腿部也完全伸直，但要注意避免过度用力导致僵硬。在动作达到顶点时，进行呼气。

2. 增演练法

动作一：站立姿态，两脚并拢，双手自然垂于身体两侧。

动作二：左腿跨过右腿，向右迈出，形成交叉步，同时身体逐渐下蹲，双脚外缘着地。双手同步向侧上方抬起，然后紧握成拳，两臂从肩外侧向内旋转，右臂在外，左臂在内，交叉于胸前，形成含胸蓄势的姿态，准备发力。整个动作过程中，进行缓慢而深长的吸气。

动作三：右腿跨过左腿，向右迈出，形成马步姿势。胸部和背部肌肉随之向外展开，两臂继续向外旋转并分开，双拳转变为掌，向左右两侧推出，动作达到最大范围时进行呼气。

动作四：在呼气即将结束时，左脚收回靠近右脚，两臂自然放下，身体恢复至初始的站立姿势。

这套锻炼方法注重动作的一缩一伸，初练时可从六次开始，随着练习的深入，逐渐增加至三十六次，以达到左右横扩和动步锻炼的效果，整个练习过程如同行云流水，有大鹏挥翼、九霄翱翔的意境。

四、白虎推山

此式属金，于时为秋，内应肺脏，其锻炼之气，有劈切之能，故以白虎名之。

1. 张传练法

动作一：接上式，脚跟外旋使两脚距离大约二尺，形成稳定的 11 字步站立姿势。与此同时，双手同步下落，收回至腹部两侧，紧握成拳，拳心向上。在整个动作过程中，进行有节奏的深吸气。

动作二，身体缓慢下降，形成 11 字蹲马式，双手从腹部沿身体上提至胸部，紧握的拳头逐渐展开成掌，平缓地向前推出，掌心朝前，与心脏位置保持水平。头顶向上延伸，身体保持直立，同时缓慢呼气，将气息引导至丹田。

循环以上动作，先是伸展身体，双手内收重新握拳，靠回腹部两侧，进行深吸气；紧接着再次下蹲并向前推出双手，同时呼气。这样的一收一推循环为一次，初始阶段重复六次，随着训练的深入，逐渐增加至三十六次。

2. 增演练法

动作一：站立姿势，双脚分开大约两尺，采取"介"字马步蹲立，双肩放松，双手自然下垂，保持头顶与脊骨的竖直对齐，同时注意臀部和尾骨的内收。

动作二：利用脚掌对地面的蹬力，身体逐渐上升，双手逐渐握拳并提升至脐旁，在整个上升过程中，进行平稳而深长的吸气。

动作三：双拳从脐部提升至胸部高度，在此过程中由拳变掌，缓慢有力地向前推出，掌心朝前，身体随着掌的推出逐渐下降，同时慢慢地呼气，气沉丹田。

动作四：呼气结束之际，双手自然放下，身体恢复至初始的站立姿势，完成整个动作。

在练习过程中，要注意以下两点：①当双手内收时，要关注从足腿、腰腹发力，带动双手内缩抓回至脐间。②当双手推出时，要注意力量从足底或足趾开始，经过双腿，汇聚于尾闾，沿脊骨到达肩臂，最后贯穿十个指尖。这是动作的关键。

五、凤凰展翅

此式属水，于时为冬，内应肾脏，具善水之性，有波涌之形，左右转扭，练亦如之。

动作一：身体下蹲形成低马步，双手成拳回收至脐下丹田位置，缓慢吸气。

动作二：身体向左侧缓慢旋转，进入左弓步，左拳转掌向左上方扭伸，掌心对向眼睛，同时右拳转掌向右后方翻抵，掌心向后上方，保持胸部开展，肩膀下沉，肘部下垂，缓缓呼气或吸气。

动作三：身体转回低马步，双手重新握拳，缓缓收至丹田，进行吸气或呼气。

动作四：身体向右侧缓慢旋转，形成右弓步，右拳转掌向右上方扭伸，左掌向左后方翻抵，与左旋动作相对，同时缓缓呼气或吸气。

动作五：回到低马步状态，双手成拳再次收至丹田，完成吸气或呼气。

练习五个动作为一次，初学者从六次开始，逐步增加至三十六次。随着练习的深入，可以从实弓步过渡到悬踵弓箭步，可以变化为一臂上举，一臂平伸，以增加动作的难度和效果。

练习进度建议每式从六次开始，每十八天增加六次，直至一百零八天后，每式达到三十六次。

第七节　捣炼法

捣炼是一种历史悠久的民间传统疗法，也是真传内功易筋经的重要组成部分。捣炼法歌诀为：易筋捣法要师承，免入歧途误终身。收胀兼施半内外，绝对不能跻上乘。搓捏揉捣四大法，捣法深入透骨筋。捣时全身作抵抗，肌肉收缩向内庭。停息内沉入海底，切忌鼓气向外迎。身抵肌缩气内沉，三顶结合一致行。

捣炼疗法是一种综合治疗手段，通过对病患部位施加特殊刺激，其中包含了热疗、压力疗法、磁疗、光疗、按摩等多重作用机制，来实现对疾病的治疗作用。其现代应用原理基于对人体生理功能的深入理解，包括神经内分泌调节机制、血液循环原理，同时借鉴了中医理论中的经络学说和阴阳平衡理念。明代李时珍所著《本草纲目》中可以找到与局部刺激和调理相关的记载，但该书中并未明确阐述捣炼疗法。

此疗法适合于体寒者、老年病患及慢性疾病患者，通过改善身体状况和提高机体自愈能力，能在一定程度上起到预防和治疗疾病的作用。

在传统的练习中，一般都从黄豆、绿豆开始，渐渐掺入圆润的石子，到最后完全以石子来捣炼全身。但我们无法保证所选石子的质量、硬度以及是否环保无害。在实践中，我们发现使用新疆火焰山特产的黑色砂粒进行捣炼具有显著的疗效。

新疆火焰山的黑色砂粒经过严格的筛选、分离、清洗、药蒸、烘干和消毒程序，确保其纯净无污染。筛选后的优质砂粒分为两种：一种是颗粒为 30 至 50 目的理疗用砂，另一种是颗粒为 10 至 30 目的治疗用砂。这些砂粒富含对人体有益的矿物质和微量元素，磁性作用强烈，磁铁矿含量比其他沙质高出九倍，且对人体无毒无害。

捣炼专用砂必须纯净无污染，对人体无毒无害。如果砂中含有有害的矿物质或重金属，不仅无法产生治疗效果，还可能对患者的身体造成进一步伤害。

第六章
易筋经真传导引三十二式

真传内功易筋经分内功基础、筑基导引、周天导引、四肢导引、四末导引、神化导引六节。六节功夫练习前都需要先行吐纳除浊呼吸，根据习练者的掌握程度，可以选择其中数则进行练习。但对动作姿势的把握，仍需要依师传而习。

第一节 内功基础

一、立鼎式

1. 站立姿势：双脚并拢，脚掌紧贴地面，保持稳定。十趾张开，用力抓地，使涌泉穴位上提。

2. 下肢力量与稳定性：双膝尽量挺直，臀部肌肉收紧并向内收，以增加下肢稳定性。同时，两胯外展，使臀部两侧出现凹陷。

3. 脊柱姿势：保持脊柱挺直，从尾骨向上延伸至头顶。注意背部、颈部和头部的自然放松。

4. 肩部姿势：双肩向前下方施压，使肩部呈现向后上伸展、前下收缩的姿态，以扩大胸腔空间。

5. 腹部力量与核心稳定性：收紧腹部肌肉，使脐部呈现横纹。保持核心稳定，有助于维持整体姿势平衡。

6. 上肢姿势：双手握拳，一手向前伸直，掌心向内，覆盖在脐部上方；另一手向后弯曲，拳背紧贴尾骨，与前拳相互支撑。

7. 呼吸与内视：平稳呼吸，舌尖轻抵上腭，10 次呼吸 1 次吐纳。双眼半闭，目光内敛，集中注意力在丹田区域。

二、安炉式

1. 起始姿势：从立鼎式开始，双脚并拢，保持脊柱挺直，头顶向上，喉部放松，臀部收紧，尾骨向前上钩以锁住玉关。双手叉腰，双肩放松下沉，手肘略微弯曲。

2. 开步与下蹲：向左右两侧各迈出半步，使双脚平行。保持脊柱挺直，身体下蹲，膝盖与脚尖保持一致，下蹲至大腿与地面平行。

3. 核心力量与呼吸：在下蹲过程中，保持腹部紧缩，舌抵上腭。集中注意力，保持内心平静，准备进行呼吸吐纳。

4. 呼吸吐纳：姿势完成后，行 10 次呼吸 1 次吐纳。

三、鹤立式

1. 起始姿势：站立，左腿独立，膝盖挺直。右腿弯曲，右脚踝紧贴左膝，保持身体平衡。

2. 身体姿态：头顶向上，脊柱挺直，双肩前倾并下压。两肘向后拉伸，双手弯曲，掌心朝上，贴于乳肋间。手指向下伸展，保持肛门收紧。

3. 呼吸与精神集中：集中注意力，保持内心平静，行 10
次呼吸 1 次吐纳。

4. 保持平衡与静态动作：在单脚独立的过程中，保持身体
稳定，尽量保持静止。在动作中寻求静态，有助于提高平衡能
力和专注力。

第二节　筑基导引

一、单提式——青龙探爪

1. 起势

（1）站立姿势：双脚脚跟相对，脚尖分开，呈一字形。头
部朝上，身体保持挺直。

（2）双拳上举：双手成拳，从身体两侧上举至耳朵和肩膀
高度，拳心朝向自己。

（3）肩部拉伸：扭动拳头，双肩向后下沉，拉伸胸部
肌肉。

（4）上半身放松：身体先后仰再前俯，双臂摆动，放松上
半身。

（5）身体旋转：向左微转，左拳覆盖脐部，右拳紧贴
尾骨。

（6）提重物模拟：左拳提升至乳胁旁，肘部后引，肩部
前倾。

（7）四字呼吸法：左拳靠近肩部，收紧左胸肌，进行鹤式

吐纳法中的"含、吞、咽、呼"呼吸。动作开始时吸气，动作停止时呼气，深吸气后吐气，发出"坡"声。

2. 正势

（1）左拳冲拳：从起势结束姿势开始，左拳向上冲至眉毛和眼睛高度，拉伸手臂和背部肌肉。

（2）左拳分开：左拳向左分开至水平，大臂成一字，小臂竖直，与头顶平行，进行呼吸吐纳。

（3）全身微幅活动：全身微动，左拳向右斜方向伸展，拳头先沉后扬，呼吸吐纳。

（4）侧掌下钩：左拳变为侧掌，掌心朝下，呼吸吐纳。

（5）左掌下沉：左臂紧贴左胁，左掌从右斜方向下沉至左胯外侧，呼吸吐纳。

（6）左掌化拳：左手掌化拳，吸气吐纳，左拳提起放回乳胁旁，进行含、吞、咽、呼动作。

（7）力量与肌肉紧张：涌泉发力，双肩和背部肌肉紧张，尾骨后钩。

（8）动作重复：重复以上动作，直至 12 次。

（9）换手动作：在完成左手动作后，换右手进行起势和正势动作，重复进行 12 次。

二、双提式——大鹏展翅

1. 起势

（1）并立式：双脚并拢，保持身体挺直。

（2）提踵抬臂：吸气时，将脚跟抬起，同时腰部发力，握拳，双臂向上抬起至胸前。

（3）下蹲插掌：呼气时，脚跟下压，下蹲，同时将双手握拳变为掌，向前下方插入。

（4）曲肘翻掌：以肘关节为轴，将手掌翻至向前，保持上臂与前臂呈90度角。

（5）前平举：深吸气，将双臂向前平举，掌心朝上，尽量向前伸展。

（6）吐纳动作：深呼气，双臂向内卷曲，握拳收回至胸前，然后下沉至身体两侧。接着进行五次含、吞、咽、呼的呼吸练习。

2. 正势

（1）冲拳扭腰：双手握拳，向上冲，同时腰部发力。吸气时动作，呼气时恢复。

（2）分腿下坐：双拳变掌向上伸展，然后向左右两侧分开，同时下蹲。趾部抓地，脚跟蹬地，涌泉发力。

（3）后仰前俯：双掌握拳，转至体前，小臂与大臂呈直角，大臂与躯干呈直角。身体先微仰，然后向前伏，但要保持脊柱挺直。吸气时动作，呼气时恢复。

（4）提拳冲掌：深吸气，双拳缩至腋下，然后从涌泉发力，双拳变为掌，向前冲出，掌心朝下。深呼气时动作。

（5）平分双臂：双臂向左右两侧平分，尽量向外延伸指尖。吸气时动作，呼气时恢复。

（6）合掌平行：双臂向前合拢，保持平行。吸气时动作，呼气时恢复。

（7）上举伸展：双臂转动，使掌心相对，向上举起。指尖尽量向上伸展。吸气时动作，呼气时恢复。

（8）分臂肩平：双臂向左右两侧分开，与肩部平行，掌心朝上。吸气时动作，呼气时恢复。

（9）合掌前伸：仰掌向前平举并合拢，指掌尽量向前伸展，直至双臂平行。吸气时动作，呼气时恢复。

（10）吐纳握拳：深吸气，进行吐纳动作，同时将双手握拳，向内拉回至乳胁旁。接着进行含、吞、咽、呼的呼吸练习。重复以上动作，共进行 12 次。

三、三盘落地

1. 起势

（1）并立式：双脚并拢，保持身体挺直。

（2）马步姿势：双脚向左右两侧分开，约为肩宽的 1.5 倍，脚尖稍微向外，然后下蹲，保持背部挺直。

（3）双拳提起：双手握拳，从胸部两侧抬起，两臂平展后，屈臂，拳靠近身体。

（4）扭腰沉拳：腰部发力，同时将双拳向下压，配合呼吸进行。

（5）马步冲拳：在马步姿势下，双拳向前冲出，与肩同高，拳心朝下。

（6）吸气翻掌：深吸气，将双拳变为掌，翻转，掌心朝上。

（7）吐纳动作：深呼气，双手握拳，收回至胸部两侧。接着进行五次含、吞、咽、呼的呼吸练习。

2. 正势

（1）马步上冲：双手握拳，向上冲，与眉同高，拳心朝下。吸气时动作，呼气时恢复。

（2）冲拳分开：双拳再次向上冲，然后向左右两侧分开，同时下蹲。保持脊柱挺直，双拳心相对，与头部形成"山"字形。吸气时动作，呼气时恢复。

（3）展臂曲肘：深吸气，两臂左右分开呈一字形，屈臂曲肘，双拳收至胸前。

（4）下按掌：深呼气，双拳变掌向左右下方分按，身体跟随下蹲。双掌直塌至双膝略外。

（5）前平举：深吸气，双掌掌心朝上，向前平举，指尖尽量前伸。

（6）吐纳握拳：深呼气，双手握拳，收回至胸部两侧。进行吐纳动作。

重复以上动作，共进行 12 次。

四、降龙伏虎

1. 起势

（1）并立式：双脚并拢，保持身体挺直。

（2）开步：双脚向左右两侧分开约半步距离。

（3）八字步：双脚尖向外旋转，形成平行的八字形站立姿势。

2. 正势

（1）下蹲扭腰：吸气时，身体下蹲，同时双拳向上转动，擦过身体提至两侧腋下，双拳变掌，再下压至腰间。

（2）下插拳：呼气时，身体保持下蹲，保持脊柱挺直，双掌变为拳，向下插入。

（3）重复下插拳：再吸气，身体保持下蹲，呼气时，双拳再次向下插入。

（4）脐下搓擦：握拳，食指和中指按在海底穴（会阴穴）上，同时，两手指从海底穴紧贴身体向上擦，直至脐下。

（5）挣子功：握拳，转动手腕使虎口向内，向左右斜上方翻，使拳背抵在耻骨上精囊部位，形成倒"人"字形。保持肩部下沉，脊柱挺直，进行含、吞、咽、呼的呼吸练习。

五个动作为一个循环，连续进行 12 次。在练习过程中，要特别注意在身体下蹲到极致、同时保持脊柱挺直和腹部收缩时的动作准确性。注意保持呼吸与动作的协调，以及身体各部位的力量运用和平衡。

五、鹞子钻天

1. 起势

（1）并立式：双脚并拢，保持身体挺直。

（2）握拳提扭：双手握拳，向上提起，然后下沉至腰部。

（3）左拳定位：左拳抵住左腰部，虎口向上。

（4）右拳动作：右拳松开，向右画半圆，上翻转至前方，与心脏位置齐平，稍低于心脏位置，指尖向左，掌心向前。

（5）吸气击打：深吸气，呼气，右掌下侧向耻骨部击打，然后向上翻动，掌心朝天。

（6）吐纳练习：深吸气，右手掌向上移动，从脐部开始，沿腰部向上，直至与胸部齐平。接着，左手向右移动，直至右胸部，然后回到左胸部。双手抓握成拳，置于胸前腋下，进行含、吞、咽、呼的呼吸练习。

2. 正势

（1）右掌冲拳：右拳变为掌，从胸部向上冲，手指向上，掌心向前，转向正右外方，收回至腋下。

（2）上冲平分：再次上冲，向右平分，与眉齐平。肩部下沉，掌心向后。

（3）扭动伸展：右手五指向左，转腕向前伸展，手掌心向前，五指朝天。

（4）身体弯曲：深吸气，沉肩，侧掌向下钩，身体向前弯曲，头顶心向下，右手向下移动至右小腿外侧，然后随着腰部上起，手指逐渐上翘，直至与肩部平行，保持侧掌姿势。

（5）翻掌按压：右掌沿身体向下按压，直至右髋部。

（6）击打吐纳：右手向上画半圆，向前翻转，掌心向前，同时深吸气。向耻骨上部击打，同时呼气。

（7）吐纳练习：深吸气，进行吐纳练习。

重复以上动作，连续进行 12 次。然后换左手进行相同的动作，也连续进行 12 次。在第四个动作中提起脚跟，在第六个动作中放下。

六、春风玉关

1. 起势

（1）站立姿势：双脚与肩同宽，脚尖稍微内扣，屈膝，身体稍微向后倾斜，头、腰、胯、膝保持一条直线，与地面呈斜角。

（2）呼吸与握拳：头部保持正直，双手握拳，从体侧提起至腰部两侧，拳心向后，进行一次吸气和呼气。

（3）钩状手平举：双手变为钩状，从下向前平举至与眉毛高度相同，进行一次吸气和呼气。

（4）侧掌下砍：双手变为侧掌，向下砍至髋关节内侧，同时呼气。

（5）睾丸按摩：用双手中指和食指按摩睾丸，呼吸自然流畅，循环约 36 次，方向为向上、向左、向右、向下，然后从下向左、向上、向右、向下。

（6）捧住睾丸：深吸气，双手掌心向上，捧住睾丸，向心窝方向抬起，指尖向上，双掌相接，逐渐向上推，分开并擦拭颈部两侧，直至颈部后方。

（7）颈部擦拭：双手翻转，抱住颈部，向前拉伸，使头向后仰，用双掌外缘擦拭颈部筋膜，向内转动，使掌心朝向左右侧下方，然后再次向外转动，使大指近节指骨紧贴心窝向下，沿着心窝两侧肋骨缝隙向后擦拭，直至腰部两侧。

（8）握拳呼吸：双手握拳，拳心向上，平放在腰部两侧，进行五次含、吞、吐、纳的呼吸练习。

2. 正势

（1）拳心向上：双手握拳紧贴腰部两侧，拳心向上，然后向内旋转，使拳变掌，掌心贴身。

（2）肋骨摩擦：双手沿肋骨向前摩擦至胸部中央，然后向上画圆至腋窝附近。

（3）冲拳吸气：双手握拳，拳心相对，向上冲至鼻梁根部，进行一次吸气和呼气。

（4）左右分开：再次向上冲，左右分开，拳变掌，掌心向后，进行一次吸气和呼气。

（5）扭动双掌：向前扭动双掌，进行一次吸气和呼气，然后暂停 10 秒。

（6）沉肩钩手指：沉肩，用力向下钩手指，进行一次吸气和呼气。

（7）蹬掌上扬：沉肩，先向下用力，然后向上蹬，双掌上扬至与眼睛平行，进行一次吸气和呼气。

（8）侧掌按压：侧掌向左右两侧按下，直至臀部后方，然后变为钩状，掌心向后，指尖朝上，进行一次吸气和呼气。

（9）平举吸气：向前平举，与眉毛高度相同，进行一次吸气和呼气。

（10）下砍呼气：吸气，侧掌向下砍至髋关节内侧，呼气相应。

（11）再次按摩：重复睾丸按摩动作，与起势中的第五个动作相同。

（12）吐纳练习：吸气，进行吐纳练习。

以上动作连续重复 12 次，换左手进行相同的动作，也连续进行 12 次。

此式练至功深，即以"玉关锁"抵腰锻炼。兹附玉关锁之图于下：

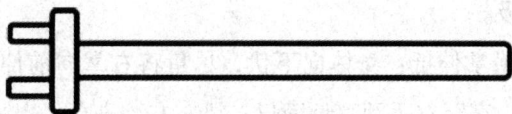

七、降魔入圣

1. 起势

（1）并立式：站立，两脚并拢，双手叉放在腰部，虎口朝上，进行深呼吸练习。

（2）左弓右箭步：迈出左脚，形成左弓步，右脚保持箭步姿势。

（3）右拳提肩下沉：将右拳提起至肩部，然后向下压，拳背朝前，进行一次呼吸。

（4）拳变掌下插：吸气，将右拳变为掌，向下插入，同时呼气。

（5）掌心向前向上：翻掌，掌心朝前上方，与肩部平行，进行一次呼吸。

（6）拉回乳旁成拳：将手掌拉回至胸部乳旁位置，再次握拳，同时进行吐纳。

2. 正势

（1）裹扭冲胸：将右拳裹扭，向胸部上方冲，拳心朝内，与眉齐平，手臂紧挟，进行一次呼吸。

（2）右分下沉：右拳向右分，再向下沉，形成半边"山"字形，进行一次呼吸。

（3）右拳左伸：右拳扭转，向左前方伸出，拳心朝地，进行一次呼吸。

（4）横掌伸抵：身体向下伏，尽量将右掌向前伸抵，连续伸缩数次，直至右手距离地面仅一尺左右，进行一次呼吸。

（5）身腰左旋：身体向左旋转，右手随之，掌心朝下，尽量向左后方移动，扳右后踵，身体腰部形成半个圆圈，进行一次呼吸。

（6）右后踵旋转：保持伏身腰姿势，右手向右后方旋转，扳右后踵，与前动合成一个完整的圆圈，进行一次呼吸环。

（7）扭掌向前探：在右手和右足处，扭掌向前探出，与肩部平行，掌心朝天，身体腰部伸直，进行一次呼吸。

（8）拉至乳旁成拳：将手掌拉回至胸部乳旁位置，再次握拳，进行呼吸。

完成以上动作共 8 次，然后换成右弓左箭步，用左手重复起势至正势的动作，动作完全相同。整个练习共进行 12 次。

此式功深，需使用"降魔杵"作为辅助工具。将降魔杵的一端置于精囊上方，另一端支撑于地面，身体俯卧其上，同时将后腿抬起至与身体平行，保持这一姿势进行修炼。修炼的重点是尾闾、腰眼、蟾宫、精囊这四个部位，务必确保这四个部位在修炼过程中感受到压力。降魔杵的脚部略长，使用时形成一个倒立的"人"字形，正好支撑在耻骨上方的精囊处。降魔杵图示如下：

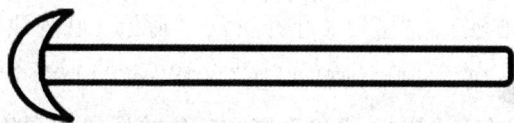

八、黑虎伸腰

1. 起势

（1）并立式：站立，双脚并拢，进行深呼吸练习。同时双手握拳，将拳头提升至肋骨梢旁的位置。

（2）双脚分开：将双脚分开，距离约为二尺，保持稳定的站立姿势。

2. 正势

（1）右拳上伸：将右拳向上伸直，拳心朝前，进行一次呼吸。

（2）拳变掌：将右拳变为掌，进行一次呼吸。

（3）虎爪掌：全身用力，使右手变为虎爪掌，进行一次呼吸。

（4）左拳抵腰肋：将左拳仰起，拳心抵住腰肋部位（半抵软腰，半抵肋骨）。

（5）侧丁字步：左脚尖内扣，左脚屈膝并尽量内扭；右脚尖扣向左足，形成侧丁字步。右腿保持伸直，身体向左倾斜。

（6）右虎掌翻伸：将右手虎爪掌在头上翻，向左侧伸展。掌心向左斜，腕骨朝天。右脚蹬直，与肋骨保持一直线。右手尽量向左上方伸，右腿与左肋的筋尽量向右下方拉，进行一次呼吸。

（7）吐纳与念字：保持上述姿势，用鼻子吸气，用口念"呵"（吐心浊）、"嘘"（吐肝浊）、"呼"（吐脾浊）、"呬"（吐肺浊）、"吹"（吐肾浊）、"嘻"（吐三焦浊）六个字，以吐出体内的浊气。同时，想象五脏和三焦的形状与颜色（心赤，肝青，脾黄，肺白，肾黑，三焦深）。每次吸气时念一个字，每个字连念6遍或12遍，然后换念第二个字。完成一轮后，身体回到站立姿势，右手恢复成拳，置于右肋梢旁，同时进行呼吸。

（8）换手练习：完成以上动作共6次后，换成左手进行相同的动作，身体向右倾斜。左右手各进行 6 次，共计 12 次。

如时间充裕，可以重复以上动作，左右手各进行 12 次，共计 24 次。

九、金豹运胁

1. 起势

并立式：站立，双脚并拢，保持稳定的站立姿势。

2. 正势

（1）左足绞于右足前：将左足绕到右足前，使两足的外沿紧密接触，两小腿紧贴。

（2）双腿弯曲：弯曲双腿，保持稳定的下蹲姿势。

（3）仰掌上移：伸直双手，掌心朝上，从耻骨上方向心脏位置移动，同时进行呼吸练习。

（4）十指交叉下按：双手十指交叉，掌心朝下，向下按压，尽量使头顶接近地面，进行一次呼吸。

（5）转腰至右腿外：将双手随腰部向右腿外侧转动，进行一次呼吸。

（6）画大圆过头：从右侧开始，画一个大圆圈，从头顶向左下方按压，注意不要弯曲腰部。按压至左胯外侧略下方，以锻炼左侧腰部肌肉，进行一次呼吸。

（7）同样动作至左侧：从左侧开始，重复上述画大圆圈的动作，进行一次呼吸。

（8）分开双手：双手分开，随腰部向左转动，左手绕至背后，用拳背贴住命门或尾闾部位，右手从左侧向上画圆至头顶。

（9）鲸纳芒法：向下低头，用右手大拇指的第二节抵住百会穴，拳心朝前，肘部和肩部向右。同时进行采盗日精月华法。

（10）伸拉与念字：进行5次伸拉动作，分别念出数字1至5，同时想象五脏的形状和颜色。每次伸拉时，用鼻子迅速呼气。

（11）捣击胁肋：用右拳击打右胁，不计次数，然后同样击打右肋和右软腰。每次击打时，吸气并保持胁肋腰部紧张，共进行三次换气。

（12）吐纳：双手从耻骨位置向上移动至心脏位置，进行呼吸练习。

将以上动作重复12次或24次。在熟练掌握此动作后，可以尝试提起脚跟进行练习。此外，还可以尝试内一字步（两足尖相接）和外一字步（两足跟紧密接触）来替换绞足的动作。在练习过程中，还可以运用凸出骨擦背心、擦颈颊、擦玉枕骨等手法来锻炼相关部位。

第三节　周天导引

一、调和阴阳

1. 起势

（1）双脚分开：站立，双脚分开。也可以选择马步姿势。

（2）蹲下：下蹲，保持稳定，上半身挺直。

（3）双手上移：双手从左右两侧向上移动，然后转向前方，合掌于胸前。

（4）合掌：十指相对，臂肘保持水平，进行一次呼吸。

2. 正势

（1）吐纳：保持上述姿势，进行呼吸练习。

（2）扭指尖向下：将双手指尖向下转动，用手掌外侧紧贴身体，沿着小腹中央的缝隙（腹白线），一直擦到睾丸部位。

（3）紧压鼠蹊穴：用手掌紧压鼠蹊穴，进行一次呼吸。

（4）大叩搓：吸气，想象提升外肾，收紧肾气。闭住呼吸，用双手搓揉睾丸，同时摇动身体并搓胯骨。双唇紧闭，叩击牙齿约 36 次。

（5）小搓：吸气，想象能量上升至阴茎顶部。用一只手紧握阴茎，另一只手包住外层，用两根大拇指交替向上擦拭龟头。同时叩击牙齿，摇动双臂约 36 次。

（6）刮肾囊：双脚尖向外摆，双手仰掌，指尖相接，从肾囊向上刮至胸部，然后横掌从头面部推出。同时双膝尽量弯曲，使胯部与地面平行，尽量前倾腰部，使身体与地面保持水平。在开始动作前，先吸气，想象火烧脐轮。然后用两手轮流按摩玉枕下的哑门穴，过耳后，擦脑缝，向前插入，使大指向下，掌心向外。共进行 12 次按摩。

（7）按摩肩膀：用双手按摩颈肩交界处，向前插入，与上述动作相同，共进行 12 次。

（8）拍击海底穴（会阴穴）：用双手掌拍击海底穴和肾囊。在吸气并收紧肌肉的同时，迅速向上擦拭，约进行 36 次。

（9）吐纳：将双手从睾丸部位刮至胸部，掌当胸，同时进行呼吸练习。

将以上动作重复 16 次。这个练习有助于调和阴阳，增强身体机能。

二、心藏慧剑

1. 起势

（1）护心剑姿势：将护心剑的一端靠墙，另一端抵住心窝，保持稳定的姿势。

（2）下蹲：身体下蹲，双脚距离约二尺，形成马步姿势。

（3）双拳提起：将双拳提起至肩部，然后下沉至两胯旁，拳心向后，进行一次呼吸。

（4）吸气变掌：吸气，将双拳变为掌，向下插入，同时呼气。

（5）翻掌向前：翻转掌心向前，进行一次呼吸。

（6）上探与剑齐平：直向上伸展，与剑保持同一高度，进行一次呼吸。

（7）吐纳抓回成拳：进行呼吸，同时双手抓回成拳，置于两胁，拳心向上。

2. 正势

（1）双拳裹扭上冲：将双拳裹扭，双臂贴肋，向上冲至与眉齐平，进行一次呼吸。

（2）分开成山字形：再次上冲，向左右分开，与肩部保持同一高度，形成山字形，进行一次呼吸。

（3）扭转前伸：将双拳扭转，向前伸出，先微沉后扬，至与剑齐平，拳心向地，进行一次呼吸。

（4）变掌前伸：将双拳变为掌，向前伸出，进行一次呼吸。

（5）前伸抵：吸气，闭住呼吸，尽量向前伸展，身体前倾，目光看向天空，睾丸上提。连续进行 12 次伸展。

（6）拍击睾丸：双手落下，用手掌拍打睾丸，同时向上擦拭，由轻到重，量力而行。双手交替进行，口中叩击牙齿。心中想象尽力上提，约拍击 60 次。

（7）前伸与剑齐平：双手向前伸展，与剑保持同一高度，进行一次呼吸。

（8）抓回乳旁成拳：将双手抓回至乳旁，形成拳头，进行吐纳。

将以上动作重复 12 次。为了提高动作的深度，可以请他人推动身体进行练习。在马步姿势下，可以承受 10 余人的推力；在弓箭步姿势下，可以承受 3 至 4 人的推力。通过弓箭步提身练习，可以进一步提高动作的深度。

"护心剑"，剑尖馒头式之大小，以中指第二节背之长短为一寸，共长一手又五六寸，用来炼心脏。护心剑图示如下：

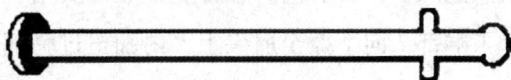

三、百脉贯顶

1. 起势

（1）双脚分开：站立，双脚分开约二尺，形成稳定的马步姿势。

（2）双手画圆：双手从下至上，向左右画圆，然后再次提起，合掌于胸前，进行一次呼吸。

2. 正势

（1）吐纳：保持上述姿势，进行吐纳练习。用鼻子深吸一口气，将气息送至腹部，闭气。

（2）合掌下扭：双手合掌，向下扭动，使手掌外沿紧贴胸部，直向下擦，双手逐渐分开，经过两胯缝，尾闾尽量收紧，双膝尽量下屈，头部尽量向下低，使头顶接近地面，背部尽量弯曲，尤其是大椎骨（颈椎第三节），尽量向上凸起。同时，双手如同磨墨般揉搓下部，进行攒揉动作。

（3）倒身换手：当气闭无法忍受时，双脚尖内扣，双膝下屈，身体向后倒，与腿部呈一直线，与地面呈斜角。双手微挨身体，向上移动至心脏位置，两掌外沿相并，掌心向内，距离面部数分，然后转向手指向下，五指背相接，两肘内收，掌心向地，指尖触及神庭穴。在动作变换过程中，口中发出"坡"的声音进行吐气，直至头部悬空。浊气吐尽后，停止呼吸，不允许新的气息进入。头部正直，喉部自然收缩。用右手虎口翻转，擦拭颌下喉部，向下擦至肘尖上，内翻扭过胸部，用大拇指背节擦拭至心窝。左手也像右手一样进行，交替进行，共进行12次。

（4）抓日月：此时，内脏因闭气而无法忍受。将双手掌心向上，置于腰部略上方，凝神注视太阳或月亮，怒目圆睁，向其猛烈吞噬并拉扯。同时，双手向上，过头后向下拉，猛抓至乳旁，如同已将日月抓入口中，然后吞下。身体正直，尾闾紧收。再次凝视，想象吞下的日月，用鼻子迅速呼气。双拳落下，向左右画圆而上，至合掌于胸前，进行一次呼吸。

以上动作重复12次。

四、黄河逆流

1. 起势

（1）并立式：站立，双脚并拢，保持稳定的站立姿势。

（2）骑马式：双脚向左右各迈出半步，形成马步姿势。

2. 正势

（1）吸气闭气：用鼻子深吸一口气，闭气。

（2）头顶抵墙：将头顶抵住墙壁，保持脊柱伸直，尾闾上提。

（3）握拳抵腰眼：双手握拳，抵住腰部两侧的腰眼部位。

（4）目观天门：目光注视上方，仿佛在观看天门。

（5）存想真气热力：集中精神，想象真气热力从丹田出发，穿过尾闾，沿着脊柱上升，灌注头顶，经过喉咙，走过心脏，最后返回丹田。

（6）身回正：将身体恢复到正直的姿势。

（7）呼气：进行一次呼吸，将气息从口中吐出。

（8）吐纳：重复上述动作三次，然后进行一次呼吸。

将以上动作连续进行 12 次。

五、美女梳妆

1. 起势

双脚与肩同宽，站立，双手自然下垂。

2. 正势

（1）深呼吸：吸气，双手向上，合掌于胸前。呼气，保持姿势不变。

（2）脚部运动：右脚向左脚后侧交叉，双脚外沿着地，保持平衡。

（3）脊柱伸展：保持脊柱挺直，尽量下蹲，默念"翁阿门得瓦舍"六字，想象全身充满能量。

（4）眼部按摩：用食指、中指、无名指和小指按摩眼部周围，包括太阳穴、眼角、眉棱骨等。

（5）耳部按摩：用食指和中指揉捏耳朵，包括耳上小凸骨和耳门前凹处。

（6）干沐浴：双手从额头向两侧分擦至鼻旁，再向下擦至下巴，重复多次。

（7）胸部按摩：双手合掌，用大拇指按摩心窝三次。

（8）腿部运动：双脚分开，脚跟着地，尽量下蹲，双手放在膝盖上，然后交替按摩额头、太阳穴和耳朵。

（9）默念六字：念"呵嘘呼呬吹嘻"，同时想象内脏的形状和颜色，进行短呼吸。

（10）肩部运动：双手向上，向后拉伸，再向下放松，重复多次。

（11）腰部运动：双手叉腰，吸气，闭气，向后仰，左右旋转，重复多次。

（12）颈部运动：吸气，闭气，向前仰，向后仰，左右旋转，重复多次。

这套全身锻炼动作可以帮助舒缓压力，增强身体柔韧性和力量。建议每天练习，每次进行 12 轮。在练习过程中，注意呼吸的调节，以达到最佳的锻炼效果。

六、朝元提喉

1. 起势

并立式：双脚并拢，全身放松。

2. 正势

（1）双脚分开：双脚分开约三尺至四尺的距离，保持两腿伸直。

（2）内扣脚尖：两脚尖向内扣。

（3）双手前探：双手掌心向前，与肩平行，进行一次深呼吸。

（4）抓回双手：吸气，双手抓回至胸前成拳。

（5）埋头屈身：闭气，低头，屈身，使下巴贴近胸部，胸部向后拉伸，口部向下，尽量接近脐部。

（6）向上伸钻：头部尽量向后仰，缩腭，尽量向前伸，使脊柱充分伸展，尾骨向外露出。

（7）指尖触地：双手十指指尖触地，保持身体平衡。

（8）提右手：右手从下往上，用虎口从下巴处开始，沿着颈部、胸部、腰部向上，直至尾骨，同时翻转掌心向前。

（9）右手上提：当右手经过胸部和心脏时，用大拇指背部的凸骨沿喉部向下擦拭，直至腰部。

（10）右手到达腰部：右手掌心向后，用中指背部紧贴尾骨，向上猛钩提，同时尾骨向上提起，右肩也向上抬起。

（11）左手上提：左手同样从下往上，重复右手的动作。

（12）双手交替：双手交替进行上述动作，共进行12次。

（13）凝神敛气：集中精神，怒目圆睁，进行日精月华法和凝光法的练习。

（14）短呼吸：用拳紧抵腰眼，帮助胸部和肋骨上下运动，横膈膜随之升降，同时揉捏腰部，进行短呼吸，重复 10 次以上。

3. 收势

（1）双手前探：双手向前伸展，与肩平行，掌心朝上，进行一次深呼吸。

（2）抓回双手：吸气，双手抓回至胸前，形成拳头状，行吐纳。

整个动作流程完成后，可以有效地锻炼脊柱、颈部、腰部和手部肌肉，提高身体的柔韧性和力量。

七、震撼天柱

1. 起势

（1）并立式：双脚并拢，全身放松。

（2）双脚分开：双脚分开与肩同宽，保持站立稳定。

2. 正势

（1）上举双手：双手从身体两侧上举至与肩平行，掌心向下，进行一次吸气呼气。

（2）平移双手：双手向前平移，当双手平行时，进行一次吸气呼气。

（3）分开双肘：两肘向左右分开，与肩平行，掌心向下，双手距离身体约四五寸，进行一次吸气呼气。

（4）内夹双肘：双肘内夹，紧贴身体两侧，双手掌心向内，手臂保持直立，进行一次吸气呼气。

（5）前推双手：双手向前推，掌心向内，前五指伸直，进行一次吸气呼气。

（6）上提双手：双手上提，以肘关节为轴，使手高于头，掌心向后，两肘与肩平行，进行一次吸气呼气。

（7）外抵双肘：双肘向左右分开，与肩平行，距离胸部约三四寸，进行一次吸气呼气。

（8）合掌：双掌相合，手肘与肩同高，进行一次吸气呼气。

（9）前倒合掌：合掌向前下倒，逐渐分开，两拇指尖相接，食指尖接触胸部下方软骨，进行短呼吸。

（10）双手分开：双手逐渐分开，沿着肋骨向左右移动，直至双手插入腰部，双脚分开约二尺，脚尖内扣，双掌心向后，身体向后倾，手指尽量插入膝盖后侧。

（11）摆动头部：头部左右摆动，速度适中，重复约12次。

（12）猛向前：头部微仰，迅速向前，进行鲸吞纳芒法。

（13）恢复正立：身体站直，收腹，进行四次鼻息吐纳。

（14）蹲身动作：右腿伸直抬起，身体下蹲，左腿弯曲，右腿伸直与地面平行，同时双手合十在胸前，进行一次吸气呼气。

（15）换腿蹲身：左腿伸直抬起，右腿弯曲下蹲，重复上述动作。

完成以上15个动作为一组，共进行12组。在练习过程中，注意呼吸的节奏和动作的准确性。

八、黑熊制虎

1. 起势

并立式：双脚并拢，全身放松。

2. 正势

（1）左腿抬起：左腿伸直抬起，双手向前平举，与肩同高，掌心向下，进行一次吸气呼气。

（2）右腿跳跃：左腿下落，迅速抬起右腿，身体向下蹲，双手同时下按，右腿伸直向前，尽量靠近臀部落地。双手按在臀部两侧地面，意在震动尾骨。注意臀部紧夹，避免受伤。然后身体向后倒，仰卧，右腿尽量上举，双手辅助搬动，直至与头部接触，进行一次吸气呼气。

（3）左腿抬起：与右腿动作相同，抬起左腿，进行一次吸气呼气。

（4）双腿上举：吸气，闭气，双腿向上举起，然后将双腿分开，再向内合拢，互相击打涌泉穴，同时叩齿不停。

（5）双腿落下：吐气，双腿落下，休息片刻，然后双腿向后上举。

（6）腰部支撑：用双拳支撑腰部，紧抵腰眼，尽量向前卷曲头部，使第三节椎骨着地，以此为轴，双腿分开，再内合交叉，使身体能够借势旋转数周。初学者可由他人帮助旋转，左右交替进行。

（7）双腿下落：双腿猛然下落，身体随之弹起，恢复站立姿势，进行吐气。

完成以上动作为一组，共进行 12 组。这套动作难度较大，其中包括了乌龙绞柱、鲤鱼打挺等动作。

九、鲤鱼板子

1. 起势

并立式：双脚并拢，全身放松，进行呼吸吐纳。

2. 正势

（1）仰卧悬空：在特制的劲床上仰卧，双脚挂在床头的架子上，将腰部提起，与床平行，身体横悬在空中。仅以双脚为支点，双手摩擦睾丸，然后上移至乳旁握拳，同时进行吐纳。

（2）双手上举：双手从乳旁移动至上方，掌心向上，手指相接，进行一次吸气呼气。

（3）双手扭动：从上方将五指扭动向上，至掌心朝头，然后抓回乳旁握拳。同时进行日精月华鲸吞式。重复1至3步骤，共进行12次。

（4）侧身扭动：身体向左侧转动，双腿保持交叉，使胯部尖端着地。左腿内沿与右腿外沿受力，如同侧睡。将右手向地面伸去，然后迅速向左转动头部，用左手抓住右乳旁成拳。左手保持不动，同时进行日精月华鲸吞式。将右拳沿身体向右胯伸去，念"亥一"音，吐气。再将右手向下绕头抓吞，向右胯伸去，重复12次。

（5）换侧进行：同样的方法，向右转动身体，运用左手进行相同的动作，重复12次。

（6）仰卧抬腿：仰卧，抬起左腿，用左手一把抓握肾囊和阴茎。尽量抬起右腿，右手辅助搬动，使右腿与头部接触。同时闭气，直至无法忍受，放下双腿并进行吐纳。重复12次，然后换右腿进行同样的动作，也重复 12 次。

附：劲床制作方法

劲床类似于普通平床，但较矮，四足装有轮子。床下悬挂一个箱子，用于装载石头和铁制品等重物以增加负荷。劲床一端设有一个架子，上面安装两根横木。靠近床头的横木是固定的，而靠近床内侧的横木略低，可以自由移动。随着功夫的加深，两根横木之间的距离会逐渐拉近，当距离缩短至 2～3 寸时，表示成功。

第四节　四肢导引

一、斗口挂剑

1. 起势

（1）站立姿势：双脚与肩同宽，平行站立，双手向前，掌心朝前。进行吸气吐纳，同时双手握拳，提起至胸前两侧。

（2）下蹲动作：双脚脚跟着地，脚尖抬起，身体下蹲，进行一次吸气呼气。

（3）双拳前伸：双拳向前伸出，同时旋转拳心朝下，虎口相对，进行一次吸气呼气。

（4）变掌动作：用力将双拳变为掌，掌心朝下，进行一次吸气呼气。

（5）抓回腰部：双手手指卷曲，抓回至腰部，拳心朝上，同时进行吐纳。

2. 正势

（1）仰拳前伸：仰拳向前伸出，逐渐伸直手指，进行一次吸气呼气。

（2）指节内卷：双手中指、无名指、小指内卷，大拇指指腹紧贴中指侧，尽量前伸。食指勾在大拇指上，尽量向内屈。双手呈鹰嘴状。中指、无名指及小指的梢节紧密接触掌心，近节与中节指骨如同锯齿般排列。双肘伸直，以腰为轴，双拳尽量内屈，双掌向内，进行一次吸气呼气。

（3）屈向山根穴：双鹰嘴手屈向山根穴，双肘内扭向胁部，进行一次吸气呼气。

（4）挂斗口：双肘向外抵，双鹰嘴手随之下移至胸部。随着肘部抵势，双手向两边分开，直至距离双乳胁约一寸。进行一次吸气呼气。

（5）拳背相接：双手扭动，使拳背相接，尽量向上举起。双手画大圆向左右分开，直至与肩平行，手腕用力，拳心朝外。进行一次吸气呼气。

（6）鹰嘴下啄：以手腕为轴，双鹰嘴猛地下啄，进行一次吸气呼气。

（7）双手落至腿旁：双手落至双腿两侧，进行一次吸气呼气。

（8）双拳前伸：双拳向前伸出，与肩平行，肘部伸直，手内屈，进行一次吸气呼气。

（9）拉回乳胁旁：双手拉回至胸前两侧，同时进行吐纳。

（10）指向山根：双手指向山根穴，双肘内挟，进行一次吸气呼气。

（11）上冲分臂：双手上冲，向左右分开，下坐使肘部与肩部平行，双臂与头部呈"山"字形。进行一次吸气呼气。

（12）翻扭前推：双手翻扭向前推，腕部用力，拳心朝前。进行一次吸气呼气。

（13）变指前冲：吸气，从鹰嘴手变为指前冲，掌心朝下，同时呼气。

重复以上动作12次。

二、白猿运足

1. 起势

并立式：双脚并拢，全身放松。

2. 正势

（1）双手指尖相接：将双手指尖相接，掌心朝上，置于耻骨前进行吐纳。

（2）上移至胸前：将双手上移至胸前，同时向前踏出右腿一步。双手保持掌心朝上，随踏足落下，向前转，画圆而上，至掌心朝下，移至胸前。

（3）身向下坐屈：身体向下坐屈，左膝和左足掌着地，足踵抬起。同时，右足向前伸蹬，足尖向左，全足底与地面紧密接触。身体尽量前俯，双手随之翻转，掌心尽量朝前。交换右足蹬出，距离越远越好。进行一次吸气呼气。

（4）连续伸蹬：连续向前伸蹬12次，以锻炼腿部肌肉。然后进行吐纳，双手抓回成拳，置于胸乳旁，拳心向上，脊背伸直。

（5）双掌上托：双拳变掌，尽量向上托举，掌心朝天，指尖相接，进行一次吸气呼气。

（6）双手下拉：双手下拉，双肘内裹，使掌心朝内，指尖与眉齐平，进行一次吸气呼气。

（7）双肘分抵：双肘尽量向左右分开，双拳心向下，与肩部平行，进行一次吸气呼气。

（8）双手前按：双手随身体前倾按出，同时左膝跪地，右足尽量前伸，足尖朝天。双手沿着右腿推去，直至双手扳住右足掌。若功力深厚，可不跪地，仅提踵进行。功力更深时，可坐地进行。注意双手不能向前扳足掌。进行一次吸气呼气。

（9）足底揉擦：用右手扳住右足掌，左手揉擦右足涌泉穴，重复 36 次。

完成以上 9 个动作为一次练习。然后换左足踏前，重复以上动作。两足交替进行，各练习 12 次，总计 24 次。

三、蛤蟆食气

1. 起势

并立式：双脚并拢，全身放松。

2. 正势

（1）虎爪掌：双手呈虎爪状，掌心向前，置于胸前两侧，进行一次吸气呼气。

（2）下蹲动作：身体下蹲，双脚脚跟抬起，进行一次吸气呼气。

（3）弹跳动作：利用双脚的弹力向前扑，双手按地，十指微屈，前臂受力。双脚向后蹬直，足尖点地。进行一次吸气呼气。

（4）胸部伏地：以足尖和手掌为轴，胸部贴近地面，距离地面仅分毫。向前伸展，手肘弯曲，头部尽量上仰。膝盖不要着地。同时进行口吐纳。

（5）静止动作：保持姿势，进行纳气咽下，鼻子迅速呼气。屈肘，使头部和胸部尽量贴近地面，向后移动，弯曲膝盖。收缩至双手伸直。同时进行鼻子吸气，闭气。

（6）闭气动作：闭气至无法忍受，再次屈肘，使头部和胸部距离地面仅分毫。向前冲，身体与地面平行，口吹气。保持屈肘，头部和胸部尽量贴近地面，向后收缩，纳气吞咽。

（7）前伸动作：再次向前伸，保持手肘伸直。至极限后，头部和胸部下落，接近地面。鼻子迅速吸气。

（8）跳跃动作：同时用双手双脚的力量，使全身向前后左右跳跃。快速跳跃时闭气，慢速跳跃时进行呼吸调整。

完成以上动作，回到起势，重复进行第二次，共进行12次。

四、犀牛望月

1. 起势

并立式：双脚并拢，全身放松。

2. 正势

（1）分开双脚：双脚分开约二尺，右足成弓步，左足成箭步。左足尖对准右足内沿，形成倒丁字式。

（2）转腰抓腰：坐于右足，左手掌心向内，尽量向右抓右边腰部。右手掌心向上，尽量向左伸，抓住左脚踝。头部和左肩保持一致，进行一次吸气呼气。

（3）抓圆成拳：右手从左上方向右下方抓圆，至右肋成拳，同时进行深呼吸，头部随之转动。左手同样抓至左腰成拳。

（4）倒卧侧身：身体向右倒卧，右拳抵地，肘部伸直。左足内沿贴地，右足绞于左足前上方。身体和腿部保持一条直线。左手握拳，抵在左腰眼处。进行一次深吸气，同时屈肘使头部尽量接近地面，侧身向脐部蜷缩，将气闭住。尾骨向前凑，使身体呈圆形。

（5）钻伸吐气：当无法再吸气时，保持侧身屈肘，使头部和身体尽量接近地面，画半圆向前钻伸。随着钻伸，胸部离地，头部随之转动，向右望去，同时口吹气。然后转头，侧身接地缩回，闭气。

（6）前伸呼气：保持侧身，画半圆向前伸，右肘逐渐伸直，伸至极点。再屈肘下落扭动，胸部正对地面。以鼻子迅速呼气。恢复起势，进行吐纳休息。

倒向左侧，重复以上动作。左右交替进行，共进行 12 次，或 24 次。

五、喜鹊登枝

1. 起势

并立式：双脚并拢，全身放松，进行深呼吸。

2. 正势

（1）右掌按地：右手掌按地（功力深厚者可用指尖支撑），手肘伸直，身体倒下，右侧卧。左足内沿贴地，左足移至右足后，相距约一尺，右足外沿贴地。进行一次吸气呼气。

（2）左足蹬地：左手成掌，左足蹬至右手着地处，进行一次吸气呼气。

（3）提千钧：左手用力向上提起，抓至左乳胁，然后握拳，进行一次吸气呼气。

（4）向上蹬腿：左手变掌，向上蹬腿，进行一次吸气呼气。

（5）转腰抓腰：猛转身体，左手抓至左腰肋，进行深呼吸，闭气。

（6）侧身卷缩：屈肘使头部尽量接近地面，侧身向脐部卷缩。同时进行鼻子吸气，闭气。

（7）向前钻伸：当无法再闭气时，保持屈肘侧身，向前钻伸并翻转胸部向地面。同时，头部和左手转向右侧，左足尽量向左手移动，保持姿势稳定。进行口吹气。

（8）穿掌蹬腿：右额、左手掌心向下，左手从头顶向右后方穿去。同时，左足尽量向左手移动，保持倒立姿势。进行鼻子迅速呼气。

（9）屈肘蜷缩：恢复侧身蜷缩姿势，右足直腿向前上举，尽量靠近头部。左手掌心向右，帮助右腿抬起。进行鼻子吸气。

（10）放下伸身：当无法再坚持时，放下身体，伸展四肢。进行鼻子迅速呼气。恢复起势，进行吐纳休息。

重复以上动作，左右交替进行。共进行 12 次，或 24 次。喜鹊登枝是一种全身锻炼的动作，可以帮助提高身体的力量和耐力。

六、罗汉禅功

（一）翻铁门坎

1. 起势：双脚并拢，全身放松。

2. 吐纳：双手仰掌，从耻骨向上提起至胸部，进行吐纳。

3. 扭掌下按：双手十指交叉，掌心向前，向下沉，身体前倾，头顶尽量接近地面。双手继续向前，画大圆至头顶，然后向下落，按至地面。保持膝盖伸直。

（二）神龙掉尾

1. 下蹲：下蹲，将右足越过左足，双手越过右足。

2. 左反顾：然后将右足退后，尽量向左摆头，身体尽量向左反顾。

3. 右反顾：再将右足越过双手，退左足向右摆头，身体尽量向右后反顾。

（三）天鹅抱蛋

1. 退步：向后退至双手后方。

2. 指尖着地：双手分开，十指分别向左右扭动，指尖着地，手掌空悬。

3. 弹起：双手用力，全身弹起，双足向后悬起，分别落在两手背上，保持身体伸直。

（四）大河转车

1. 悬空：保持十指按地，使身体悬空。

2. 穿手抱颈：曲膝蹲身，将双手从腰后穿过，向前抱颈。

3. 滚动：身体缩成一团，向前滚动，背部接触地面，翻一周后，借滚动之力站立，恢复并立式。

（五）仙人灌足

1. 猛扑：双手向前扑地，身体随之蹲下跪地，双手落在膝旁。

2. 撑地起立：用手撑地，双膝离地，双腿伸直，保持双手不离开地面。

3. 扳涌泉穴：屈身，用手反扳两涌泉穴（左手扳左涌泉穴，右手扳右涌泉穴），同时用双足掌弹地，使身体向上猛伸。保持手扳涌泉穴的姿势，锻炼手部筋膜。

重复以上 5 段动作，共进行 12 次。

第五节　四末导引

一、神象飞空

1. 起势

（1）并立式：双脚并拢，全身放松。

（2）吐纳：进行深呼吸，同时念诵梵字，进行化身法。

2. 正势

（1）两足分开：双脚分开与肩同宽，脚跟抬起。

（2）握拳：双手握拳，大拇指伸直，指尖指向两胯，进行一次吸气呼气。

（3）扭大指向前：将大拇指向前扭，再向上提至与肩平行。用大拇指画梵语"嗡（ॐ）"字。进行一次吸气呼气。

（4）两拳心相对：双拳心相对，向左右平移，形成平肩一字式，进行一次吸气呼气。

（5）扭大指向地：将大拇指向地面扭，拳心向后，进行一次吸气呼气。

（6）大指尖触腿：双手下落，大拇指尖轻触双腿，进行一次吸气呼气。

（7）大指勾曲：大拇指勾曲，中指和无名指同样勾曲，但不要握拳。食指尽量伸直，向前，掌心向下。用食指画梵语"阿（ཨ）"字。进行一次吸气呼气。

（8）掌心向前平移：掌心向前，向左右平移，形成平肩一字式，进行一次吸气呼气。

（9）以腕为轴下指：以手腕为轴，两指猛地下指，掌心向内，进行一次吸气呼气。

（10）手落至指尖触腿：双手下落，至食指尖能触到腿部，进行一次吸气呼气。

（11）依次画字：依次用中指画梵语"门（弥ཨ）"字，无名指画"得（ཨ）"字，小指画"瓦（ཝ）"字。小指提起向前画字时，掌心翻至向左右外方。完成一次吐纳。

重复练习，再次进行化身法，共进行 12 次。在练习过程中，动作应由丹田收缩而来，保持气息连贯，以免走入歧途。请注意动作的细节和呼吸的配合。

二、电气绕身

1. 起势

（1）并立式：双脚并拢，全身放松。

（2）仰掌中指相接：双手仰掌，中指尖相接，从耻骨向上提起至胸部进行吐纳。

2. 正势

（1）两足分开：双脚分开约二尺，保持身体平衡。

（2）翻手心向下：手心向下，中指尖相接，随身体向下，下按时，保持脊柱挺直。双手向前上方画圆，直至头顶。掌心向上，掌根用力，两肋筋下拉。进行一次吸气呼气。

（3）十指上伸：十指张开，掌心向前。同时，足跟提起。进行一次吸气呼气。

（4）存想真气：想象真气从足趾经涌泉穴上行，过膝，汇聚于尾闾，沿脊柱上行至头顶，进入口腔，沿喉部下行，过心脏，最后进入丹田。再从丹田穿过尾闾，沿脊柱上行，穿透肩膀，沿肘部直达指尖。用五指画字，然后进行化身法。

（5）两手左右下落：将双手下落至与肩部平行，指尖向上，掌心向左右正方，腕骨用力，进行一次吸气呼气。

（6）掌为轴下按：以手掌为轴，手指下按，至掌心朝地，保持肩部平行，十指指向左右正方，进行一次吸气呼气。

（7）复画字化身：重复画字动作，进行化身。

（8）两手落靠两腿：双手下落，靠近双腿，进行一次吸气呼气。

（9）重复练习：将双手仰掌，从耻骨上提起至胸部，进行吐纳。进行第二次前述动作，共进行 12 次。

（10）发动法：完成 12 次练习后，进行发动法。吐纳一次，双手向左右外扭，使指尖指向左右斜上方。进行一次吸气呼气。

3. 收势

双手向上直托，进行一次吸气呼气。然后使十指直立，手向内合，平行，掌心相对。进行一次吸气呼气。想象真气从指尖沿肘部穿过肩膀进入脊柱，下行至尾闾，最后转入丹田。同时，双手逐渐合拢，缓慢落下至胸前，形成合掌当胸式。进行一次吐纳，结束练习。

三、指天蹈地（猿跃鹰飞）

1. 起势

并立式：双脚并拢，全身放松。

2. 正势

（1）右弓箭步：迈出右脚，形成右弓箭步姿势。

（2）双手握拳：双手从下方仰掌向上握成拳，向外翻，拳心朝前，虎口朝下。将拳头置于额头前上方，双手与胸部形成一个斜圆。向上提起，肘部向下用力。

（3）存想发力：想象力量从足趾开始，上行至尾闾，沿脊柱贯顶，进入喉部，再下至丹田，再从尾闾沿脊柱穿透肩膀，沿肘部直达双拳。

（4）双拳前探：将双拳向前上方伸出，形成掌，十指伸直发力，直透指尖。将重心放在右足上，左足向前虚悬，微曲，离地七八寸。用双手十指和左足趾画梵字。完成动作后，进行化身。

（5）收回双手：将双手收回至胸部，握拳，进行吐纳。

（6）双手左右伸出：向左右伸出双手，与肩部平行，十指伸直，掌心向下。左足同时向后蹬，模仿鸟飞翔的动作。

（7）重复动作：右足微曲，再次用十指和左足画梵字。完成动作后，进行化身。双手收回至胸部，握拳，同时吐纳。双手下沉，变指，置于腿旁，掌心向后。身体下缩，左足向前移动，距离右足五六寸，悬提足尖下指。再次用十指和左足画梵字，进行化身。

（8）转换步法：左足向后退一大步，转换为左弓箭步，右足向前。重复上述动作。

左右交替进行，共进行 12 次或 24 次。

3. 收势

双脚并拢，双手合十，将力量从手部沿肘部、肩膀、脊柱下行至尾闾，再返回丹田。进行一次吐纳，结束练习。

指天蹈地（猿跃鹰飞）是一种全身锻炼的动作，可以帮助提高身体的力量和耐力。随着练习的深入，可以尝试将气息从指尖透出，直达无穷远，以达到更高的境界。

第六节　神化导引

一、效狐拜月

1. 起势

并立式：双脚并拢，全身放松。

2. 正势

（1）寒鸡步：右足站立，左足向前移动约一尺，以足尖点地。身体尽量下缩，但脊柱保持挺直。头部微仰，集中注意力。

（2）虎爪式：双手呈虎爪状，十指弯曲，相距约三四分。掌心向前，置于肩前约一寸处。利用双脚的弹力，向前跳跃，以高度和远度为目标。

（3）左足落地：左足掌着地，右膝盖尽量前屈，足跟提起，右足拖后约三四尺。确保全足着地，足尖向前，以拉伸腿筋。

（4）身腰前扑：身体前扑，模仿鲸吞式，双手直扑至地，背部尽量上伸，头部后仰。

（5）起身上冲：双手翻转，掌心向前，与肩平行。身体上起，形成右弓左箭步。进行一次吸气呼气。

（6）吐纳：双手拉至胸部，握拳，进行吐纳。双拳扭动上冲，与眉齐平。进行一次吸气呼气。

（7）分掌沉肩：双手再次上冲，然后分向左右下沉，与头部形成"山"字形，进行一次吸气呼气。

（8）按扑：双手伸开成掌，向前上方按扑，掌心向下。身体逐渐下伏，双手尽量摸地，以锻炼背部和腿部肌肉。进行一次吸气呼气。

（9）左弓右箭步：双手向前摊平，掌心向上，形成左弓右箭步，进行一次吸气呼气。

（10）抓回乳旁：双手抓回胸部，握拳，进行吐纳。

（11）左右交替：保持左足虚右足实的姿势，左足微向前迈，然后向上蹬，利用左足弹力使全身向前上猛扑。同时迅速将右足移至前方，以右足掌着地，左足拖后。重复动作3至动作11，左右交替进行，共进行12次或24次。

随着练习的深入，可以在木板上进行练习，逐渐将木板斜置，直至可在竖直墙面上练习，达到"壁虎游墙"的效果。

二、乘风破浪

1. 起势

并立式：双脚并拢，全身放松。

2. 正势

（1）两足分开：双脚分开，与肩同宽。双手上举至胸部两侧。进行一次吸气呼气。

（2）双手下按：双手沿身体下按，手指向上翻，同时双踵提起，尽量向上伸展，保持脊柱挺直，进行一次吸气呼气。

（3）尾闾前钩：向前钩动尾骨，用脊背力量将双手从下方提起至与肩平行，掌心向前，十指分开竖直，进行一次吸气呼气。

（4）吐纳：深吸一口气，进行吐纳练习。

（5）双手按拉：将双手拉至紧贴腰部两侧，指尖向前，掌心向下微前。以足掌为轴，双踵向前扭动但仍保持提起。下蹲呈"女"字桩，保持身体挺直，尾骨收紧。进行一次吸气呼气。

（6）双手横掌蹬按：双手向左右横向推出，指尖向前，与肩平行，进行一次吸气呼气。

（7）双手向后平移：以腕关节为轴，双手向后平移，使腕关节弯曲，进行一次吸气呼气。

（8）双手向前平移：双手以腕关节为轴，向前平移，十指直指左右方，进行一次吸气呼气。

（9）双手内缩：双手内缩，双肘向前，掌心向下，手背与眉齐平，进行一次吸气呼气。

（10）双手画圆：双手以腕关节为轴，由左右前方向内画圆，卷扭翻转至掌心向后，上移至斜方，进行一次吸气呼气。

（11）双手上托：双手依上述动作，向上托举，用力透指尖，进行一次吸气呼气。

（12）双手下拉：双手下拉至胸部，两肘外展，掌心朝地，与胸部齐平，双手距离胸部约三至五寸，进行一次吸气呼气。

（13）双手合掌：双手合掌于胸部，臂肘端平，进行一次吸气呼气。

（14）默念梵语：保持上述姿势，默念梵语"嗡（ཨ）""咕（ག）""噜（ཙ）""达（ད）""纳（ན）""吽（ཧ）"六字导气，自然闭气，连续念诵 12 遍。

（15）双手冲上画圆：双手向上冲，向左右两侧画大圆，下抚两膝，掌心紧靠膝盖。保持两肘伸直不弯曲，身体挺直。进行一次吸气呼气。

重复练习，再次扭动双踵，双手反向运动，连续练习 12 次。

三、倒拽九牛尾

1. 起势
并立式：双脚并拢，全身放松。

2. 正势
（1）两手仰掌：双手仰掌，手肘紧贴腰部。

（2）吐纳：深吸一口气，进行吐纳练习。

（3）念咒语：默念"嗡（ཨ）""阿（ཨ）""弥（མ）"

"得（ཧྲཱིཿ）""瓦（ཝ）""舍（ཤྲཱིཿ）"，进行化身法。

（4）骑马式蹲下：两脚分开，下蹲成骑马式。右手仰拳向右渐伸，与肩平行。进行一次吸气呼气。

（5）卷指拉回：将手指卷曲拉回，至胸部侧面，不停。将拳心向后、向右伸出，与肩平行。进行一次吸气呼气。

（6）右拳变掌：将右拳变为掌，手指卷曲，抓握成仰拳，拉至胸部侧面，进行一次吸气呼气。

（7）左手动作：左手动作与右手相同。

（8）交叉双拳：将双拳移至前方，交叉，右手在外，左手在内，转动成左弓右箭式。双踵提起，左膝盖尽量弯曲，使左胯与地面平行。右腿蹬直，左拳随势扭动，移至左眉齐平，目光注视拳心，集中精神。身体正面朝向左方，右拳随势扭动，伸至右臂后，拳心向后。

（9）揉擦遍体：在练习过程中，全身肌肉得到揉擦锻炼。

（10）沙袋撞击：让人用沙袋撞击身体，保持稳定，不动不摇。

（11）转体换方向：向后转，成右弓左箭步，重复上述动作。左右交替进行，共进行 12 次或 24 次。

四、起舞驱剑

1. 起势

并立式：双脚并拢，全身放松。

2. 正势

（1）骑马式蹲下：从并立式开始，两脚分开，下蹲成骑马式，进行一次吐纳练习。

（2）左弓右箭步：将身体转换为左弓右箭步，两脚平放在地上。

（3）右手握雷印：右手握成雷印（弯曲大拇指，其他四指卷曲握紧，四指远端指背与大拇指紧密接触），从右后下方画圆，上绕至脑后高悬，拳心向前下方。

（4）左手成剑诀：左手成剑诀（中指和食指伸直，大拇指弯曲在掌心，无名指和小指按握在大拇指外侧），置于左前方，与眉齐平，肘部微弯，掌心向左前方。身体正面朝向左方，集中精神，双目注视剑诀。

（5）变右弓式：将身体转换为右弓式，左右手动作交换，重复动作3至动作4。

（6）马式蹲身：回到骑马式蹲下，左手握雷印，掌心向内，放在胸前三四寸处，肘臂如同抱住一个圆球。右手成剑诀，放在左雷印前方一两寸处，手中夹着一根香，以烟雾不绕为正确。

（7）伏气功夫：在这个阶段，气息无出入，如同老僧入定，六脉俱息。

（8）变右雷左剑：将右手握雷印，左手成剑诀，重复动作6至动作7。

返回第一步，重复整套动作12次作为准则。

至此三十二式结束。

第七章
真传内功易筋经遗珠钩沉

一、欢送黄楚湘先生

上海精武会

拳术分内功、外功。内功又名吐纳术，识者多秘而不传。虽有专书，荒诞不可稽考。吾会恐其悖于生理，间有研究，亦不列入专科。有黄楚湘者，四川涪陵县人。幼承家学，以吐纳术名，惧国粹之失传，毅然以斯术鸣于世。今春经商过沪，吾人得以旦夕过从。觉其道之关系于人身，诚为研究体育者不可不学。特聘黄君为义务教授，分早晚两班练习，一时学者景从。练习两月余，已大见成效。现黄君因事回川，俟有机会，再来海上。四月二十二日，特开欢送大会。席间黄君以科学原理，证明斯术与生理种种关系，至详且尽。并勖吾人持以毅力，以竟全功。希望下届全国运动会时，能表演成绩，于体育界中占一位置，以保存固有之国粹云云。

（《精武》1925 年特刊）

二、提倡国术教育厅开始操练

四川省府教育厅长杨全宇以我国国术实为强民、强种、强国之要法，有积极提倡之必要。特从教育厅本身做起，以为全川各级学校及知识分子与川中同胞之表率。昨已敦聘国术大家黄楚湘为该厅国术指导员。从四月三日起，所有该厅全体职员每日操练国术九十分钟。闻黄楚湘原籍广东惠州，现住四川涪陵，得家学秘传，精研国术近三十年，造诣甚深。对于气功、拳术、技击等项尤为特长。其腹部能乘汽车及打油之榨杆，屡次表演，观众骇然。曾任上海精武体育师范、中华体专校、重庆涪陵各中级学校、国术学校及郭汝栋部将校队国术教官，所教学生甚多，收效极大，并医治肺病弱症多人，诚为不可多得的国术家。黄君此次应杨厅长之聘，担任指导之责，想今后对于川省国术前途必大有贡献也。

（《四川晨报》1935 年 4 月 4 日）

三、精武体育校招生

本市国术家周懋植、范叔渊、胡维等最近发起创办重庆市私立精武体育学校略情，曾志昨讯。关于该校内容组织，当为各方面所极欲尽悉者，爰探志如次：该校系根据上海中央精武体育会之系统，以发扬国术，阐明岳武穆、戚继光各家武术之真传，振兴民族尚武精神，发举止戈为武之义，期强种救国为宗旨。校长以内功专家黄楚湘任之，黄之内功早已名闻宇内，曾与加足马力之汽车斗力而不稍让。

学员计分专修班、速成班两种，速成班定六个月毕业，每期每名征费十二元。现暂招男生六十名、女生四十名，共一百名。专修班则定两年毕业，课程分术科与学科两种：术科为拳术、气功、技击、军事操等；学科为党义、国文、国术要义、国术原理、生理卫生、应用文、音乐等。

内部组织设教务主任、训育主任、专务主任各一人，教授若干人，分任教务、训育、事务一切工作。校址本由范伯镛君捐通远门外新市场罗家湾地皮一幅，足资应用。在新校址未建成以前，暂以羊子坝药材公会作校址，俟校成，再行迁往。其经常费之筹措，一概由校董事会正副主席周懋植、范叔渊、胡维及各校董负责筹集。特别费如建筑校舍之类，则用劝捐方式筹集。

招生广告现正印刷中，日内即可张贴，大概下月初间可望举行入学考试，定期开学云。

（《四川晨报》1935 年 6 月 20 日）

四、重庆发起易筋经研究

本市发起中华强身学社，研究强国强身之术，发扬中国固有之体育——易筋经。由重大前体育教授黄克刚氏指导，重大生理学讲师曾义宇加以科学方法整理。先集同志研究，将来即开班公开教授，一扫自来视为神秘之积习。闻此术使懦夫病者习之，数月后腹部即可载数百斤，投考航空学校，居然合格录取。该社发起人为吕超、卫挺生、甘海澜、曾子唯、刘尚清、黄克刚、曾义宇等五十余人。日内将开会讨论组织成立。

（《兴中日报》1938 年 5 月 19 日）

五、精武体育学校教材访问记详

精武体育校教材访问纪详，内分气功、拳术、技击三大门。

本市（重庆）国术家周懋植、范叔渊、胡维等，发起组织重庆市私立精武体育学校，延聘名闻海内之国术大家黄楚湘先生充任校长。于昨布告正式招生，计招速成班男生四十名、女生二十名，普通班男女各三十名，专修班无定额。关于该校教旨，及教程教材内容，昨据该校校长语记者（略称该校）。

教旨悉根据岳武穆、戚继光以国术救国之原则，本其遗法传授，内分气功、拳术、技击三科。气功，以锻炼精气神为主；拳术，以运筋骨为主；技击，以发展御侮决胜之本能为主。今则三科并重，省为一炉，公开秘密，启后承先，养成健全体魄之国民，涤雪东亚病夫之奇耻，以贯彻民族主义、恢复尚武精神为教旨。

吾国固有武术。考诸史册，人与禽兽竞争生存之时，即取法其情形、像仿其动作，演为拳式，力为主，智为辅，由此推及于刀矛之属，开后世武术之风。因年代历久，所取天然之灵性，自然之发挥，早失庐山真面。本校发扬国粹，提倡实习，专收罗各种猛兽，以研究其特长。至期终实验时，先由斯日与豹猴搏击，次由学生护具练习，以定成绩优劣。至气功一科，鼻息取法于灵龟，吐纳取法于仙鹤，行功六月，即可腹载重量自四百磅至六百磅，有如此之速度，应不失易筋经之衣钵真传也。

教材计：

（甲）气功门，分内外两方面。内为达摩易筋经、内功十二段锦、岳武穆神勇八法功、韦陀十二功、张三丰太极功、《服气图说》；外为铁头禅功、玉带禅功、分水禅功、拈花禅功、《按摩图说》、《五禽图》、外壮神勇八法功。

（乙）拳术门，亦分内外两方面。内为武当松溪派，有（一）太极派；（二）北派、杨氏、吴氏、孙氏；（三）形意；（四）八卦。外为少林，有字门、岳门、三皇门、缠丝门、猴门、僧门、螳螂门、鹰爪门、杜门、赵门、迷踪门、谭腿门、摔角门、武陵门、洪门、化门、八极门。

（丙）技击，分：（一）棍，棍有双头、单头，单头为少林、夜叉、八法、六合、群羊、五虎等，双头为三皇、沙家、阴手、盘龙、一苇；（二）枪，内有永乐、太极、形意、八卦、杨家、岳家、罗家与双头枪等；（三）剑，有白虹、紫电、青霜、青萍、太极、形意、八卦、达摩、连环等；（四）刀，有单刀、双刀，单刀为六合、太极、形意、八卦、通臂、连环、凤凰、雁翎等；（五）鞭，有单双两种，单鞭分竹节、六合、青龙、五虎等，双鞭有双龙、连环等；（六）铜，有双挥、撒手、盘龙；（七）锤，有八虎、八卦、连环；（八）锐，有凤翅、燕尾、雁翎；（九）钯，有龙爪、豹爪、虎爪；（十）钩，有虎头、八卦、十字；（十一）戟，有方天、八卦；（十二）

矛，有青龙、赤蛇等。其余尚有乾坤圈、月牙剑、鹿角钩、峨眉刺、鱼肠匕、如意钩等。

又该校主要科，专宗宋·岳武穆《易筋经注释》、明·戚继光《纪效新书》。

拳械门，六步拳、猴拳、化拳、赵太祖三十二势长拳、三十六合锁、八下刚拳、绵张短打、十二短三书剑，所综合之各家特长。三十二势、单式手法、器械、青田棍法、巴子棍法、六合八母枪、子午棍、霍元甲宗迷踪门、谭腿、燕青拳等云。

(《四川晨报》1936 年 6 月 26 日)

六、我国气功之生理观——黄氏气功方法之原则

我国气功流传已久，唯一般人如非故神其说，则将其视为怪诞无稽或全无科学根据者。鲜有以客观之态度、具科学之眼光，而从事虚心的研究者。更有少数体育专家，认气功乃江湖炼丹田之术，不值一顾。唯是一般人对气功之误会或怀疑，从事此术之提倡者，亦应负相当的责任。盖一般提倡者不仅擅术自秘，且多夸大其词，妄谈谬误，莽立门户，致将气功之术弄成非驴非马之物。

笔者常闻习此术者可以延年益寿，强健身体，男女老幼，研乎此道，皆可保其健康，且能在短期之内见效；此外更能训练各种惊人之技能。在沪港时，尝遇国术家数人，据云皆擅此道，且能作惊人之表演，乃以气功之原理相询，所得答案，多

无科学根据，且各异其词；所用方法又不得窥其全貌。

月前在渝承《强者之报》主编吴太威君介绍，得晤张锡君[1]医师及国术先进黄克刚老师。黄老师对气功研究尤深，据云气功之方法甚多，其所倡之法乃总各派之有科学根据与效率最大者而成。张医师热心国术体育，乃集同志数十人，在黄老师指遵之下，逐日练习气功，成绩斐然，学者之中，有已过中年者，亦有年仅十四岁之儿童。我国西洋拳名手郭琴舫[2]君亦从黄老师学习，进步至速，练习甫一月，腹上已能站立四人，下腹亦能抵受剧重之拳击，如偶患伤风，在一两日内即可痊愈。其中有曾博士者，年可四十以上，体重（按笔者观察）在一百磅左右，练习此道最为热心，成绩至佳；据云某习外家拳而力大能执牛角使之翻身者，曾试验以拳猛击曾君腹部，结果不仅不致受伤，且神色自若。曾博士当时又根据生理学解释气功之原理，谓适当之气功绝无不合生理之处，理由实属显而易见。

首先由黄老师表演以木凳猛击头顶，卜卜作声，观者为之咋舌，连击约七八次，竟神色不变，若无其事焉。继以重可四五十磅之铁哑铃撞击腹部，同时谈笑自若，不如其他习气功者表演之时，咬牙切齿，神色紧张。最后最令惊异者乃以长四五尺，直径五六寸之粗木棒，连续猛击下部之表演。

学者之中，年龄最轻者，为一十四岁之儿童，练习未及三月，不仅全身肌肉发达良好，生长加速，体高远在一般年龄相等的儿童之上，其腹上亦能站立三人，而毫不勉强；其下腹亦

---

1 张锡君：周述官易筋经传人。
2 郭琴舫：西洋拳高手、郑曼青弟子。

能抵受一般成人之拳击。此均为笔者目睹之事实。又据张医师云，国内投考空军者，须受一种测验，即弯身俯首，站立转体十圈，然后两足沿一直线前进，而不少投考者，虽有魁梧之体格，唯竟有未能转及十圈则晕倒者，能及格者为数不多。而气功之练习，则有增进此种能力之效。不少从黄老师习气功者，未练习之前仅能转六圈便感晕眩，而练习一、两月后，即转十余圈，亦能胜任愉快。继由该十四岁儿童表演，连续转体三十余次，竟毫无晕眩之现象，且能步行与阅读如常。

又据云黄老师有一杨姓之门生（神行太保杨坤源），为渝市之田径能手，在行奔跑时，其心跳与呼吸频率均甚低；且能潜水达九分钟之久，而与世界纪录相较，至足惊人。黄老师本人亦能停止呼吸达十三分钟。

张医师昔日有一患者（飞将军胡朝聘），体力十分衰弱，骨瘦如柴，终年为疾病所缠。后从黄老师习气功，曾几何时，竟一变而为精神奕奕之飞将军。某次因飞行失事，坠机昏厥两小时后竟能脱险。

黄老师提倡气功，成绩斐然，早为爱好国术者所共仰。各界人士从其学习者，不胜枚举。各军政机关学校社团，诸如兵役署、中训团等，亦多争聘黄老师前往指导。中训团教育长王东原氏更誉此术为"内脏体育"。

是日参观黄老师表演之前，先见其指导某初学者练习，其法大致为一方面保持各种姿势，一方面练习呼吸与膈肌之控制。时约十数分钟。其后由前述之十四岁儿童表演，其方法之原则，亦不外控制呼吸与膈肌，而同时又以各种动作配合之。

呼吸之控制法，据云有七种，有徐徐吸入或呼出者，有急速吸入或呼出者，亦有用鼻或口者。至膈肌之控制，则以无论呼或吸时，均使横膈膜隆起为原则，适与静坐中之逆呼吸法相反。

动作之方式，除有如徒手体操之动作外，尚包括各种自按摩之动作。按摩之部分，则无微不至，拍打按抚兼施，凡眼、耳、喉（甲状腺）、腹、腰、下部均包括在内。在练习之后，心身舒爽，汗液畅流，随即入沐，以冷水摩擦。

其他习气功者，常练习撞击腹部，或腹上站人，由轻而重。其能抵受猛烈之打击，实由习惯所成，业非肌肉与内部真正强健之表示。譬如，国术中所谓"排气"之练习，并无积极强健内部或肌肉之效，而仅能使吾人习惯打击而已。唯黄氏之方法则不然，平素无须作该种练习，而结果仍能达此目标，所费时间亦远较前法为短，实为内部与肌肉强健之征兆。

此种方法是否适合生理？是否有科学之根据可以产生上述种种效果？许多人以为气功全为一种呼吸运动，实属误会。气功虽以呼吸控制为主，唯其目标并不在勉强吸入大量之空气。其呼吸控制实与膈肌之控制有关。在平时之呼吸中，呼气时横膈膜上隆，吸气时则下凹，以助肺脏之张缩。吾人身体主要器官几全位于腹腔北中，内脏肌肉俱系平滑肌，不受意志之控制，不能随意运动。欲使其增强，按用进废退之原理，唯有予其以充分之运动。然而此部肌肉又不受意志之控制，不能随意运动。是以锻炼之法，除运动其邻近之随意肌（如腹、腰之肌肉）外，借膈肌之作用，使腹内脏器互相挤压摩擦，产生内按摩之作用，亦为一种最有效之方法。吾人血液大部分集中于腹腔之内；故腹部脏器之运动，其及于循环系统之影响至大。循环系统与呼吸系统之关系又最为密切；吾人体内最重要而最易受运动之影响者，亦不外此二系统。气功中腹部始终缩入，无论呼与吸，横膈膜均上隆，虽与平时之呼吸有别，唯如此不仅于生理上无碍，反能加强膈肌之作用，对内脏裨益更大。又呼吸时缓时急则能使膈肌时紧时弛，更为活跃，以产生更大之效果。此乃气功之主要原则也。

唯是练习气功时，无论保持一种固定的位置，或同时举行各种动作，均能刺激呼吸机能，使呼吸加速与加深。于此时行呼吸控制，一方面能加强膈肌之作用，另一方面亦能使肺活量增加。在运动时呼吸起变化，强无疑义。然而在保持一种固定的姿势时，肌肉之紧张度增加（其增加程度与所保持的姿势之困难程度成正比），即便通常正立之姿势，亦能产生此种现象；同时加以精神之贯注，亦能使神经紧张，于是刺激呼吸作用，实与运动同理。此时行呼吸控制与在安静时行深呼吸不同。

普通大肌肉活动，所以能强健内脏，乃由于运动所及于各器脏之影响。而气功一方面包括全身之体操，由随意肌之运动刺激内脏，与一般运动无异。另一方面，利用膈肌之控制，直接锻炼内脏，实可谓直接间接，双管齐下。

行气功时，排汗特为舒畅。盖此种练习，一方面包括随意肌之运动，已能使身体发热而出汗；另一方面情绪兴奋，加以腹部血行蒙受强烈之刺激，肾上腺与甲状腺等之分泌亦见增加，于是刺激汗腺，使汗量大增。排汗之时皮孔开放，练习完毕行冷水摩擦，又能促进皮肤之功能。肤孔则具有呼吸的作用，与健康之关系至为密切，然而其重要性却常为一般人所忽视。吾人全身皮肤，只需有三分之一受伤，即有致死之虞。善于气功者，所以能长久停止呼吸，固然与肺活量有关，而皮肤功能之活跃，亦有以致之。

至于腹部能抵受强烈打击之原因，其主要者固为腹部肌肉及其内脏之强健，而腹肌之灵敏、能控制自如亦不无关系。气功虽以全身之锻炼为主，唯最常集中于腹部与膈肌之控制，该部分自能迅速增强而有超越之能力。抵抗外来之打击，肌肉固宜收缩，唯欲使抵抗达最大之效率，肌肉之紧收应行于被打击之部分与打击物适接触之时，过早与过迟，均属不利；而一般人其肌肉多不能控制自如，往往不能及时收缩，致易受伤。习气功者常练习腹肌之控制，自不难养成控制自如之能力。吾人体内各重要器脏均有骨骼之保护，唯腹部独无，腹肌之重要更可想而知。

气功能加强抵受晕眩之能力，一方面是由于整个身体健康之进步，另一方面，膈肌之控制亦不无帮助，实与飞行家作强烈俯冲练习之时，以绷带细扎胸围同型。

此外，练习气功，体力健康之所以能有迅速的进步，亦与代谢、循环、消化、排泄等机能之增进有关。盖气功中腹肌之控制，不仅使全身循环显然加速，尤以腹部者为甚，且能促进消化液之分泌与肠胃之蠕动作用以及按摩肾脏。初习气功者即见食欲、消化、排泄等功能显然进步；身体瘦弱者，其体重亦能迅速增加，乃由于上述各种功能之增进所致。

按以上之分析，气功乃包括呼吸控制，肌肉控制，自我按摩，以及自身之徒手体操，其在生理与卫生上之价值，至为明显。此外还能训练一种超越之自卫能力。其动作方式，大部分为全身之动作，需要相当之韵律，是以亦能达成韵律活动一部分的目的，对于技能之训练亦有相当的帮助。气功为一种人为的活动，与徒手体操尤为相近，而无自然活动之特性，但是体育训练应为多方面的，况且气功之练习对于自然活动所需要的技能之训练或学习，也有莫大的帮助。总之欲估计气功在体育上之价值，须回到人为活动之存废问题；如徒手体操等人为活动仍有存在的价值，则气功不仅仍能存在，且应大力提倡。

（《健与力》1943 年第八期）

七、加强我国空军体育建议书

黄克刚

1. 理由

窃思吾国抗战主力，专赖空军，而空军体魄之锻炼，尚未臻于完善，其缺陷大率如此：

高空飞行时，空气稀薄，血压增高，呼吸急促，缺乏调摄节制之能力。

上升驾驶，机身俯冲复上驶时，其空气之压力，犹如机械之紧压胸腔，手足麻木，缺乏坚强抵抗之能力。

俯冲驾驶，骤落侧转，及翻覆时，头目晕眩，神经易失正常，缺乏持久镇静之能力。

长途飞行时，经长久震动，身体神经，均易疲劳，缺乏坚实耐久之能力。

作战时，手脑并用，往往神情恍惚，顾虑失周，缺乏坚定细密之能力。

长期驾驶，身体过劳，心脏扩大，缺乏有效易行预防之能力。

跳伞降落时，或头目晕眩，或斜身偏倒，不能自主，缺乏控制神经自由操纵之能力。

2. 补救之方法

我国模范军人岳武穆练兵之法，以练气、练胆、练心三者为主，惜因早死权奸，无所传述，唯明代黄舆公山人所传"易筋经"口诀有云："宋传武穆，炼背嵬军。泰山易撼，岳军难平。专尚三法，练气胆心。"又据重庆大学教授曾义博士研究之报告有云："练易筋经之功用有七，适合空军之需要。"

训练呼吸系统，能扩张肺活量，增加吸清吐浊与勇气，可免空气缺乏之虞。

训练肌肉系统，能坚实肌肉以保护神经、血管与内脏，无破裂震荡之虞。

训练神经系统，能使神经敏锐持久镇静。

清洁血液循环系统，能使静脉化清以开动脉血液来源。

矫正骨骼系统，能令血管与神经不受意外之压迫，而保内脏之健康，故筋腱伸缩得力，可使任重致远，不至外强中干。

舒畅消化系统，能促进肠胃蠕动，可增加吸收营养而耐持久工作。

训练生殖系统，使精囊坚固，能繁殖而强种族。

3. 经验之效果

克刚幼承黄舆公二十余世之薪传，三十年教育之经验，既加改造，更加发明，其效果如此：

（1）呼吸吐纳之运动：除能扩大肺活量外，更能加强呼吸

作用肌之吐气及纳气力量，故在高空中均能吸收稀薄空气，以
调节生理之正常进行。

（2）保护心脏之运动：使坚实胸腹大肌并将肋骨与剑骨相
合，肉骨联络，即成坚强甲壳，故机身上驶，设因空气压力如
有机械直抵胸腔时，即能强固抵抗，心脏无直接压迫之虞。

（3）脑神经之训练：除用旧式动静法修养外，更训练耳中
之半规管，以加强控制平衡之力，促进脊梁上升之真气，抑制
血液上冲头脑，故于机身降落或旋转颠倒之时，头目可免眩晕
而有镇压之能力。

（4）内脏之训练：收缩腹肌，以坚强腹壁，将内脏空隙处
填满坚固，以流畅其由腹回流心脏之静脉血压，因能调节心脏
之血量，而使上升头脑之血量一致，故机身不断震动时，即可
保持内脏与神经及血管之原来固定位置，均不移动飘摇，又可
减轻疲劳，而恢复较易。

（5）筋腱弹力之训练：借呼吸张缩之力量，以弹动全身之
肌肉，使气循骨缝，力透关节，故驾驶有用握力、挪力时，即
用手足中筋腱之弹力，不使闭口用气鼓荡，气与力分途使用，
即可节省体力，而收兼顾之效果。

（6）静脉管之训练：将全身之皮肤放松，专收缩肌肉，并
借呼吸之伸张，以弹动全身肌肉收缩，使压迫全部静脉回流，
由心转到肺部化清，则回流心脏之血量充实，故于长期驾驶之
疲劳中，能迅速予以恢复，气舒血畅，即可防治心脏之扩大。

4. 事实之证明

以上六项均系根据生理之自然与本人之经验而云，克刚自

"九·一八事变"后即变产来渝，创办精武体育学校，集思广益，试验成功，略举事实五点，以资证明：

（1）昔任教重大时，体育科学生胡朝聘身体极为单薄，以便血八年之病躯，奄奄待毙，然练习一年后，即考入航空校，后在双流学习高空飞行时，机械失灵，机身坠地，机毁而人全，此收紧肌肉，以保护神经、血管之明证者一也。

（2）在中训团任教时，练习队之学兵，经三月之练习，其心脏抵抗压力，有六百公斤至八百公斤者，而神经抵抗晕眩，有旋转五分钟至六分钟者，王教育长亦认此为内脏体育之功用，此其证明者二也。

（3）"监察院"刘副院长之二公子刘致祥君，最近由美归国，乘机经喜马拉雅山最高峰时，机中乘客及驾驶员，均感呕吐晕闷，而刘君即作收腹呼吸运动，竟进入半睡眠状态中，安度航行，此空气稀薄，而能控制血压不增之明证者三也。

（4）昔甘海澜君因太阳穴负伤，流血过多，体弱而神经晕瞆，阅报只识大字，然练习一年后，体力神经，均恢复原状，此炼神经之明证者四也。

（5）此次在高级班同学实验，亦收祛病强身之效。唯中队部黄中尧君，有志投考空军，参加练习一月后，能旋转八分钟后尚可识五号字，并听表声，胸部抵抗压力至五百公斤，此为收效迅速之明证者五也。

5. 实施训练办法

专设空军体育练习班，经常训练，以增进空军之素质。

空军各校，每年淘汰者甚多，凡顾虑失周，血压过高，而不耐眩晕震动，心脏扩大者，均调入讲习班，训练后，复入校考核。

现役飞行人员，有因精神及体格之局部缺陷，不耐驾驶而停飞者，可调训后，再行恢复飞行。

每年投考之青年，有收录而体力不逮者，可先入本班受训后，再入航校。

6. 个人之志愿

克刚纯系因暴寇凌虐，同仇敌忾，特贡献学术，效岳武穆、戚继光以国术救国，毫无名利思想，现服务于兵役署，不领薪饷者，欲酬素志也。国家兴亡，匹夫有责，刍荛之言，圣人择焉，希救国诸公教正之。

一九四四年六月二十日拟于中训团高级班教官室

（《健与力》1944 年第五卷第 5/6 期）

八、新中国民族形式的医疗体育：
呼吸按摩运动

曾义宇

1. 重庆市的医疗体育"呼吸运动"班

中国劳动人民的医疗体育，新中国成立后才有了新的发展，中医里面的吐纳和导引，就是我国古代劳动人民用呼吸和按摩的体育运动来防治疾病和改进体质的。为了配合国家大规模的经济建设运动，在改进劳动人民体质的工作方面，重庆市第一人民文化馆注意到民族形式的体育，既不需要特殊的器材，又不择平广的场所，尤其是呼吸按摩运动，不分年龄和性别，随时随地都能练习而收到治病强身的效果，实在是民族的、科学的、大众的一种医疗体育，于一九五三年五月，在人民公园内，创设了一个民族形式的医疗体育"呼吸运动班"，由黄炳南同志担任教师，报名学习的有三十五人，每晨学习一小时，两个月为一期。

2. 新中国医疗体育的来源

据黄炳南同志谈：我国古代就有"呵呼吹嘘，吐故纳新"的吐纳法，和"熊经鸟伸"的导引法，以及后汉名医华佗所创采用模仿动物的动作来强身治病的"五禽戏"，由印度来华讲学的达摩大师更综合成"易筋经"和"洗髓经"。即说人体的筋腱结缔组织和神经系统，都可采用体育的方法把病的和弱的体质变易，而改造成为强健的体质。南宋岳飞曾经使用这个体育（参考《易筋经图说》）练成八百背嵬军，就在朱仙镇战役战胜了数十万众的侵略军。明代戚继光亦曾采用这种体育练成鸳鸯队，扫平倭寇。抗日战争时期，黄炳南同志在重庆大学体育科任教，就用华佗五禽戏的体育，先把一位肠下血八年不治的青年治好，并用岳飞"易筋经"的体育，更把胡朝聘同志锻炼到能在飞行旋转椅上连续旋转二十分钟后，其目力还可认识报纸上的五号字。因此胡同志就能完成飞行员的任务，在抗日战争及解放战争，都为人民立了功。黄炳南同志又在重庆国医院及柳州铁路医院治好一些慢性胃肠病、神经衰弱、遗精和吐血的重病肺结核的患者。现在他将四十多年的经验集中起来，选择最有效验，又最容易学会的部分，编成几个练习的重点节目，并在学习之时，先将练习动作的生理作用和下手方法搞清楚，进度就能迅速。两个月的练习，可以使弱者转强，无病者增强体力，药物无效的一部分慢性病患者，还能增加抵抗力而有治疗的希望。

3. 医疗体育呼吸运动班的重点节目

利用早晨的新鲜空气和早起的空闲时间，可随个人体质的需要，学习重点节目。但在开始之前，教师须了解每个人的体质及其目的，最好先作一次体格测验，如身长、体重、握力、胸围、腰围、肺活量、卧式与立式的脉搏差，由运动后恢复到运动前静立时脉搏所需的时间等。

第一节，健强脊柱姿势的练习（学理），了解竖立脊柱在保健上的重大作用（练习），搞好竖立脊柱的主要环节：①腹肌内收；②腿肌上提；③肩部下压。

第二节，增加氧气吸收量的练习（学理），氧气吸收对生活组织和肌肉劳动的重要作用（练习）：①放松支气管的环状肌；②扩大毛细血管；③扭紧大肌群结合，呼吸肌构成唧筒式吸法和挤膏式呼法。

第三节，克服疲劳的练习（学理），氧气能够消灭疲劳质的作用（练习）：①静养神经；②调节呼吸；③漱吞津液；④抖松关节；⑤畅通血循环。

第四节，按摩内泌腺的练习（学理），内泌腺刺激神经和增强体力的作用（练习）：①甲状腺的运动；②肾上腺的运动；③性腺的运动。

第五节，增加肌肉摄取血量的练习（学理），了解扭紧肌肉呈螺旋式的慢动作，能使工作肌增加血量的理由（练习）：

①动员全部肌纤维的螺旋式收缩法；②挤出腹内大量蓄血流入大循环的脾脏压缩法；③延长肌肉收缩后的宽息时间来增加血液的摄取量。

第六节，联系神经系统的共济活动的练习（学理），复杂的技巧运动必须神经的细密联系，要使脑神经系统整个参与了运动才能完成（练习），细密地控制神经注意力：①视、听、嗅觉等和鼻息调匀的联系；②局部动作不得超过和牵动全体稳定力的节制；③全体动作时，神经与呼吸联系，呼吸与关节筋腱韧带弹力的联系。

第七节，持久劳动的练习（学理）。习惯性的动作，何以比较容易持久（练习）？①练习半自主动作的方法，即用自己呼吸节奏来导演的韵律性活动；②漱吞津液来兴奋内脏机能的动作；③控制躯干大肌来保卫内脏机能持久的动作；④呼吸颤动来兴奋神经和加强共济活动的动作。

第八节，呼吸操的基本和连续运动及实际应用（理论），呼吸操在体力和脑力劳动及保健医疗上的作用（练习）：①基本和连续运动；②行路缓急及劳动时的应用；③休息时的三分钟减除疲劳的应用；④头脑晕疲及肢体疲劳时的应用。学习两个月后，可再做一次体格测验来比较学习效果的有无及大小。

4. 重庆市医疗体育班的初步收获

重庆市第一文化馆的医疗体育呼吸运动班，于七月二十六日为第一期结业，刚好是星期日，笔者能抽暇赶早六时几分跑到公园去访问，但他们六时就操完散队，幸好有十几位同学和黄老师还未走，就请他们留步，开始访问，作简单介绍如次：

姓名	年龄	职务	学习目的/原因	学习时间	备考
刘某	二六	油漆工	增加劳力	三月	饭量增加三倍，劳力增加三分之二，胸腹部能载五人
曾某	二六	油漆工	体力不够	二月	饭量增加一倍，走路较轻快，胸腹部能载重四人
白某	十七	木工	患遗精病	三月	遗精减少，劳动力加多，腹部能载重一个人之重量
杨某	二八	印刷工	每餐只能吃一碗，多行路乏力	二月	每餐能进四、五碗饭了，行路有力了
孟某	二二	屠工	食量和精神不够，慢性鼻炎	二月	食量、精神和体力都增加了，鼻塞较通
张某	五四	医务工作者	头晕病已三十年，夜不能出街，怕跌	三月	夜能出街，且可跑步，头可耐旋转七分钟，三百次，不晕眩
王某	二四	织布工	初期肺结核病，体力不够	二月	食欲增，精神轻松，工作较有力，又经透视肺结核已愈
江某	二八	印刷工	头晕多年，精神不够，遗精	半月	精神增加，头晕减轻，遗精减少

（续）

姓名	年龄	职务	学习目的/原因	学习时间	备考
许某	二三	店员	精神不够，便后泄精	三星期	精神好些了，小便后精不出了
张某	二四	手工业	精力缺乏，疝气坠垂	二月	坐时能伸腰直背，气不下坠，工作有力了
萧某	二七	手工业	轻度肺结核，白天疲倦要睡	二月	白天不睡，饭量增加，行路有力，照光，肺结核阴影不见了
黄某	二九	店员	肺结核	二月	胸部不痛了，不咳了，工作有力了，不疲劳了
陈某	四十	农民	栽秧后，每年要腰疼二十天	一月半	栽秧后，腰不再痛了
余某	二十	缝工	肺结核，吐血，每天只能工作一小时，资方要解雇	三月	食量增大，行动有力，每日可以工作四小时了
张某	二五	教工	肺结核	一月	精神好些了
张某	二九	木工	胃病	三月	胃病轻了，身上可载重四人

从以上不够详细的例子，可以看出这种体育的效果是显著的。这不是一件简单的事，尤其是其中有人患的是一些慢性病（头晕和胃病等），及一些应该很禁止剧烈运动的病（肺结核和精神衰弱等），这些事实都说明了我国的医疗体育，的确是有相当的实际效能和研究价值。苏联在十月革命以后，列宁和斯大林都特别重视体育，五年计划，能够四年完成，就是劳动人民体质改善的表现，现在苏联保健部所辖的医院诊所和休养所，都注意医疗体育的推广（参考《医疗体育》，伊凡诺夫著、凌治镛译）。我国对医疗体育的提倡尚不够普遍，尤其是民族形式的医疗体育，更是少见。因此感到重庆市人民文化馆这个"医疗体育呼吸运动班"，应该是全国医疗体育文化的一部分。我们认识到它在"增强人民体质"任务上的重要性，我们盼望它继续不断地发展下去，并要一期又一期地更多地介绍一些宝贵方法和实验，来丰富我们新中国的医疗体育，更盼望有关文教各部门能予以协助推广，使它能够不断地改造和普及，实现我们伟大领袖毛主席所指示"发展体育运动，增加人民体质"和"健康增加一分，生产增一寸"的任务，成为建设新中国的一支生产军。

重庆工业试验所，一九五三年九月九日

（《新中医药》第四卷，1953 年第 12 期）

九、新中国医疗体育之又一形式：静坐疗法

曾义宇

《新中国民族形式的医疗体育：呼吸按摩运动》已由本刊

一九五三年十二月号介绍出来，并由编辑同志用"批判"的精神提出了许多宝贵的意见，这是我们应该答谢的。关于医疗体育的来源，我们当时是片面地记下师承的传说，是不尽可靠的。医疗体育的教练员黄炳南同志，由天津参加一九五三年十一月的全国民族形式武术表演大会，荣获优良金质奖章回到重庆，亦认为编辑同志所提"它是祖国劳动人民的创造，究竟起于何人，已难稽考"的说法较为正确。

在"编者按"里面，还提到了在肺结核各种程度的疗法，应有区别和限制，以及静坐法的重在"精、气、神"，特别是强壮神经的"任督交通"等。这都是很有深刻意义的一些问题，今将我们所体会到的一部分，写出来，以求较为正确地批判。

据黄炳南同志的传授，它是明代远祖黄舆山人（撰《易筋经序》的人）流传下来的，他谈医疗体育的学习有六个字，基本的单练"皮、骨、肉"，例如拳术及按摩等，高级的专练"精、气、神"，例如"洗髓"法的静坐疗法等。现在重庆市民族形式武术工作组所创办的呼吸运动班的节目，是"易筋"法中摘要出来的，它是内部着重呼吸和神经的练习来培养精、气、神，而外部又有按摩活动来发展皮、骨、肉的，是内外兼顾的医疗体育方法之一，适用于多数群众。至于用在吐血重症肺结核的治疗，过去巴县中学和江津中学的两位校长，都是卧床不起，动则吐血，医院不收，黄同志教他们卧在花园的藤椅上，集中精神锻炼，单作口唇的吐纳吞津活动，并助以青年看护的（戴口罩面背患者）腹肌及各部皮肤按摩，一个三月，另一个五月，都已恢复常态了，这是值得我们研究的。"易筋"的六字练法中，以腹腔的锻炼（炼精）为首要步骤，神经和血液（气、神）的营养物质，都是由腹腔脏器的消化、吸收、分泌所得来，可以说神经和肌肉的活动，都以食物的转化为基础，即说"神与气"的活动都是"精"（物质）的上层建筑物。

在开始"腹部锻炼"之前，应该了解这种锻炼的适应范围和禁忌：

（1）饭后的两小时内，是禁忌做的，因消化时间，胃肠微血管充血，如在此时强行压迫腹部，难免使充血的微血管处于异常状态，引起消化脏器的损伤和感染。

（2）应遵守的卫生原则：慎寒暑，均劳逸，息思虑，节饮食，绝嗜欲。

以上几句，可算古代医疗体育中预防为主的总原则，表面看来很平淡，切实做到真有伟大的效果。每次练毕之时，要养成"练完就穿好衣服"的习惯，尤其初练的人，抵抗力薄弱，更当预防"受凉"。因练习发热的时候，汗管开张，最易受凉，再有冷风吹来或烟雾当中，亦当避开，免得气管感受外来的刺激。

1. 腹腔锻炼最简单的要领

（1）脊柱直伸：良好的脊柱姿势，是保护脑脊髓液顺利流通，并保持内脏活动在适当体位的首要条件，必须稳固腰颈两大关节大肌群的正常收缩，同时和全身其他大肌群（如腹壁、腿、臂等处）密切联系。这个姿势要做到正确，必须集中意识思维，随时作内部审察（旧称返观内照），同时防止任何关节的体位丧失平衡、出现偏差。

（2）骨盆上提：骨盆是支持腹腔脏器的根底部分，上提的功夫，必须动员肩部、臀部及下腹部的大肌群，同时密切需要腿脚全部肌肉的紧张支持作用。骨盆上提的动作，是全身活动能力的坚实基础，并对性腺的神经刺激物分泌和腹腔内养料的吸收可能有所帮助。

（3）膈肌下沉：膈肌下沉，就扩张了胸腔的下部，开放肺底吸收氧气的容量，并造成胸腔负压，又使心脏电轴回到"偏右"的初生婴儿的位置。（参考《实用心电图学》，第101页，1953年，上海第一人民医院。）膈肌下沉的同时，压缩腹腔的上部，压迫大肠内的粪便，使其无法久留于腹腔内，这个作用，符合苏联生物学家梅契尼科夫的学说"有毒物质从大肠侵入体内"，可以消除病毒的根源。（参考勒柏辛斯卡娅《体育与长寿》，《新体育》1954年一月号。）

（4）腹壁内收：腹肌与膈肌活动时，其张力不变，同属于偏等张性的肌肉。此类等张的活动，大大地刺激了淋巴管的活动，而多数腹肌纤维的强度收缩，更能压走门静脉和脾脏的大量蓄血，驱它加入大循环的血液活动。此外在赵敏学的《实用运动生理学》亦提到："腹肌衰弱，常为习惯性便秘，常见的月经不调，甚或更多的妇科疾病。他如咳嗽、排尿、通便，以及女子分娩时，莫不有赖于腹肌的助力。妇女的腹肌，更须坚强，方能保持骨盆器官的位置正常。"腹壁不断地收缩，不但刺激总淋巴管的活动，并发出热力。这两种作用同时出现，可能在腹部产生一种"米在锅内沸腾"一样的感觉（这是法国名医勒盘博士，在他的"最简捷的金针疗法"中所指出的）。过去道家称腹部脐下为丹田，在下腹所发生的热力，称为"丹田火发"，也就是"内丹"，都是很平常的健康的生理作用。

2. 腹腔锻炼和静坐法的比较

试从基本原则和完成任务的方法上，比较两种方法的同异点。

方法　　疗法 要求	呼吸按摩法	静坐法
统一神经 （休养神经）	目半开，留意腹部，半睡眠状态的脑皮层保护性阻抑	方法相同
调和呼吸	胸腔舒缓地张开，呼吸柔和	方法相同
伸直脊柱	保持脑脊髓液及内脏全体血液的通畅	方法相同
骨盆上提	主观意识所掌握的下体肌肉收缩所造成	坐位姿势的客观条件所自然形成
膈肌下沉	主观意识的膈肌向下收缩所造成	神经休息，上部肌放松，伸脊端坐，呼吸柔和后的反射作用所形成
腹壁内敛	主观意识和周围条件的继续刺激所造成条件的反射作用	盘膝坐式，使下肢和腹部肌肉的自然收缩

以上表中可以看出：

（1）六个要求，呼吸按摩法和静坐法在原则上是完全相同的。

（2）最初三个要求的完成任务法则，亦是相同的。

（3）只是最后三个要求完成任务法则，是不相同的，有主观意识完成的和客观条件所形成的区别。

3. 静坐时的特点

从上面表中，可以看出静坐法的优点和缺点：

（1）体力过于衰弱，或完全不能使用体力的老年人或重病患者，当然以静坐的疗养为适当。这个疗养，是半睡眠状态的保护性脑皮层阻抑为主，应属于巴甫洛夫睡眠疗法的范围，不用药物而用自己意识催眠的一种疗法。至于体位亦并不拘泥于坐式，只要能静息，其他体位亦可。

（2）静坐疗法中的"眼观鼻准，意守脐腹，数呼吸"等，都属于巴甫洛夫的大脑皮层保护性阻抑的一些信号。

（3）静坐法中，有入坐以后，就自己失去主观知觉，到静坐完毕，犹如深睡初醒，精神爽快。这是常见的好现象，因此可认静坐法近似睡眠疗法。

（4）静坐法中，随个别的体质的类型和其锻炼程度，所得感觉，不易一致。例如有在坐中，感觉非常清楚，但脑皮层的联想作用停止，呼吸深细，腹部发生异常快活的温软刺激，腰背肌肉生暖，全身内外受纳器亦感到温暖的愉快刺激。这种优美感受，多是在保护性阻抑的任务完毕以后所发生的，第二期的肌肉和神经兴奋的美感，有些人即以此神经健变时的温暖活动和兴奋过程为"任督交通"。

（5）静坐的缺点，是发热比按摩运动来得慢，思想不易集中的人，多不习惯。但按摩疗法似不易产生自觉的内在的"热感"（内丹），此与静坐有不同之处。

一九五四年春日于重庆

（《新中医药》第四卷，1954年四月号）

十、舆公山人真传易筋经

肖旭贵

易筋经原是我国古代劳动人民仿效舂谷、载运、进仓、收屯和珍惜谷物等各种农活姿势而演化成的一套象形的锻炼动作，在效用上能灵活四肢关节，畅通周身血脉，增加肌肉力量。易筋经究竟始于何人？有待同仁的继续探讨。因为《易筋经注释》的作者是黄舆公山人，故后世学者都称它为"舆公山人真传易筋经"。

舆公山人真传易筋经是一种内壮气功，又名凹腹气功，是易筋经流派的一个体系。它除了具有各派易筋经和一般气功的刚柔相济、动静兼修、意守丹田、神形合一等特点，又和各家气功有不同之点：腹壁（肌）收缩、膈式呼吸、鹤式吐纳、肌群缩紧。它在呼吸方面又根据独特动作的自然需要而变化较多，这些都是舆公山人真传易筋经独有的特色。

它的动作各具独立性，不同的学者可以根据自己不同的需要来选练。它能治疗多种慢性疾病，如神经衰弱、慢性肠胃炎、消化不良、内脏下垂、风湿麻木、腰酸背疼、早泄阳痿、月经不调，防治骨质增生、矫正不良体形等。它不但适合中老年人延年益寿、治病强身之用，而武术爱好者、专业运动员又可根据练功原理作为锻炼体质、提高技术的基本功。青年人又可把它作为美姿运动，使自己的体态匀称、曲线优美、关节灵活、柔韧结实、肌肉丰满有力、皮肤细腻红润、延缓衰老、永葆青春。若能坚持不懈，常练此功，即使到了老年亦能头不昏、眼不花、耳不聋、腰不弯、背不驼、肌肉不萎缩、皮肤不生皱纹或少生皱纹，可谓老而不衰。

此功不需要宽敞的场地、复杂的工具，只要有一席之地皆可练功。（女性因生理不同，练此功不可收腹，练功后勇健如男人。）

预备功

并立式：两脚并拢，脚趾抓地，脚心拱起。两膝后挺，两腿后裹，伸脊直颈，头顶喉松，腹肌收缩，胸肩下压，提肛缩肾，两手握拳，两臂扭紧如螺旋形下插于两腿外侧。两眼微眯，不可大张。二目内视，不可乱看。耳听呼吸，不可杂闻。吸气时舌尖轻抵上腭，暗示气息循督脉而上升，至人中穴接任脉而下降。呼气时舌尖平放，内沉外括，力贯命门。气沉元海后停息（不呼不吸），默念："炼我体魄，保卫祖国；气壮河山，反抗压迫。"（图1）（以下各式导引姿势，除上下肢有变化外，均应按此要领行功。）

左弓箭式：左腿为弓，右腿为箭。左脚尖向右摆，上体向左扭，两手握拳扭紧下插（注：左张右抗）。（图2）

右弓箭式：同左弓箭式，只是两脚交换，方向相反。

外八字骑马式：两脚向左右各开半步，两手叉腰，拇指在后，其余四指在前，上体下坐成外八字骑马式。（图3）

内八字倒斜式：两脚分开各半步，上体略向后仰，头和上体至膝关节成一倾斜直线，两手握拳抵压腰眼（气堂）。（图4）

鹤立式：左脚独立，右脚膝关节弯曲，以右脚脚背贴紧左脚弯（委中穴），屈肘、屈腕，手指撮拢向下，两肘贴紧两肋，每十息两脚交换一次。（图5）

以上各式，呼吸十息，吞咽一次。吞咽时头要偏左，如吞硬物伏，意送脐中。各式至少反复练两次，半个月后再加鹤式吐纳法。

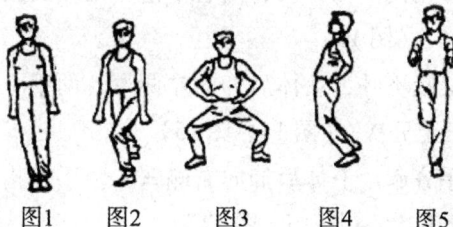

图1　　图2　　图3　　图4　　图5

第一势：压腹式

屈膝，二字桩，两掌按于膝盖上，二指四指分别扣膝眼，上体略向前倾，头往上顶。调息以后，猛吸一口气，全身即行下落，臀部距地面约寸半，往返一起一落（图6、图7），至不能忍受时，停止起落，口猛吐一口气，调息以后又如前行动，至少反复二次以上。此式功能，压迫五脏蓄血入大循环。

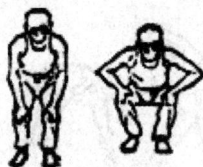

图6　　　　图7

第二势：哼哈功

（1）两脚向左右分开，距离约二尺，成人字桩。两手叉腰，鼻吸不呼。（图8）

（2）上体尽力下俯三次，两臂分别向背后，十指同时伸直，手心向后，上体下俯后手心实际是向前。（图9）

（3）两臂随上体后仰，手掌相对，头往后扬。（图10）

（4）两臂随上体前俯下弯，十指相对，向下按三至五次。（图11）

（5）两臂随上体后仰于头上相交。（图12）

（6）上体略向前倾，两臂随着下落，两手叉腰，由鼻中吐出"哼"字音。（图13）

（7）鼻又吸不呼，上体后仰向左侧弯，两手十指相对，向左侧下方按三至五次。（图14、图15）

（8）身手齐起，上体后仰向右侧弯，两手十指相对，向右侧下方按三至五次。（图16、图17）

（9）以下动作同5、6，图同12、13，不同之点是，两手叉腰时由口中吐出"哈"字音，如此反复行之。

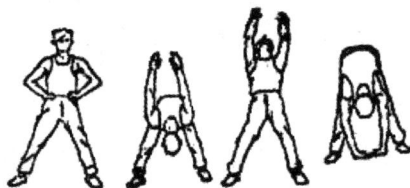

图8　　　图9　　　图10　　　图11

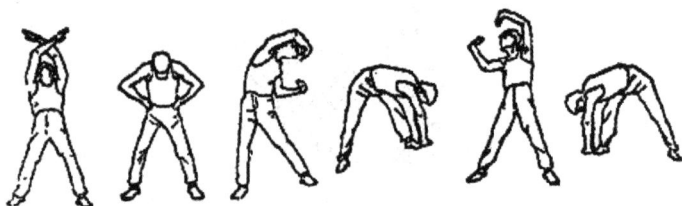

图12　　图13　　图14　　图15　　图16　　图17

第三势：俯仰开合式

（1）弓箭桩：两手握拳扭紧下插，一动一吸，一静一呼。（一呼吸）（图18）

（2）两拳放开，十指伸直，手心后向。（一呼吸）（图19）

（3）两掌向外绕圆翻转，手心向前。（一呼吸）（图20）

（4）两掌向前摊平，宽高与肩齐，手心向上。（一呼吸）（图21）

（5）两掌十指竭力张开成鹰爪式，再变虎爪式，握拳收回乳旁，随吐纳一次。（图22、图23）

（6）两臂上举，指伸，腕向下屈，鼻吸停息，是为一仰。四壁显胀后，身向前伏，拱背摺胸，两手向后，向上前方翻，头向下钩，是为一俯。（图24、图25）

（7）停息至不能忍受时，两手握拳扭紧下插（同图18），随着吐"呬"字音。

（8）以下动作同（1）（2）（3）（4）（5）。同图18、图19、图20、图21、图22、图23。

（9）鼻吸停息，四壁膨胀时，两拳变掌平肩伸直成一字形，手心向前，前胸外挺，是为一开。（图26）

（10）两手十指伸直，手腕内屈，指背相靠，指尖抵两乳中，拱背摺胸，是为一合。（图27）

（11）停息至极点，不能再忍受时，两手握拳扭紧下插（图18），口液随吞，口吐"呬"字音。

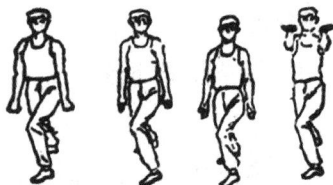

图18   图19   图20   图21

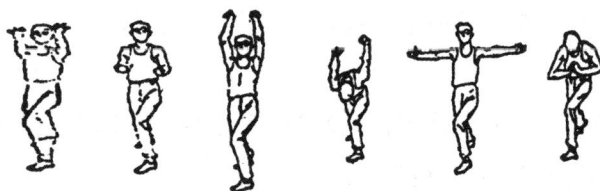

图22   图23   图24   图25   图26   图27

注意事项

（1）功前必须排空大小便。

（2）过饱、过饥不可练功。

（3）练功时间以早晚为宜，也可以在子、午、卯、酉四时练。

（4）练功后不可立即行房，若要晚上行房，早上可以练功，行房后第二天可以练功。

（5）练功必须由浅入深，练的次数可灵活掌握。

（6）功前简单活动一下腰肢后，排除杂念，思想入静，身体自然。

（7）收功时动作应缓缓结束，不可突然收功。练功中有人呼喊，亦不可慌忙答应。

（8）一旦内热能（内气）发动起来，收功时要暗示内热能归于元海，周身有清凉之感后再收功。

鹰爪式、虎爪式，在练功中经常用。

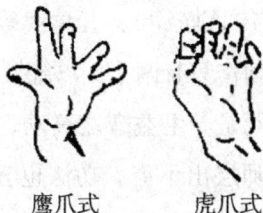

鹰爪式　　　虎爪式

（《气功与科学》1983 年第 3 期）

十一、真传易筋经[1]

张义尚

（一）真传易筋经介绍

修道因层次高低、功法深浅而有千差万别。道家的人元金丹，是命功的极致；佛家的明心见性，是性功之高标。笔者此前曾发表多篇文章略述道家金丹真传同类阴阳的真相，乃从高处着眼而谈修持的内涵和理论的。但高级功法非一般人所能践履，则有志修身者是否就此知难而退呢？我以为做学问应当从高处着眼，也应从低处着手！即所谓"低处修时高处到"。所以锻炼形气的功法也应得到学者重视。

同一炼形之道，内容有高低精粗之分。低层次者，大都偏重在外形之动作变化，如《道藏》所载古传各种导引法，外家拳术及学校中一般体育运动锻炼皆是。其次较高者，大都注重形气结合，内外并练，如内家功夫中之太极、形意、八卦、大

---

[1] 本文最早发表于浙江《气功》杂志，1995 年 6 ~ 9 期。现据张义尚编著、社会科学文献出版社 2016 年出版的《武功薪传》（修订版）第 181 ~ 200 页收录于此。

成等拳术，蜀中"真传易筋经"、五禽戏等亦属之。又如蜀东金家真传之开合功，动作只有两个，以统摄阴阳、开合、吞吐、浮沉、进退、起落，既是养生益智之高功，又为武术技击之神功。尽管目前大气功师层出不穷，功法也五花八门，但论炼形功夫，实无有精简高妙能过之于开合功者。不过此功非经明师口传亲授而又勤学苦练者不能登堂入室。又有所谓自发动功者，乃神入杳冥、静极而动之产物。道家南宫派有此方法，但古代祖师对此褒贬不一。笔者以为此法出于自然，用之得当也可补炼形之不足；若认为奇特，唯此独尊者则过矣。若以佛家密宗各派之金刚拳法相证，则可以正确对待。

我现在所要介绍的是蜀中真传易筋经。世传易筋经，一般都认为是佛家入门修身，为日后修习明心见性奠定基础之功夫，乃出自印度高僧、东土禅宗第一代达摩祖师。不特武术界习之，即使文人也有练之以资健身者。但内容却非一致，或则繁杂而寡要，或则简略而失真，盖以师授虽一，悟解有别，目的不同，取舍自异，也犹书法临摹，母帖虽一，所习成品绝无完全相肖，故不足为奇。蜀中真传易筋经，是我在1938—1940年读书于北碚复旦大学（抗日西迁于北碚）时蜀东涪陵人黄克刚老师所传授。由当时经济系主任卫挺生教授支持，我利用整整一个寒假，在卫教授的北碚天生桥的家中，和黄师两人，把全部功法整理记录下来。黄师所传为其家世传舆公山人之遗意，比传世《古本易筋经》（清末著名道家济一子傅金铨交由重庆善成堂木刻印行，后来上海千顷堂铅字重印）精简扼要得多，傅金铨有渊博学识和相当证德，曾为《易筋经》题词："舆公秘传易筋经，仙佛妙谛道难名。择人而授光圣德，世守勿替衣钵存。"

真传易筋经功法，有外壮、内壮、动功、静功、炼形、炼气、炼意等不同。若就浅深层次而论，大抵初功多是外壮炼形之动功，次则是内壮外静内动之呼吸吐纳等练法，最后方是锻炼意念，此中又有识神、元神、先天、后天及先天之先天等层次，到了最后，则外形是静，但已是静中有动、动仍是静、动静无分、归于自然之大道矣。

自来道家对传授命功最为慎重，故多出以隐语，使人惝恍迷离，无从下手。北派强调性命双修，不外乎本身阴阳之调炼，见效缓慢。佛家尽管不重气功，也无所谓命功，然于小乘禅定、天台止观和密宗修身等法却讲得踏踏实实、次第井然。真传易筋经就黄师所授的内容中有吐浊纳清、九转呼吸、外壮内壮、存神洗髓和藏文字母观想等而论，明显与藏密中九节风、宝瓶气、拙火定等有一定联系。

道家南宗重身外阴阳，陈泥丸翁云："莫言已是显现成，试问幻身何处得？"故不修幻身则已，若欲兼修此五蕴幻身，即此血肉之躯而入无余涅槃、证金刚不坏之虹霓身者，非善巧利用身外阴阳尤其同类阴阳不可。此所以藏密无上瑜伽重二、三灌顶之修法，而道家金丹真传中更有特别不共之绝密功法！

《真传易筋经》中《内壮玄功歌》"黄庭中有真主人，玉关紧锁无漏遗；无自无他无分别，青娥经术御无敌"，明显透露了无上瑜伽双运道。不过其实际操作，书中未予发挥，仍须师授。并且此等功夫乃是已达般若绝顶、转毒成智、火里栽莲的欲乐大定。若非自身通灵，能如鸠摩罗什吞针出针者，切忌轻易妄为。否则狮子跳处驴亦跃，未有不丧身失命者，慎之慎之！

从上可知，本法出处很明确是道佛两家相融后产物，与傅金铨大有攸关！

（二）真传易筋经

余学《易筋经》于涪陵黄克刚师。据云传功夫之某师，枯瘦如柴，全身薄皮包骨，简直不见有肌肉，但能胜重击，虽以铜鞭铁杆重刺其胁肋，如着花岗石上，不留痕迹。其年龄若何，籍贯何许，不以语人，临去之时，一弟子送之，至一楠竹林休憩，弟子请曰："师远行矣，能将其秘密功夫显示一二否？"师曰："我何能，不过练功精勤耳。"随以手拊一楠竹之根干，只听咋然有声，由根部直趋梢巅，视之，竹裂直贯梢巅矣。又前行，至一冶铁铸铧之厂，其弟子复请之，师以手指足趾着铁铧上作饿虎扑食式，既起，视其指趾着处，如齑粉矣。遂去，不知所之。

抗战期间，复旦迁北碚对岸之黄桷镇，校中经济系主任兼教授之卫挺生先生，雅好中国气功强身之术，聘请涪陵黄克刚先生教易筋经真传，一九三八年腊月寒假期间，卫请黄先生住其北碚附近之天生桥寄寓中，余每日往从，费了二十余日，将《易筋经三十二式》全部学完，并整理成册。

黄师传易筋经，共有三十二式，其中如犀牛望月、翻铁门坎等，非有相当臂力并关节柔韧力强者不易作。与五禽功较，多玉关锁以固两腰、降魔杵以练阴跻，其拍打推揉须别行，炼气功夫分九转，最后方是洗髓经，比五禽功更精深，唯导引姿势多而繁杂，不免有瑕瑜杂出之感。其入门礼神，用十二根香，十二支烛，十二副杯筷，以示十二年而功大成。黄师亦能身受重击，曾多次表演腹承汽车之重压。晚年境遇甚差，然犹寿至八十九岁。（以上文字摘录自张义尚《师资回忆录》）

真传易筋经由立鼎、安炉、三十二式导引、九转呼吸，以至洗髓还虚，是涪陵黄克刚师 1938—1940 年在北碚复旦大学之所传授。由于当时经济系主任卫挺生先生之爱好与支持，我曾将其功法辑著成册，由学校油印了一百多本。但狃于过去保守陋习，又受黄师密嘱守口之戒，有一部分功法未予披露。新中国成立之后，经过不断运动，尤其"文化大革命"，不特手稿散失，连油印本亦无孑遗。鉴于目前以"易筋经"名功而内容均有异同，甚至大相径庭，与当日师传印证，深感"真传"二字，确有与众不同处，故特就记忆所及，胪陈如后，用证高明。

道家中著《道书十七种》，有渊博学识和相当证量的济一子傅金铨先生曾出《古本易筋经》由重庆善成堂木刊行世，后来上海千顷堂也用铅印翻印过。黄师所传之功，为其家世传黄舆公山人之遗，济一子为之题词曰："舆公秘传易筋经，仙佛妙谛道难名。择人而授光圣德，进守勿替衣钵存。"

真传易筋经之导引共三十二式，每式包含少者七八动，多者二十余动，较传世古本为多。于全身内外上下，四肢百骸、气血精神之锻炼，无不周遍，以其过分繁复，故已不能一一记忆，然由之而归纳精简所成之"五行动功法"，以简驭繁，更见高明。

整个易筋经功法内容，不出外壮神勇与内壮玄功之二途，今为分述如后。

1. 外壮神勇歌释

若练外壮，约有九步。歌曰：

一曰立鼎除内伤。

鼎，是庄严安定的象征，故本功第一步的站式以之命名，此步站式有二。一是并足式，两足两膝并紧站立，提肛、收臀、塌腰、拔背、顶头、微收下颌。两手握拳，一拳拳背压于尾闾之处，拳心向后；另一拳以拳背向前，以拳心按于脐轮之上。全身骨节对准，肌肉有收紧内敛之势，但精神却呈完全放松之态。口唇微合，舌顶上腭，面带微笑，两足如入地九尺，安稳肃穆而立。此为一般青壮年的站式。若中年以上或有病之人，则应取平肩式站法，即两足宽与肩平或略宽于肩，身形肌肉与心态均应同时放松，其他对两手头面等要求同并足式不变。

这一步功夫的主旨在除内伤，对于身内脏器的锻炼，是以上焦心肺为主。以肺在五脏最高处，故名"华盖"，总司体内外气息的采摄交换与调整。天人一气相通，自能改善增强整个呼吸系统对于全身之影响。肺心相连，心为血液循环之主宰。一气一血，同是上焦脏器之所主宰，也同是人体生命活动之主要标志。气充血足，百疾不侵，故为养生健身之关键性步骤。明白了上面道理，再依次地行九转呼吸法，详见后面第三节。至于第一步功夫的正常合格标准，当随学人具体情况而定。从时间上讲，大概最少要120天（4个月左右），多一点时间更好，以基础所在，不可玩忽视之也。

第二安炉探阴阳。

炼丹之法，鼎安于上，炉位于下。炉在人身正相应于下焦肝肾之部位。功法取乾坤相对、坎离互藏、上下交泰之意，方能成其变化；尤其肾为先天之主，乃安身立命之所，精气归根之地，故此步与第三步，均当着眼于斯。根据中医《内经》学说，阴阳即天地之道，乃"万物之纲纪，变化之父母，生杀之本始，神明之府也"。天地是大阴阳，人身是小阴阳，大小虽殊，一气全通，我们只要能以一定的呼吸，激发出全身各系统、各脏器之元始本能，自能三才一贯，阴平阳秘，完成太极之本体。曰"探"者试探义，即包括许许多多践履印证微妙变化之过程在。其具体做法，即基于平肩桩站法，两膝微屈而立，两手结太极印，即左手拇指尖掐左手中指尖之午位，右手拇指插入左手大中二指之内，掐于左手无名指根节之子位，其余四指包握于左手四指之外，此手印亦称"子午连环诀"，然后置脐腹之前二三分许；亦可以虎口相对，大指向后或向前，又于两软腰之处，依之而运用九转呼吸之法。又当借助于降魔杵为道具（杵为倒人字形），以之抵于丹田以下之两胯内侧精囊之处而行呼吸。

三炼睾丸强肾脏。

"睾丸"包括玉茎，二者皆属肾系，乃人身主要生殖器官。易筋经功法对它特别重视，这是因为它处任督交界之所，对大小周天之运转而言有引渡作用，对日后同类阴阳之行持而言，更是阶梯法程。这本来是人体正常生理必须知道的知识，不过在封建社会旧礼教束缚时代，认为言这些器官不雅驯，故气功家多语焉不详，或避而不谈。

练习之法：先须吐浊纳清，努气至于睾丸，以双手由轻至重，自松至紧，由勉强至自然，周而复始，行攒、挣、搓、揉、拍等诀；又再努气至玉茎之顶，行咽、洗、养等诀。详须师授。

女子行持，当以两乳及两乳当中之膻中穴代之，当从师授。

附洗药方：即以食盐、地骨皮等量，或蛇床子、地骨皮、甘草等量，水煎至沸，乘热烫洗下阴，日行二三次或一两次，习以为常，以使气血融和、皮肤舒畅。若于烫洗时加行吞吐呼吸之法，则是"泥水探珠"最上乘之方法。

尚按：这一步功夫，与中国古代性知识有关，当参考中国古代房中诸书，若论修持，尤当参考藏密双身法，然此与中年以后之行者已无缘，因格于生理条件之限制，勉强行之，徒劳无功也。

四镇心原不惊惶。

此心原即胃腑与绛宫之位，须用护心剑之道具行功。护心剑即二尺几寸之木棍，上端作圆形馒头状，其功法系用低马步式，以心窝抵于木馒头上而行呼吸，可以收镇心神之效。

心窝绛宫即膻中，何以又有心原之名？盖膻中即气海，胃腑即中焦水谷之海，胃神经与脑之关系最为密切。凡胃有病，每致头晕，我国人每每心脑不分，以心代脑，故此心又是指脑神经，心原即心之本源意。且膻中地位，正处于脐以上之躯干中心，故以心原名之。

五锁玉关真精长。

武术界以腰背两肾中间之脊柱为玉关，中医称之为命门，故锁玉关有强固命门之意。命门强固，即能使真精不断增长，而真精、真气与真神，又为人身上药之三品，故其地位非常重要。易筋经外壮行功到第五步，即需用玉关锁之法器（如图1形）抵在背后软腰之处以练呼吸，自能使真精源源发生。肾为先天之本，久病必及于肾，故此五步功法兼有培补先天之义，不可不下扎实功夫坚持长期锻炼之！

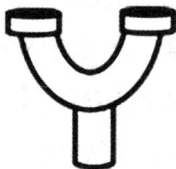

图1

六透三田气自刚。

上中下三田充实，乃是气满任脉之验。通过上面五个步骤，身内脏腑之重要脏器，俱已得到了良好的锻炼，在此基础之上继续加深九转呼吸之修习，三田真气不断充盈，"黄中既通理，润泽达肌肤"，都是自然而然的征验。

七贯任督河车路。

气满则任督自开，运行自有径路，其气由丹田而下，穿尾闾，沿脊背，上泥丸，经上田、中田而返下田为一周，是为通小周天，也叫运河车。河车有气河车、精河车、金水河车之不同。初功通关，一般都是气河车，也叫子午河车，只觉一股暖气周流而已。通关之法，九转中有导气，见后。若兼用动功，则蜀东金家功夫中开合一法，最简最神，可以借用。

八藏马阴龙虎降。

阴茎收缩不露，即所谓"马阴藏相"，乃康强无病之征。男子没有精液漏泄曰"降白虎"，女子月经断绝曰"斩赤龙"。这就是比喻身体已经复返青壮的一种征候。此步没有特殊做法，但是否达到这个境界，则是是否已可转入第九步之标准，不可马虎！

九易筋骨成神勇。

功至八步，已是五脏真气充盈，须由内达外，使全身筋骨皮肉皆受到严格锻炼，由骨中生出神力来。骈指可贯牛腹，侧掌可断牛颈，是谓神勇。此步行功，有条件者，当备童男童女，进行推揉拍打之法，又当备办木槌、木杵、石子袋等作为道具，初由脐腹下丹田周围始，以手推揉拍打，由内至外，从轻到重，周而复始，又从胸肋等处从上向下推揉拍打，再从背部由上而下逐一推揉拍打。道具初用木槌、木杵以至石子袋等，由轻至重拍打之。总要从上至下，从内到外，不可倒打。最后再练四肢，亦各分上下内外，依次拍打，直至指尖末梢。若无条件者，亦可以意导气锻炼，或改用太极拳、八卦掌、心意拳等内家拳法以代之，不过此需自力，较为多劳耳。

调摄补益不老方。

"调"是和合、整理、均平、混融义，人身内阴阳与外阴阳，人与宇宙间、同类间、有生物、无生物、有象、无象，在均有阴阳互交互换往来不竭之机。"摄"即采取，凡有不足，当采来为用，如是有余，又当释放求平。曰"调"曰"摄"，皆是意到而已，自然而然，不劳作为，能调摄即自有补益之验。此外壮神勇法之练功模式，与中医《内经》阴阳、脏象、气化、养生学说完全相符，能为人体生命之延续不断添油，身心自能健康，胜于常人，学者识之。

五行动功，系择取简明易行的姿势，去粗存华，扼要归纳而成。姿势虽简，而含蓄甚丰。如步法方面，立正式、并足式、内八字、外八字、高马步、低马步、介字马步、弓箭步等咸在；身法方面，伸、缩、俯、仰、横、直、转、旋皆有；手法方面，提、托、推、挽、开合、扭翻等毕具。有人怀疑动功式少，是否运用不周？我郑重告诉同志们，愈是上乘的功夫，愈是简易圆融。运用气脉，全在意气周遍，无使偏胜，外形的难易繁简，没有多大关系。若不求内容口诀，姿势再多也无用。本法运用要领，专在松、柔、绵、连，用意力，不用拙力，一动无有不动，一静无有不静，务使气息调匀，从容自在为要。

（1）喜鹊登枝

此式属木，于时为春，内应肝脏，具生长发育之性，有据地冲天之能，故功始于此。

预备式，两足跟相并，足尖张开约六十度而立，两手自然下垂，全身松开，头微上顶，劲落足底涌泉，气沉脐下丹田，凝神定志，稳住不动。

次即两足尖并拢相合，再身势渐渐下蹲，两膝随之微向下曲，但臀不可后突，身不可前俯，宜直线形向下收缩，同时肩沉肘坠，两手随之由下挨身向上移，渐渐曲腕成钩吊手。会于胸前绛宫之位，同时缓缓吸气，直入丹田。

承上身势缓缓直向上起，两膝亦渐伸直，但勿过挺，再足踵渐渐悬起，足尖渐渐下蹈，两手同时由绛宫挨身分向左右下落至软腰，再贴盆骨胯旁，缓缓下沉，到极点，再指向上挑，掌根下抵，十指上翘，全身随之一力上伸，而以沉肩坠肘、掌按指翘、足尖下蹈等势与之平衡，同时缓缓呼气外出。

此后复蹲身，屈腿、悬手、缓缓吸气，反复行之。一缩一伸为一度，初学只练六度，以后每过五日增加六度，增至一次三十六度为止。

此式主旨，在通理上下，使下至涌泉足趾，上至头脑泥丸，所有的筋骨气血，都能贯通流行而没有丝毫阻滞。

（2）黑熊托天

此式属火，于时为夏，内应心脏，正万物繁荣之候，有烟焰弥漫之形，故列二式。

上式作毕，再两足落平，成立正预备式。次，即将足踵外分成内八字步，再身势慢慢下蹲，至上腿相并靠紧，两手同时渐渐握拳上提，至仰靠脐旁，同时缓缓吸气。

再两足缓缓蹬劲，身势随之上起，腿膝渐渐伸直，但勿过挺，两拳同时挨身上移，至心上之胸部，慢慢变掌翻向上托，闭目用意随之上视，掌心朝天，十指相对，同时缓缓呼气。

此后复蹲身，并上腿，两手由上向下抓握成拳，至仰靠脐旁，缓缓吸气，反复行之。一缩一伸为一度，初练六度，渐增至三十六度为止。

此式乃上一式的扩充，全身伸缩，上托下抓，前式重在躯干，此式兼及手足。

（3）大鹏拂云

此式属土，土旺四季之末，内应脾脏，为万物归根之所，有滋生万汇之功，包罗万象，退藏于密，承载万物，不以为功，其形有之。

由上式上托后，足尖外摆，使两足距约一尺五六，成高马步站立。两手由上向左右下落，至与肩平，掌心向下。

承上身势缓缓下蹲，以丹田为中心，使腹胸背牵动两手，由左右外方向内收合，同时渐渐仰掌握拳，其劲渐沉于肘之内侧，齐向心下收缩，如包卷万类，收缩于心然。至两臂交叉于胸前，左手在内，右手在外。（二度即变右内左外，交换行之。）同时缓缓吸气。

再身势缓缓上起，足伸，两拳跟着变掌，由丹田发劲，使胸、肩、肘、腕、指，节节外透，向左右平伸，掌心向左右外方，十指尖朝天竖立，当两掌分推至极时，两足亦已伸直，但俱忌挺硬，同时呼气。

一缩一伸为一度，初练六度，渐增至三十六度。

此乃左右横扩的锻炼法，收放卷舒，云流风行，有似大鹏挥翼，九霄翱翔一般，故名。

（4）白虎推山

此式属金，于时为秋，内应肺脏，具肃杀之气，有劈切之能，故以白虎名之。

承上分推式两踵外扭，使两足相距约二尺，成 11 字步而立，同时两手下落，收至脐旁成拳，拳心向上仰靠脐旁，同时缓缓吸气。

再身势缓缓下落，成 11 字蹲马式，两拳由脐挨身上提，至胸乳之部，由拳变掌缓缓向前推出，掌心向前，约与心齐，头顶身竖，同时缓缓呼气，使气沉丹田。

此后复伸身，两掌内收抓握成拳，仰靠脐旁，同时缓缓吸气。反复为之。一收一推为一度，初练六度，后增至三十六度为止。

此式初用实马步起落，至功深，则用悬踵马步起落，乃是内练腰肾，外达四肢，作前后扩张的功夫，与大鹏拂云的式子，恰是一横一直。当两手内收时，宜注意由足腿腰腹为主动，以牵动两手内缩抓回至脐间；当两手推出时，宜注意其劲起于足底或足趾，由两腿而上会尾闾，沿脊骨达于肩臂，直透十指之甲梢，是为至要。

（5）凤凰展翅

此式属水，于时为冬，内应肾脏，具寒水之性，有波浪汹涌之形，左右转扭，练亦如之。

承上推出后，身仍下蹲成低马步，再两手收回成拳，仰靠脐下一寸五分之丹田，同时缓缓吸气。次即身势缓缓左旋，渐成左弓右箭步，左拳随之成掌，向左上侧方扭伸，至掌心遥与目对，右拳亦因之成掌，向右后下方翻抵，至掌心向后上方。注意转动时，心胸开展，肩沉肘坠，同时缓缓呼气。

再转身成低马步，两手缓缓渐握成拳收至丹田，吸气。

又身势缓缓右转，成右弓左箭步，右拳渐渐变掌向右上侧方扭伸，左拳亦同时渐渐变掌向左后下方翻抵，与左旋式相反行之。同时呼气。

总四动为一度，初学六度，后增至三十六度为止。

此式初用实弓步扭翻，至功深，则以悬踵弓箭步扭翻，左旋右转，如扭绳转索，旋转身躯，使气血无处不贯；又如凤凰展翅飞腾，左右徘徊，较前此四式的锻炼上下横直，又是更深一层的做法。

此动功有按时行功法，例春季木旺，每练喜鹊登枝加倍；夏季火旺，黑熊托天加倍；四季之末土旺，大鹏拂云加倍；秋季金旺，白虎推山加倍；冬季水旺，凤凰展翅加倍。（季节从四立日起算，每季七十三日。四季之末，即四立前之十八又四分之一日。）

又如脏腑有病，练法亦异。如心有病托天加倍，登枝加半；肺有病，推山加倍，拂云加半；脾胃有病，拂云加倍，托天加半；肝有病，登枝加倍，展翅加半；肾有病，展翅加倍，推山加半。

又如病有余，当扶所不胜以制之。如肺有余，当倍托天以制之；心有余，当倍展翅以制之；脾胃有余，当倍登枝以制之；肝有余，当倍推山以制之；肾有余，唯肾不宜制，当倍托天以济之。

此上动功，至少须练至一百二十天，再假童男童女推揉拍打全身，此中有木槌、木杵、石子袋、铁砂袋、铅子袋等道具。据个人所知，凡练功而用外物作道具，要以此功为最完备，他如重庆王礼庭氏传出之五禽功，亦用道具，但降魔杵、玉关锁等法器，则付阙如。

经过如上锻炼之躯体，可以刀剑不入，寒暑不侵，而且力大无穷，是谓神勇。

2. 内壮玄功歌释

此偏于内脏精气神之锻炼法，可以不假体外之法器道具。

内外动静在筑基。

此言入门初步，不论你是练内壮还是外壮，是练动功还是静功，其主要目的在于筑基。盖外壮内壮，途径虽然不同，功夫浅深有别，但第一步总要筑固基础，以后才能逐步前进。若基础功夫不巩固，犹如沙上建屋，必不能成。

莫把玄关须臾离。

谚曰："修炼不知玄关，如入暗室一般。"外壮功夫的玄关，一般俱指脐下丹田，把那个地方练充实了，再逐步外扩，遍及腰腹、两胁、胸背以至四肢。比较高深一点的内壮功夫，则玄关有死有活。死的玄关，或在脐内，或在脐下，或在体内，或在体外，也并不是只有一个死点。不过在体内者，一般都在由顶门至会阴之一线，故曰"黄庭一路皆玄关"；其在体外者，或高或低，或远或近，各有所宜，并随传授而不同，不过总有一个所在，故曰"死"。至于真正玄关，则是在神气相交、虚极静笃之后，静极生动，六阴之下，一阳来复，才是真正玄关。这个玄关，莫能形容，无可仿佛，功到则现，功寂则隐，故曰

"活"。凡练气功，尤其内壮功夫，首需弄清这玄关，把握不放，功夫才能精进不已。故曰"莫把玄关须臾离"。

首除七情不治病，始终一生无虚疾。

真能做好筑基功夫的人，身体必定强健，精神必定壮旺，喜、怒、忧、思、悲、恐、惊这七情，必定不能侵扰牵缠，而由五脏阴阳亏虚而来之虚损，自然也就不会发生了。

炼气功夫精益精，气归元海无喘息。

炼气功夫，呼吸九转，由初转服气到九转伏气，由浅入深，由粗及精，一旦达到极境，自然气归元海，无出无入，哪里还有鼻孔喘息的感觉呢？

百节通透元阳旺，寒暑饥饱不相逼。

气足即血足，气血俱足，则元阳壮旺，全身百节通透，活力充沛，表现出与一般人不能相提并论的境界：可以赤身睡卧雪地而不感寒，曝晒烈日之下而不觉热；一食数餐不饱，百日不食不饥。

黄庭中有真主人，玉关紧锁无漏遗；无自无他无分别，青娥经术御无敌。

"黄庭"有种种解释，《道藏》中有《黄庭内景》《黄庭外景》之经文，此间是指心室，专言心不动念、志为气帅之妙。"真主人"即正念，正念在前，则邪念不存。"玉关"即两肾间之命门，练外壮功夫时，且有玉关锁之法器；练内壮功夫，不一定用法器，只要正念常存，则自然玉关紧锁而无滑泄梦遗之失。当然，如能外内同练，则功验更是不凡，此亦须知。《青娥经》与《素女经》为同类，只是一为女修之术，一是男修之法。功夫真能达到玉关紧锁而又对森罗万象寂照一如，无有差别念生，则人我相灭，动静不二，纵有擅长青娥经术之异性，亦可以从容驾驭而无虞。其所以能如是者，细体歌意，玉关之所以能锁，固是气脉作用，而黄庭中之真主人坐镇不动，则更是气脉作用之核心。此节与佛法密宗三灌"转毒成智"之修法有相通处，但这里只是从本法的功验方面讲，并不是说非如是行持不可。

功成九转须洗髓，三际顿断空色一；大道平直法自然，寒空万里连天碧。

此言洗髓之功，专在三际顿断、空色两融，则"寒空万里连天碧"而入法性矣。"三际顿断空色一"一句，即洗髓功法。此言"功成九转须洗髓"，是言九转呼吸俱已练成，即须接修此洗髓之功。实则九转伏气之中，已有三际不住之任运修习，此言顿断，是功夫更见得力。至空色两融，包括受、想、行、识共五蕴，皆能与空双融无碍，此是佛法大乘般若宗之观习，随缘不变，不变随缘，应深究《金刚》《般若心经》，尤其禅宗顿悟、密宗解脱道——心地法门，皆宜细参。众生分别心炽燃，逐途成滞，唯菩萨识心泯尽，四智圆明，玄冥自然，与道合真，如寒空万里，不染纤尘，与碧空合一而无际矣。犹忆1989年11月中浣瞻礼南海普陀道场，至法雨寺观音圆通宝殿，门外右首一联："五蕴皆空，即众生而观自在"；左联上首二字先为布幕遮掩，亟欲知之，随有微风徐来，恰恰揭开布幕，露出全联云："六度齐备，唯菩萨亲见如来"。这是我亲身的经历，俗话说"心到神知"，历验不爽，此不过略示一例于千万耳！

3. 九转呼吸法

实践锻炼《易筋经》的外壮或内壮功夫，最中心秘密的口诀，唯是九转呼吸法。此法因为过去非常秘密，故在《古本易筋经》中没有透露，黄师传功时，对一般人只说呼吸有九转，也没有发挥。我既得师秘传，今特将师授口诀，结合个人经验，扼要叙述如后。

（1）预备功法

易筋经的呼吸锻炼，若练外壮神勇，一般系从立鼎安炉的站功姿势下手；若以内壮为主的，则以坐法为先，双跌最好，单跌或自然盘次之，天王坐法也可以。

其次，除浊气。以鼻吸体外清新空气入内，直入下腹，吸气已，随以口默念"哼"字，以吐胸膈以上之浊气。次又如上吸气，默念"哈"字，以吐中焦之浊气。三又吸气一口，默念"嗨"字，以吐下焦之浊气。如是连做三遍，共吐九口浊气。此为早课必行之功。余时炼气，则以鼻吸口呼一至三遍已足，无须念字。

再次，定神。口唇闭合，眉心舒展，面带微笑，舌尖轻抵上腭齿间，两目向前平视，凝光不动。俟凝定，渐渐内收，由两眼当中的鼻梁处（山根穴）入内，再向下行，直注于脐后腰前而微下之丹田中，两耳也随之入内，倾听丹田所在之处。

（2）九转正功

此为炼气正行。炼气，有刚气、柔气、中和气之别。刚气，呼吸有力，气入充满全身；柔气，多用自然体呼吸，气之出入，当以意念相主宰，只在丹田有感应；中和气则介于刚柔之间。本法属中和气，且更偏近于柔。又有顺呼吸和逆呼吸的不同，顺呼吸是吸降腹膨、呼升腹缩的自然呼吸；逆呼吸则是吸升腹缩、呼降腹膨的反自然呼吸。本法一般是顺呼吸，个别特殊体质，感到逆呼吸较舒适，也可用逆呼吸。若呼之与吸，俱全身肌肉向内收缩，逼气入骨的，则为内壮呼吸，但初学是不能随便采用的。

此下分别介绍九转功夫。

第一转服气：

除浊、定神已，即以两鼻孔徐徐细、匀、深、长吸气，直入脐后腰前而微下之丹田，同时舌尖微向上舐，整个腰腹下部即自然四向膨胀为度；吸后就呼，中间不可停顿，仍要细、匀、深、长，直趋两鼻孔而出，舌尖同时微微下移，腰腹全部也就自然四面向中心收缩，以帮助压气外出。出入的气，细如一线，往来到底。出完即吸，吸后即呼，如胶似漆，绵绵不辍。这样一往一来，不断地吸气呼气，舌尖随着不断地轻轻上下动摇，腰腹部也随着不断地四向外张内缩，并且口鼻不可见呼吸之形，自己不得闻呼吸之声，外相要好似无呼无吸一般。如口中津液充满，即分小口微微仰头吞下，以意送到下丹田。初时鼻孔里还感觉有气出入，后来功夫深了，就只觉腰腹外膨，气即摄入，腰腹内缩，气即挤出，鼻孔如同虚设一样了。

此功夫专修，早上一次，上午二次，下午一次，晚上一次，共五次。若业余修习，早午晚各一次。初学每座三十分钟左右，以后渐加至一小时以上，量力而行，总以不感疲劳勉强为原则。若计数修习，一呼一吸为一度，初学四十九度，渐加至一百余度，最多不超过三百六十度为准。

第二转换气：

炼气功夫，很难一帆风顺，初学服气，往往不能完全如法，此须集中精力，克服困难。经过一段时间，自能走上合法的正轨。但已上正轨之后，又经若干时日，可能又出现呼吸不匀，心气不能一致，甚至气喘如牛，心乱如麻。这是脏腑受炼而起急剧变化之故，名之为"换气"，是好现象，不要惊疑害怕。当将全身放松，心神放自在，照样锻炼下去。所以换气的口诀，只有"坚韧"二字。

换气，是炼气中的一个过程，大抵初学炼气的人，多数要经过这个阶段；还有炼不如法，身体或精神上有勉强不自然时，也能出现这个现象。说它是好，因已有明显变化之故，但终究要超越它，故有放松、自然之诀。若是在先已练过气功，或者资质特别相应，也有可能不出现这一过程，总要任其自然，有了不惊疑，没有也不着急，才能顺利前进，不入歧途。

第三转调气：

经过换气阶段，渐渐又可达到呼吸合法的境界，名为"调气"。调气的意义有二：一是有为功夫，就是使不调者仍归于调；二是无为功夫的阶段，则是指气已调顺的境界。什么是调气的有为功夫呢？服气时的呼吸要求，是呼吸细匀深长，此调气的呼吸要求，则专在"自然从容"四字上留意。应当能调到几许细即几许细，几许匀即几许匀，几许深即几许深，几许长即几许长，做到自在悠闲、缓急中度，一点没有勉强为准则。呼吸已调的境界又怎样呢？气息往来自然、匀整而有力、舒适，即已是达到了"调气"的境界。

功到"调气"阶段，大脑宁静程度一天比一天加深，就有种种证验感觉发生，或身轻如毛，或体重如山，或四体动荡，或觅身不得，或有寒热骤生，或有见闻异境，其他尚多，难以尽举。此当不惊不喜，不见不闻，专心行持，他非所知，是为至要。

第四转凝气：

于空气清新所在，以两鼻从容细匀深长吸气，纳入丹田。于吸气的终了，即心气相合，凝住于丹田而不动，用以增益气神，填补虚损，约经三五秒钟，稍觉不耐，即将气缓缓放出，同时存想清新之气并未随出。每次停住的时间，随功力进展，逐步增加，由数秒渐增至十秒、二十秒、三十秒，以至一分、二分、三分等，缓缓而进，总以呼气时仍然从容自在为度。

此凝气功夫，只限于凝住丹田，若于丹田以外有任何肉体或精神上的紧张不自然，都是错误。前此一至三转，忌饱腹行功，此功则正宜饱腹从事。于每座功完，最后一口气呼出时，更应神入丹田，觉气亦安住丹田，并未随呼而出，并且一直存住下去。斯后行、住、坐、卧、语、默、动、静，皆当常保此意态而勿失，切要勿忽。天气晴朗之时，每早宜于朝阳初出之际，增加对日行功，最少四十九度，能增长胆力，亦是要着。

按：前此流传的内养功，即是本法的利用。不过内养功的停气法，以字句作限制，最多不超过九字（入气出气各占一字，中间停气七字）。本法最初停气的时间，亦只一字、二字，后则可以尽量延长。

又，高级层次至此，当修体呼吸。体呼吸法亦有浅深层次，当根据学人之资禀量级而有多种变化，须量体裁衣，勉强不得。此赖明师之指点，非纸笔文字之所能为力矣。

第五转闭气：

此是大停气功夫，前转凝气，至不耐即出，此则须尽力多住，是为不同之处。《抱朴子》曰："鼻中引气而闭之，阴以心数，至一百二十，乃以口微吐之。吐之及引之，皆不欲令己耳闻其气出入之声，常令入多出少，以鸿毛着鼻口之上，吐气而鸿毛不动为候也。渐习转增其心数，久久可以至千。至千，则老者更少，日还一日矣。"即此法。此须有前面四转为基础，若无基础，是不能修习的。若勉强为之，无益有损。

按：此转即修刚气，不过是由渐而至，与下手即直接修习为有别。此种修法，在佛法密宗及印度瑜伽中特别强调，但对修习者的年龄限制很严，一般都要在三十五岁以前，并且还要体质强壮的才能胜任。

第六转导气[1]：

导气是在闭气功夫已稳固之后的做法，功至此步，须练幻身。先存想身如水晶，透亮光明而空彻，心中有白亮字上升出顶门，摄集宇宙间所有精英，化为白色金刚；再由顶门下入心中，自身即化为金刚，坚固至极，无物能坏。

再入正修，此有两个阶段：

第一阶段，是密语通关。诀曰"字导气起丹田"，即闭气之后，存想心气凝结于丹田，现一白色字。"字导气至命门"，字下行而穿尾闾至命门，转成白色字。"字导气在夹脊"，字沿脊上行至夹脊，变成白色字。"字导气至顶门"，由上行过玉枕，入泥丸，变成白色字。"字导气至喉间"，泥丸之下行至喉，变成白色字。"字导气至心原"，字下行入心间，变成白色字。此字又下行至丹田，化为白字，轮流一周。至此方让气出，又再闭气行之，周而复始，每座最少修一百零八转。

---

1 第六转导气：此处梵字多有错漏颠倒，故此处不照录。

第二阶段，是导气四末。即闭气以后，存想气透手指、足趾之末梢，更或从四末而出，至一尺二尺，以至十步百步外等。目前所讲的发放外气，即此类。此是气的利用，作用很多，治病亦是其中之一。

按：导气至于身外之法，黄师戒谓不宜多练，多练恐于身无利。但佛法密宗息、增、怀、诛四法，除诛法不宜乱用，怀法、增法宜慎用，息法常可多用。盖高级功法，自别有善巧，此须学人道德高尚者方可用之。

第七转火气：

火气的修习，是增加健康、延长寿命、揭开人体生命奥秘的钥匙，须于闭气、导气已得自在之后修之。其法：观想丹田所在，有一红日，色红、光明、透亮、火热、炽燃，任何物体遇着，都会立刻变成火焰，其火焰温暖舒适，能使人产生无限安乐。次观鼻前径寸之地，乃宇宙大气之精华，能使丹田之火，不断增长。于是，从容细匀吸气，纳入丹田，前后二阴之气，同时微向上提，与外入之气，会于丹田，尽融入于红日之内，光热因之愈益增长炽盛。至气不能耐，缓缓放出，但红日的观想不要放松，每次最少应修一百零八次呼吸。至丹田火生稳固之后，应观光热外侵，凡火热触处，立刻转为红热之火体。初由丹田而满腰腹，又由腰腹而满两肋，而满胸背，以至四肢爪甲毛发，整个身体成为一轮红日。凡火热到处，皆有温暖、舒适、安乐之感觉，尽力安住。

炼此火气之时，应多食乳酪、脂肪等增热之品；或更以壮阳益气之药物，如上桂、附片、沉香、小茴、韭子、北味、枸杞、苁蓉、仙茅、鹿茸、红铅等药适当配丸长服之。

又，此火气修法即佛家密宗拙火定。依准密法，火焰之增长不宜超过顶轮，此点值得注意。

第八转水气：

火满全身，应修水气。先将全身放松，意想自身玲珑光洁而白亮，如水晶然。次观顶上高约一尺，悬一月轮，清凉皎洁，寂照光明，与秋夜碧空的月轮一样。次想皎月流出清凉甘露像乳一样润泽，冰一样凉爽，功能润枯泽朽，起死回生。其后调整呼吸，用小停气法，于吸气之时，想甘露随气灌入顶门，直趋丹田，停息时，想润泽全身，安适异常。停后不需久住，吸、停、呼约各占一字即可。随呼气时，清凉安适观想勿忘。如是甘露愈积愈多，充满全身，全身即变成一个月轮。以后专住此观，呼吸任其自然，时间愈久愈佳。

修此水气之时，可多食蜂蜜和梨子、荔枝等水果，或以滋阴补血之药如二地、二冬、阿胶、龟胶、女贞、玉竹、北沙、圆肉等品适当配丸长服。

此上火水二气，一贯相承，乃是升降水火、调理阴阳的妙法。道家有、佛家有、印度瑜伽也有，不过观想不同。此处观法，与佛法密宗接近，不过不观脉轮。古哲云"性在天边，命沉海底"，故此水火的观修，也是性命双修的一法，不可轻视。

第九转伏气：

伏气亦称胎息，是呼吸气微，仿佛鼻中无出无入的境界。前此都是有为功夫，到此方入无为正定。其法：先须停止头脑中的一切妄念，也不再去运用呼吸出入，一切不管，只存一"一无所着"之正念。不思过去，不想未来，不辨析现在，安安稳稳，舒舒适适，自在寂照而住，时间愈久愈佳。但初修每不能长住，需随时提起此念，不断熏习，不断缓缓增加住的时间，日积月累，自然可以达到长住久住的境界。功夫到了这里，境界体验甚多，唯一的要诀，是见若不见，闻若不闻，既不跟着内外缘境转变牵缠，也不要去制止压伏它，只是自自在在地住在那难以住止的境界里，这就叫"转不住为住"，却成大住长住。

此上九转功夫，每一转修习时间的长短随修习者的体格、年龄、悟解、掌握等程度的不同而有别。一般的情况是：一至三转，最少需修一百二十天；四至六转，大约需修习一百二十至一百五十天；七八两转，最少修习一百天。至九转伏气，则是终生（身）行持功夫了。

（3）善后尾功

此中分二。①还虚功：实修九转功夫，每座功之后，皆当接修此功。其法：初，将心神凝照丹田，不再管呼吸的长短大小，任其自然出入，时间久暂不拘，能久一点更好；然后，遍身完全松开，呼吸任其自然，将凝照丹田的心神也随之放开，照注全身，存想自身安住白云絮中，遍体空松通透，一呼一吸，无处不相通连，恍如身体与外界俱不存在，只是一片疏松空透的云霞一样。如此约五至十五分钟为准，可免走漏滑遗之险。②解座法：凝气宁神，两手掌互相搓擦，至觉火热，一手在内，一手在外相叠，按于小腹之上，顺转三十六，逆转二十四，觉外摩内应，腹气随之盘旋，愈旋愈宽，广无边际，感觉舒适清泰为则。又再搓热，摩两腰，不计其数，火热为度。再两手浴面，开口吐气，令火外散。再摆腰腹，扭肩胛，旋颈项，舒手足，起身，活动手足，散步片刻而终。如身热有汗，应以干毛巾拭干，不可当风贪凉。若欲沐浴，需休息至少半小时后，始可行之。

此真传易筋经功法的优点，是见效迅速，一步有一步的做法，可以循级而登，引人入胜。凡年龄不大、身体较好的人，修此最为相宜。

若年老体弱，最好按柔气功修习法行功，较为适合而无弊。若必欲修此，则须尽量做到自然舒适，不可勉强图效。且闭气一转须略去，导气亦当审慎从事为要。

（三）论柔气功的修习法

1. 柔气功的意义

柔气功，是与刚气功相对待的。涵虚翁曰："其为气也，至小至柔，以曲养而无害，则聚乎虚空之中。"此功亦名"内凝气功"，则又表示与易筋经等以炼外气为主者不同。中国道家，对柔气功最擅其长。柔气功，也是以腰腹丹田为基，再配合呼吸同神经的运用。但柔气功的呼吸，已不是指鼻孔里有气息出入的呼吸，而是指腹内与鼻孔气息出入相应的一种自然动荡的内气。

柔气功与静坐法很相类似，但实质不同。静坐法是专讲住心的，也就是专门安静神经。其安静神经的方法，或住顶上，或住眉间，或住绛宫，或住丹田，或住身内，或住身外，或住有相，或住无相等，难以枚举。而柔气功的修习法，则是利用身内的天然内息以作安静神经的一种特殊功法。内容简易、圆融、自然，凡老弱过甚或有严重疾病的人，当以此法修习，最为稳妥。有人讲柔气功修习法见效很慢，但根据个人经验，只要信心坚、决心大，能够去除杂念，真正达到虚静的境界，见效还是很快，并且功夫不易退堕，因为随时随地，只要心静息平，就是柔气功的持续，不一定要在座上才是行功，这是本法特别殊胜的地方。

这里还要特别提到，过去流传的很多静功方法，大都专以意守某一窍道为秘诀。本来为了安静神经，方便意守某一窍道，是可以的，但这只是暂时的权宜方法，若把它当作究竟，结果，守上者多得气逆充血，守下者每致梦遗滑精，守中者难免痞满胀膨，这与柔气功的活泼自在，相隔天渊。因为窍，只是身上的一点，不管它怎么重要，牢守了就不免有所偏胜，何况衡以佛法的"三止三观"（属天台宗，三止是系缘止、制心止、体真止；三观是空观、假观、中观），所有一切守窍的办法，不过是"三止"当中最初步的"系缘止"呢！

2. 柔气功的实修法

依照一定姿势（双盘、单盘、散盘或天王座，总以舒适能久坐不疲为好）坐定之后，将全身自内至外，完全放松，务使自在舒适，没有一丝一毫执滞，其气能自然下沉于丹田为主旨。心神方面，也要完全松开，务使放下万缘，无着无住，安泰自在为要。

于是以口吐浊气一至三口，但不必念字，也不须十分着意。吐气之后，口勿遽闭，让气由口鼻自然进出三五分钟。然后合口。两目随之轻轻闭合，或垂帘观看鼻尖（功深后，开目做功也是一样），凝住片时。遂以意微敛目神，由两眉间向头上巅顶直视，上透到至高无上之际，透愈高，视愈广，以至其大无外，与整个宇宙，协和一体，微停。再心神视力徐徐内摄，仿佛包卷整个宇宙一同收缩，合为一气，犹如一道虹光，贯注顶上。移时，然后向前照注天目（两眉间向上三分处），微停。又至山根（两目间之鼻梁上），复微停。再由之入内而下，直注射至脐后腰前而微下的丹田所在，两耳也跟着倾听在那里。是为回光返照，凝神入气穴。

气与心是有连带关系的，因心思宁静，鼻孔里的呼吸，自然微细若停，而腹内微有动荡的内息，遂亦自然与心合化而归根到气穴深处，这与垢水不被风摇，自能徐徐静淀而返澄清的境界完全相同。所谓"心静则气平，不调之调为上"。于是神与气合，情与境忘，初时尚觉腹中一息盘旋，婉转悠扬，不出不入。久则腹中动息，兀然自住，内气不出，外气反进，此正胎息成功的初步景象。

此后继续努力行持，腹中自有暖气发生，但须深知此暖气的发生，也不过是气功当中的一种景象，平平常常的，切记不要欢喜执着，则暖气可以愈生愈旺，日积月累，自能冲开尾闾，沿脊贯顶，循前而下，复返丹田，以至周遍四肢百骸，皆是自然而然的功验，一切应以坦然不动的态度应付他，有了不惊喜，没有不着急，总以气静念无、心平息匀为首要，其他皆非所知。

若能如上行持，可以炼液化血、炼血化精、炼精化气、炼气化神，生化无穷，皆自然而然。一切内外气机变化的虚妄境界，也自可泰然相处而无迷误。我只始终保持灵明圆照、神清气和而已。

每座功毕，还虚、解坐等做法，可以参考前论，兹从略。

3. 柔气功修习注意

第一，柔气功修习，乃是在虚静的基础上，神安息定，自然相依而合化，不可勉强，否则以心逐息，流弊无穷。

第二，若精神散乱，妄念纷起，甚至烦躁不宁，应当松开意识，若有若无，经过一段时间，自然会趋于平静安稳的境地。

第三，若精神恍惚，昏昏欲睡，当抓紧调整内息，明了其行、住、起、止的相状，自可振作精神，脱离沉陷景象。或者顺其自然，充分大睡一觉再坐。

第四，练此功夫，最要紧是除定时做功外，每日行、住、坐、卧，必念兹在兹，则收效迅速，且无流弊。

第五，实修本法，只要能虚极静笃，神气相依，则大本已立，以后或升或降，宜放宜收，寒热通塞，勉强自然，一以神会，随机斡旋，勿使偏胜，则自合法度。譬如我们驾驶火车，只要能掌握火车的机车驾驶技术，就自然能遵循轨道飞驰，尽管山回路转，驿站重重，当行就行，欲停即停，届时自知斟酌处理，用不着预先悬拟，画蛇添足。

（四）尾跋

练易筋经能生出神力，是武术界有名的功法，当我学习此功时，也是抱着这个目的而去的。犹忆黄师传功设仪（在涪陵市天平寨黄师家中），摆十二支香、十二支烛、十二副杯筷、十二盘供品，礼神后说："此表示功夫十二年而大成，此功是大道，不只是健身增力的小法。"我当时还以为黄师是故神其说，但后来广学各派武功道功，尤其藏密无上瑜伽二、三灌顶修法中的脉轮观、宝瓶气、拙火定、欲乐定，与黄师所传闭气、导气、火气、水气，虽观想不尽相同，而内容实大同而小异，并且黄师传有服气、换气、调气、凝气，以为闭气（宝瓶气）之前行，功法更为稳妥，最后伏气洗髓，直入般若之堂，与密法第四灌顶之修光明，也是相通的，方知师言之不谬，而武道相通，也是有它确切的根据了。

本功以呼吸炼气为中心，借之以炼精养神，对于道佛两家的隐语喻言，完全扬弃，依法进修，功验可靠。笔者三十年代曾实践获益，不欲辜负师传之大德，故不辞辞费，聊充识途之老马耳。

近来各种气功功法纷出，争妍斗奇，但在社会上一般人的认识中，也出现了误解：第一是一说气功，就联想到江湖卖艺之流，如睡卧钉床、金枪刺喉、纸上悬人、手握赤铁等杂耍表演，以为不过如是；第二是过分夸大意念作用，不问功能量级大小，仿佛气功万能，结果不免失望；第三是被气功师出山之类的宣传所惑，不明气功理论内容和实际，轻易盲从，劳而无功，遂走上不信气功甚至反对气功之路；第四是虽然确信气功是人体生命科学的尖端科学，但不肯下苦功锻炼，浅尝图效，纵遇明师真传，到头仍是枉然。这些都是对气功认识不正确所致，需加以纠正。

目前气功功法虽多，但真正好的、高级的功法也并不是那样普遍。核以理论和实践，我深信本功不失为探讨生命科学有价值的途径之一，但若知而不信，信而不行，行而不笃，以为学气功只要交了费，功夫就会自动上身，这是一种抱侥幸心理的、不现实的懒汉贪馋思想，我劝他最好不要妄想，以免徒劳！

一九九四年七月二十二日晨于忠州蜗居

十二、蜀东舆公山人真传易筋经——呼吸吐纳法

张义尚

真传易筋经有静功，有动功，是内壮，也是外壮。原传功人是涪陵黄克刚，字楚湘，别号炳南先生，黄舆公山人为其远世祖。在中国道家中有渊博学识并著《道书十七种》的济一子，曾以其功法由重庆善成堂木刊《古本易筋经》问世，并为之题词曰："舆公秘传易筋经，仙佛妙谛道难名。择人而授光圣德，世守勿替衣钵存。"黄师本人及其弟子过去曾经多次在重庆表演铁棒击头、汽车压腹等技术。一九三七至三八年间，黄师应复旦大学之聘，本人得以从之问学，并辑著《易筋经真传导引三十二式》，由学校油印一百本，可惜在"文革"期间，已荡然无存。为了给病家和有志锻炼体魄者做参考，并不负古哲传功苦心，今特先将其呼吸吐纳法公布出来。

本功法特点，是呼吸与吐纳并行。黄师说："呼吸与吐纳，一般人多混为一谈，实际上，呼吸是呼吸，吐纳自吐纳，呼吸是用鼻，吐纳则是用口，二者俱属静功范畴。"其呼吸法由浅入深，有九转层次；吐纳法是取体外清气或日精月华，中有秘密。为了容易明白，此后分预备、调身、调心、调息、还虚五个部分，一一分别加以阐述。

1. 预备

预备是练内功的先决条件。预备事项中，第一是地点选择，一定要是空气清新、寂静无哗的所在，室内室外都可以。第二

是时间安排，每天最少要早晚二次，能增加中午一次更好。早上最好是五点钟左右起床，盥洗漱口之后，即开始行功。晚上以入睡之前十点钟左右为宜。中午即在午餐之后一点钟左右。凡过饱过饥、身体过分疲劳，以及心神意志不平静的时候，都不能勉强行功。

2. 调身

佛法密宗修大手印有名言："身调则脉调，脉调则气调，气调则心调。"身形调整，直接影响气脉，故修习内功（也就是气功），第一步就必须从调身着眼，一切方有所依据。

凡是健康人为了加强体魄、增长灵慧而锻炼，当从立式入手，再进入到坐式，一般不用卧式。凡是多病体弱，不能忍受立式坐式，为了却除疾病、填补虚损而练功之人，则当由卧式下手，练到坐式，再由坐式练到立式，但以后长时行功，则仍以坐式为主。

此后分三节说明。

（1）立式

本功立式有三：一立鼎式，二平肩式，三安炉式。

立鼎式是两足并立，两手轻松握拳，以一拳拳心向内，置于肚脐之上，另一拳拳心向后，以拳背压于腰下尾闾之部，两肩松开下沉，头微上顶，颏微内收，脊柱伸直，两腰当中之脊骨向后凸而臀尾向前收（所谓塌腰敛臀），全身肌肉筋骨俱有微微向内收敛之意，两唇自然闭合，舌尖轻抵上龈齿之间，两目先向前平视一刻，再目神内敛，眼帘半垂，使神光凝注于脐后腰前而微下之处，其处在左右前后之正中，不偏不倚，两耳亦随之向内收敛而听于斯处。此青壮年健康无病，专为增强体质而练逆式内壮功必用之姿势。若是中年以下或年虽轻而体不壮者，则以用平肩式行功为好。

平肩式是立与本人两肩等宽或比两肩之距稍小之平行桩法（注意两足不能超过两肩之宽，过宽则气散漫不收），两膝微微下屈，两手结太极图印覆于脐腹之上。其他要领，与立鼎式相同，唯全身肌肉筋骨不向内敛而应完全松开，听其自然，此为以气神锻炼为主者之桩步。

安炉式是用骑马桩，身向下蹲，以两手腕背或虎口抵于两软腰间，大腿与地成平行。仍要顶头、沉肩、竖脊、敛臀，舌抵上龈齿间、目内视、耳内听等与前相同。此为青壮年想在武功方面深造的基本功夫之一，专以养生为主的无须采取此式。

（2）坐式

坐式是练习内功的主要姿势，不拘什么门派都没有异议。坐的姿势一般有四：

一是全跏趺，就是以一足内屈置于另一足之胯根上，足心上仰朝天，再以另一足内屈置于先盘之足的胯根上，足心亦上仰朝天，然后再以两手手心上仰相叠，靠近小腹，置于两足之上，一般是左手在上，功深可以右手在上。此种坐法，应臀微后突，臀尾之下应以软物微微垫高，或采用后高前低微带坡形之特别禅床或禅凳。坐式之其他要领，如头、腭、肩、脊，收视返听，合口抵舌等，与立式相同。

二是半跏趺，即以一足内屈置于另一足之胯根下，使足跟靠近睾丸会阴，另一足亦即内屈置于先盘之足股上，其他要领与全跏趺完全相同。

三是自然坐，也叫仙人坐，一般叫下盘式。即以一足内屈置于对应之足股下，另一足亦内屈置于先屈之足股下，两小腿成交叉状，两足外缘着垫，两膝空起，此式臀部应垫得比跏趺坐更高一点，其他要领和前面一样，唯手之方式不同。此有二法：一以两手手心向内，以右手食中无小四指在外松握左手之食中无小四指，右大拇指尖掐左无名指之子纹，左大拇指则掐左无名指内中节之中部，覆于小腹之上；另一法是两手各以大拇指掐子纹，以其余四指包握大拇指外（是名握固），两拳心向下，覆于两膝之上。

四是平坐式，也叫天王坐。即如平常坐凳一样，但凳之高低，应以两足踏平，两胯与地面成平行为准，两膝相距约与肩宽相等，两手掌心向下舒松抚按于两膝之上，其余要领与前相同。

究竟采用什么坐式为好？当以学者的能力和习惯为转移，总要坐起舒服，不妨碍心神入静为标的。一般都说跏趺最好，但是假定你筋骨僵硬或者下肢生成短曲，不特全跏做不到，即使勉强做到，也反会使你发生痛苦感觉，哪里能平心入静呢?！

（3）卧式

卧式，一般都是用向右侧曲而卧，右足伸而左足屈，都要自然，右手曲置头下，使右耳落于虎口之间，或右手松放靠近头部之枕上亦可。左手微曲置左腰，手心自然扣脐为则。此式为有名的吉祥卧，也叫狮子王卧，也有叫蟠龙卧的。

此外也还有仰卧、俯卧的练功法，不过除非治疗某些特殊疾病、锻炼某种特殊功夫或者虚衰过度的人，一般都不采用卧式。

3. 调心

调心，即心神意志的调整。人类是最具灵感的动物，心神意志无时或静，古人比之心猿意马，就是说心意是最不容易控制的。调心的方法很多，随着练功的目的和功种的差别而不同。

我们的练功方法是在姿势摆好之后，首先，不思过去种种，不想未来一切，把心收到现前的境域里来；其次，又从现前的外境向内收到自己的身躯上来，体察它是否已经完全放松自然？如有未放松、不自然处，立刻纠正它；最后，这体察松与自然的意念也要丢开，使心神意志如明镜无尘，能反映万物而不去分别万物，又如暗室明灯，光照四壁，也是自然而然。

如上调身与调心相结合，身稳不动，心住自然，一直住下去，就是专修静功的秘密之门。

4. 调息

息心修静，本是内功的上乘，然而这种外忘宇宙、内遗形骸，如寒潭止水，一念不生的境界，每每不能长时维持。因形体外表虽然不动，而内里的呼吸往来却牵引着心意狂奔乱驰，为了即病为药，系马有椿，同时使身体健康的进程加深加快，调息的研究是不可不特别留意的。

所谓调息，就是调整体外大气（大气即体外虚空的自然之气，因其中含有多种元素粒子，故名大气）与体内真气巧妙结合的办法。其具体做法如下：

（1）除浊

调身息念之后，先以鼻引清气入体令满，即默念"哼"字（不可出声），以口吐上焦之浊气；吐毕即又以鼻引息入体使满，即以口默念"哈"字，以吐中焦之浊气；吐毕又再鼻吸清气使满，随以口默念"嗨"字，以吐下焦之浊气。如是连做三次，共吐九口浊气，此为早上第一次行功必用之法，余时则仅以鼻吸口吐一至三口浊气即可，不必念字。

（2）呼吸

除浊之后，将心与气合，感觉体外清新之气的吸入，直趋下丹田，同时舌微向上抵于齿龈之间，吸毕即呼，觉气由下而上，直趋两鼻而出，同时舌微下落向前抵于上齿际。呼毕即吸，吸毕即呼，气之往来，宜深匀细长，但要任其自然，切忌故意造作。一吸一呼为一息，应息息暗数计清，初学一般四十九息，逐渐增加至一百零八息，三百六十五息为极限。是为初步呼吸法的第一转服气功夫。应耐心久修，打好基础，不要急于求成，而水到自有渠成之日。

如呼吸服气已上轨道之后，经历若干时日，可能出现身不能安、心不能静、息不能调的现象（此现象不一定每人都有），则是学人脏腑受到锻炼而起气脉急剧变化的过渡阶段，是为二转换气。不要惊疑，照前坚持行功，则又可归于正轨而功更深，是为三转调气。由调气而现多入少出，吸长呼短，则是四转凝气。凝气功夫日深，仿佛气无出入，是已达到五转闭气功力。斯后发生气脉流动，或循任脉督脉，或循带脉侧脉，或循十四经、十五络全身所有各经脉，是属六转导气。功久丹田生暖，是七转火气。顶降甘露，是八转水气。动极终归于静，脉住气停，则已达到九转伏气。呼吸至此，成就胎息，已可谓登峰造极矣。

（3）吐纳

在服气呼吸当中，遇有津液满口，即以口念"坡"字吐气，吐毕随即撮口发"虎"音纳气，使新鲜大气贮满口腔，闭口，使与津液融合，此"坡""虎"两音，俱须出声。再头微上仰，咽津入喉，以意送下丹田，微停，即以鼻呼气，此一呼气，须短而劲，由两鼻喷射而出，如枪弹出口，强弩离弦。随后继续呼吸，以俟口津贮满，再行吐纳，至做完一次行功应作之呼吸度数为止。

此吐纳作法，必在空气清新之处方可行。如能兼采日精月华，则更为理想。

呼吸以肺肾为主，锻炼五脏，调补先天；吐纳以胃肠为主，洗涤六腑，推陈出新。二者作用不同，宜知之。

5. 还虚

此为善后解座之法。呼吸吐纳之后，即将心神凝照丹田，不再管呼吸的长短大小，任其自然出入，约三五分钟。再遍身完全松开，心神照注全身，存想全身空松通透，安住白云絮中，与之打成一片，一呼一吸，无处不相通透，恍如身体与外界俱不存在，只是一片疏松空透的云霞，如此约五至十五分钟。有遗精病的，更当酌量多修，则全身精气之聚于丹田者自然散于四体，可免走漏滑泄的危险，这是善后功法的一个大秘密。

随以两手掌互相搓擦，至觉火热，两掌心向内相叠，绕丹田顺逆揉擦各七十二次；更两掌搓热，揉擦两腰，同时目视顶门，不计其数；再搓热浴面、印目；摇动腰腹，扭摆两肩，旋运颈项，舒放手足，任意活动，散步片刻而终。

本编功法，是易筋经呼吸吐纳的具体详细做法，也是不分老幼强弱皆可修习的稳妥无弊法门。至于功法的理论依据，权变手段，以及导引精华的"五行动功"、外壮、内壮等，本人另有《气功保健的研究和实践》与《气功七论》，当参彼品，此未俱及。

1985 年 1 月 14 日夜于忠县中医院

十三、简易万全功[1]

张义尚

（一）前序

笔者前辑《真传易筋经》，乃将黄克刚老师当年所授舆公山人世代秘传之易筋经加以整理，发表于《气功》杂志 1995年 6~9 期，旨在为有志于修习道家功法者指出一条简捷而效速之途。此后函询者纷纷，实难一一遍答，为进而阐释该法，使读者更为明了，故今作此补编。

道家养生功法之第一步就是筑基。筑基有先后天之分，古哲多未明示。唯孙汝忠《金丹真传》有明白指示，此外道家获大成就者张三丰有"后天筑基"歌，歌曰："气败血衰宜补接，明师亲授口中诀。华池玉液随时吞，桃坞琼浆逐日吸。绝虑亡思赤子心，归根复命仙人业。丹田温暖返童颜，笑煞顽空头似雪。"盖后天为先天之根本，物质为精神之根基；修好后天，先天自见。故佛家密法有心气不二、脉解心通之论；在道家学说，以人身不外阴阳，阴阳即性命，故千言万语，隐喻百端，无非是讲如何掌握阴阳、实修性命而已。阴阳之理是一，阴阳之事则迥异。道家重事不重理。事分内外，外事指地元炉火、

---

1 简易万全功：本文最早见于浙江《气功》杂志，1998 年 1~3 期。现据张义尚编著、社会科学文献出版社 2016 年 6 月第 1 版《武功薪传》（修订版）第 201~220 页收录于此。

天元神丹，目前已成绝响。内事指人元金丹、同类阴阳，目下亦已成鲁殿灵光，真知者稀，且修此者关及福德因缘，亦非一般人所可问津。故今补编所谈，皆就人身整个后天形（包括精）、气、神三者锻炼而言。

这一功法，在道家称"炼精化气"。但此精非淫欲之精，故此处所说之形，就整个人体物质精华而言，即外而皮毛、肌肤、经络、骨髓，内而五脏六腑、气血、津液，皆在其中。养生方法无量，但总不出此形气神之三调。又调虽分三，但总是一体，即形调则气调，气调则心调；反之，心调则气调，气调则形调。炼精化气即调形之功，炼气化神即气化还原之法，炼神还虚、炼虚合道即炼心养神之妙。精气属命，虚寂灵感属性，形气并炼，即性命双修也。又须知精气有形，心性无相，而气为形神调和之中介和枢纽，故道家功法特别重视气化、调息，古之养生家有"炼气士"之别名。

形、气、神三者固然不可分割，然在具体运用上却不无有轻重之偏向。是以炼精化气即筑基，内容包括导引、武功、炼气服食、行善积德等。道家南宗之极功，同类阴阳之筑基、得药、结丹亦属此部。此皆偏重于炼形。形固则气神无有不随之而含宏光大者也。及至炼气化神，即进入忘形养气之境，此时自当以炼气为重。这与三元大法中之炼己、还丹与温养，正相当也。最后还虚合道，纯以炼神养神为主。此时通天彻地，无形无相，与宇宙法界合而为一矣。至此，如司马承祯曰："浅者唯及其心，深者兼被于形。"所谓化形而仙，与佛氏之涅槃虹化相当也。

（二）动功修炼法

按：简易万全功，此功源自真传易筋经，因导引动作过于繁多，历经数代先师授业传习，今据张义尚师公六十余年研习之所得，整理出简易万全功，该法简便易学，而内涵深邃，习之有利无弊。本法分内外二部，分述如下。

前编《真传易筋经》中，有些地方未予详述，乃是让传统文化哲学思想研究有素者可据本人情况量体裁衣，自做活计，而有些人就难领会；又动功方面没有示范，这些都是遗憾。如《外壮神勇歌释·九易筋骨成神勇》的一步功夫，原来传授需童男（女）推揉拍打，这行之较难；而导引动作达三百余式又嫌太繁，虽经黄师紧缩成"五行动功"，但有动作机械断劲之感，不似太极拳之连绵自然。今据我个人六十余年研习之所得，整理出简易万全功，该法简便易学，而内涵深邃，习之有利无弊。本法分内外二部，今分述如下：

1. 预备法

首先是立志修身，认识真我。《孟子》说："万物皆备于我，返身而诚，乐莫大焉！"释迦牟尼夜睹明星而悟道说："奇哉！一切众生皆具如来智慧德相，只因妄想执着，不能证得。"南宗初祖张伯端说："人人本有长生药，自是迷徒枉摆抛。"儒家强调："舜何人也？余何人也？彼丈夫也，我丈夫也！吾何畏彼哉。有为者亦如是。"凡练习本法者应具此信心，认识自己和前辈一样，无欠无缺，根据本有而不甘居下流。这是思想上要做到的第一步。

其次是纳清吐浊，转换形骸。即用《真传易筋经》前编"九转呼吸法"中预备功法，以"哼、哈、嗨"3字九出浊气，此为早起时必行之功。若在平时，则于认识真我之后，以鼻吸口呼，静、缓、匀吐出浊气3次，意想全身转换为光明无瑕之清净幻身。因心气本来无二，心转则自然身转，故可全身皎洁如秋月，光明似水晶而住。此依藏密无上瑜伽直观自身为本尊之理趣而建立者。

2. 正修法

人身气化赖五脏六腑以进行，脏腑互有联系，互相制约，又与身外大自然相通。欲平衡阴阳，促进气化，当从治理脏腑着手，尤其治脏更为重要，脏治则腑亦治矣。

（1）修补五脏法

第一势 清金——开天引气，内炼所宗

肺脏位于体腔中至高之域，为"五脏之天"，专司吸清吐浊、内外二气之转换。洁身始于此，如开天门，乃一切修身养生之所宗奉。具体做法是：心神宁静后，全身放松，两目向前平视，舌抵上腭齿间，两足先正立（足尖分开或并拢俱可），随后左脚向左方平开一步，使两脚距离比肩略宽，顶头拔背，沉肩坠肘，两手下垂，展指鼓掌，下身塌腰坐胯，气沉丹田，使两足有下沉感，如入地九尺，再意想全身舒适、自然、愉快，放银白色光亮，空明晃耀，安稳不动（图1）。此是无极桩式，最少站三五分钟，多多益善。随后两手轻柔匀缓地向前上举，直至头之两侧，手心向前，举手时与吸气相配合（图2）；再由吸转呼，两掌心翻向左右外方而下落，至与肩平（图3）。

第二势 安神——气能益神，金火交融

肺属金，主司呼吸；心属火，主司血液循环。两者相辅相成。若以气化论，金由火炼而益坚，火由风鼓而更炽，金火交融，红白两光所结，阳焰弥天，气血并茂，生命之力旺盛。具体做法是：承上式，于呼气将尽转为吸气时，意想身放红光，与白光融合。动作上两手亦不停，随之转腕向下、向内、向两肋下腋窝穿去，身胸仍稳住不动（图4）。接着吸满转呼，身仍不动，两手转至与乳平，掌心向上，直向前面平伸而去（图5）。

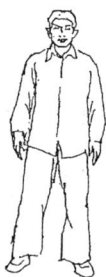
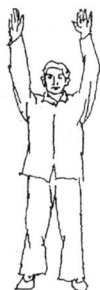
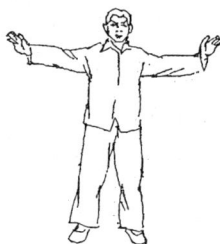

图1　　　　　图2　　　　　图3

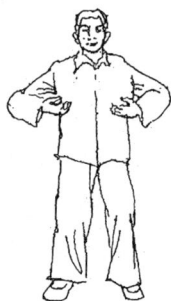
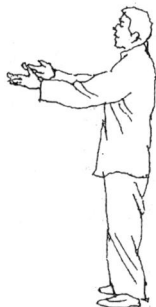
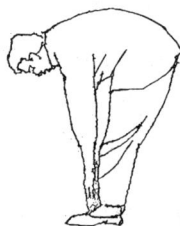

图4　　　　　图5　　　　　图6

第三势　益肾——火入水中，本固枝荣

如上风火交融，若无肾水相济，亢则成害，故必须引离火下入坎水之中，则水火既济，地天成泰。肾为先天之本而益固；肾又为肝母，母壮能益子，肝木亦能受荫，故曰"本固枝荣"。具体做法是：承上式，由呼转吸，身向下俯，两手翻掌，掌心向下，观想红白火焰迅速下流，直入于蓝黑色肾海涌泉，和融而成紫色之光（图6）。吸后即转为呼，两手随之沿腿上移，恢复身体正立，两手约抚于髋骨小腹两侧。意想全身上下内外显现白红蓝黑和融所成之紫色光明（图7）。

第四势　疏肝——木金交并，四象和合

肝属木，木得水荫后木气自能上升，以益心主；又肝司人身两胁，木气畅旺，脏气无有不壮旺者。至此金木水火，互为制约，互为生扶，所谓金火相拘，水火既济，木金交并，为四象和合归根。具体做法是：承上式，由呼转吸，身随之后仰（尽量翻仰，会使气充两胁），两手从髋骨再向左右分开至后背，使掌心紧贴两软腰部，两眼遥望天空，意想宇宙间充满白红蓝黑紫青绿之光明（图8）。气吸足后即转为呼，两手离开软腰，向后、向左右画圆弧而上，至与肩平，略成"一"字，而两手心相对应，若将起抱状（图9）。

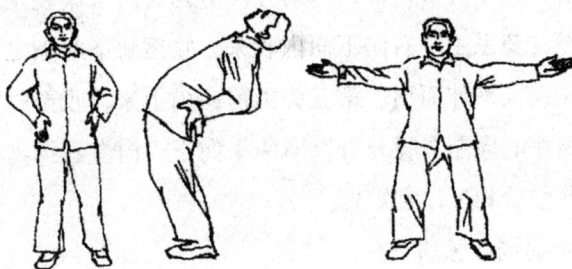

图7　　　　　图8　　　　　图9

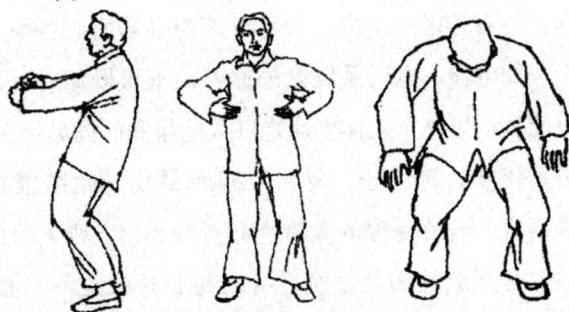

图10　　　　　图11　　　　　图12

第五势　厚土——土资万汇，其德唯容

脾属土，内应胃腑。土载万物，为后天之本，肺心肾肝四脏皆赖后天脾胃水谷之气以资给养与运化，就如上节所言四象和合，亦赖中土调和，所谓"五行全要入中央"。中央意土色黄，无物不包藏，故曰"其德唯容"。具体做法是：承上式，由呼转吸，以腰为轴，向后收缩，而同时臀部却反向前送，使成缩尾状。并且两手由左右外方再尽力向左右、向前画大圆弧，仿佛囊括宇宙间真气无遗，然后又向内、向后收至胃腑，内外上下金光灿烂，两手同时收至胁下（图10、图11）。随即由吸转呼，两手转腕，向后、向左右横撑，直至前下方两膝之外（图12）。

注意：以上五势，第二与第五两势均有两手收腕至胁下之势。但第二势系由左右向下向内收来，收至胁下时随之手心向上，两手向前平伸而出。第五势由前向内上来，收至胁下随即转腕，两手心向左右膝外方，即两手向下、向左右撑出。两者转腕动作恰恰相反，宜知之。

（2）通调经脉法

此为本法动功的第二段。人身十二正经、十五大络，以及奇经八脉，另有孙络、浮络，乃是脏腑与各器官、各系统之联系通道，一如电器、电话系统之通路然。五脏既修补，经络当通调，方能显示出整个人体生命之巨大能量和活泼灵机。

经络系统中，冲、任、督、带四者最要。此系根据《内经》学说而言，若就更深的人体生命科学而论，则人身既是统一体，并且是开放性的巨系，身之与心是二是一，心即身，身即心，心身气脉，不可分割。大周沙界，细入微尘，弹指完成八万劫，一毛孔转大法轮，此近人"全身无处不气路、无处不丹田"之说所由出。此种经脉系统之调整，能使形质由粗化精，由钝转妙，能量由浅入深，由小变大。道家之导引功，佛密之金刚拳，皆是本此理论而建立者。以下分述之：

第一势　通任督——理任通督，接连四末

任为阴脉之海，督为阳脉之海，接连四末，包括手三阴、足三阴、手三阳、足三阳，即道家之小周天和大周天的经脉通路，此节功夫，乃是人体的纵向采气纳气法。

至此当观全身空明如水晶，前有红明之任脉，后有微带蓝紫色之督脉，或者直观全身空明通透如虹霓。承前由呼转吸，手足阴脉与任脉相通无碍。随头身向下俯，目视尾闾骨尖，如欲以口咬尾闾者（图13）。随之头向上仰，身向前上钻，腰脊下偃，臀部后上翘，全身阴脉贯通，有充实畅通而无碍感（图14）。此时由全身阴脉收摄整个宇宙之真气、灵力、声、电、光、能等合为一体。不停，由吸转呼，两足随之蹬劲，缓缓使全身上起，恢复到入手立正之站式。同时收摄整个宇宙之真气、灵力、声、电、光、能等，充实于我之足三阳、督脉、手三阳等处。

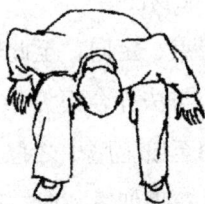 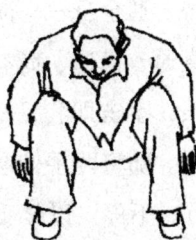

图13　　　　　　　　图14

第二势　通侧带——横通八极，活侧固带

此为横向理气采气之法。凡身之侧脉宜活，带脉宜固。承上不停，由呼转吸，顶头拔背，沉肩坠肘，紧缩带脉，气沉丹田，全身松开，外与整个宇宙之真气、灵力、声、电、光、能等浑为一体，随由前向左、向后平转，上身尽量左旋，下身自腰以下保持不动，右手抚于左胯外侧，左手掌抚于右臀之外侧（图15）。吸后转呼，身手随之向右平转，回复到正立之式。再不停，吸气，上身尽量向右平转，下身自腰以下保持不动，左手抚于右胯外侧，右手掌抚于左臀之左外侧（图16）。吸满随呼，上身向左平旋，恢复如前正立之站式。

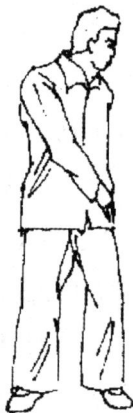 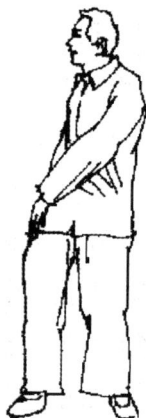

图15　　　　　图16

第三势　通全身——彻地通天，无物能碍

前之直通、横通，尚有定位、定点、定向，至此转入无方所，无时限，宇宙即我，我即宇宙，与法界合而为一，虚空亦复粉碎之境。随将两手仰掌上提，约至脐上膻中之位，不管呼吸（图17）。不停，以腰腹为轴，引右手仰掌，向右向前上方穿出，约与目齐，左手同时变俯掌，紧沿右小臂之外，由膻中经左肋，向下向后抽拂，亦可以肘倒杀（图18）。不停，随转左手仰掌，向左向前上方穿出，高与目齐，同时右手变俯掌，紧沿左小臂之外，向右向下后抽抵（图19）。如是左右手上下前后交叉相反穿刺倒抽，其动作路线皆呈螺旋形，同时以短吸短呼应之。如一吸而右穿左抽，一呼而即左穿右抽，如斯任意而行。最少连做 12 遍为准。

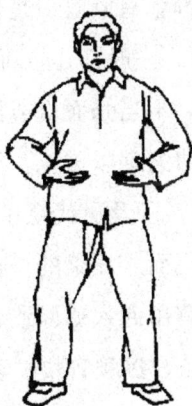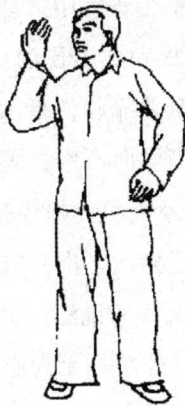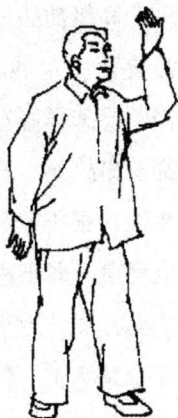

图17　　　　　　　图18　　　　　　　图19

前此两段动功，连行若干次（量力而行，不宜勉强）。至不欲再行时，以意念收摄整个宇宙、整个法界，归于神阙，想我即宇宙法界，宇宙法界即我，内外凝固，合而为一。如是至少三五分钟。一趟功圆。

按：此为老年体弱者每趟功毕后之尾功。若年壮体实之士，还宜依前编善后尾功，修还虚解座法，宜知之。必须注意的是，实际锻炼时，学者必须灵活自裁，因应变化，尤其在动作与呼吸的配合上，篇中只是示例，如"清金"中"开天引气"的一式里，两手上举吸气，向左右分开下落至与肩平呼气，是一个呼吸，其实还要与动作的快慢、刚柔相配合，若上举缓慢而柔和，呼吸也很短促时，也可在上举时即有两个三个呼吸，甚至完全不管呼吸，如练太极拳一样。两手左右分开下落时也一样。但在上举之初必是吸气，上举完成之时，必是吸气之终。至于两手分左右下落之初，必是呼气，落至平肩之时，必是呼气之终。余可仿知。

又按：道家的导引、佛密的金刚拳，都是着眼于形气的锻炼，在一个高级功法的整个进程中，动静各有其宜，是依功法本身的需要而决定的。故动功不比静功，一般都是依师而修，何时当修？要怎样修？都要靠师傅指示。不当修而修或修而不得法，都易出故障。若当修而不修，则功夫难以进步。须知动功的重要性，根据密宗经典和上师传授，以及历代祖师传记，有专修金刚拳而即于座上解脱、肉身虹化而入涅槃的。在内家武术中，也有"技近乎道"的说法，也有由武入道以致成道的传说（如金道人）。不过静功是无为心法，多赖自悟；动功是有为法门，专赖师传。若不遇明师，怎么办呢？个人的看法：除本功外，太极拳（以杨、吴两式为优）可当首选，若图精简扼要，金家功夫的开合功法，是大可值得利用的。但也都离不了得有明师的言传身教。故紫阳真人曰："始于有作无人见（看似简单平常，多不注意），及至无为众始知（功能出现，方感神奇）；但见'无为'为要妙，孰知'有作'是根基。"

(3) 善后除障法

不拘练动功或练静功，每一趟功毕之后，须更明了忆念自己不是庸俗渺小之躯，明确认识真我，并明确真我的价值和责任，精进以赴。

收功，不是叫你休息、散乱、放荡和胡思乱想。而是要你明明白白做人，清清楚楚过活，努力实行你所应当去做的一切。

也就是把行功与生活打成一片。儒家说"吾日三省吾身"，也是这个意思，但还不够！这是本法与其他一切小术、小法、小道不同的分界线所在。

若见时间不断推移，空间不断显现诸法，遂忘失真我，随缘妄行，皆是障碍，必须除之！方能善后。

除障之法：

第一，是常观自在，不昧真我，如上已说；

第二，是明我本体无欠无余，一切含灵、非灵（包括所有动、植、矿）也无欠无余，和我一样，平平等等；

第三，是随时体察身内身外所有一切信息，善则守之行之，恶则去之忘之；

第四，是彻底明了真空不碍妙有，妙有不碍真空，平平常常，如是如是；

第五，是要随时存心光明磊落，不为己私，宽以待人，严以律己，谦虚谨慎，助人为乐。人之有善，若己有之；人有恶念恶行，当怜悯之，多方潜移默化之。

（三）静功修炼法

动功与静功，一阳一阴，犹如太极之两仪，阳之与阴，各有妙用，各有所宜，可以专修动功或静功，也可以二者合修，以一功为主，另一功为辅或二者平衡。大抵动静合修者，早起宜先静后动，夜功宜先动后静，都是直接相连，在前者先修前行预备法，动、静都是正行，正行修毕，方接修"善后除障法"殿后，这是一般的配合次序。但也有例外，当因应取舍之。

易筋经静功正行，是以本身阴阳为主，凝神调息，性命双修，以启迪先天之法。入手须明后天的幻身来自母体，而在母体与母相连之处，唯是脐带，乃先后天阴阳二气交会之所，故古仙云："前对脐轮后对肾，中间有个真金鼎。"是乃修道者探求玄关、建立法基比较适宜之所在。故收心入静之后，即当凝神于斯。亦即两目寂照于是，两耳返听于是，全神内守于是也。

静功是入定之前行，由静入定。功深者，行住坐卧，皆是修持，甚至亦无入出之可言。但初学静功入门，一般都用坐式，尤多强调七支坐（双跏趺坐法）。但由于生理、年龄、习惯之不同，亦不应过分勉强，故单趺坐、仙人坐、天王坐等，亦可随宜。易筋经静功入门，除坐式外，尤重站桩式，其法与动功第一段"清金"中之"无极桩"无别。

随以手结太极印（亦称子午连环诀），即男子右手在外握左手，左手大拇指掐左手中指指尖，右手大拇指掐左手无名指根节（女子相反），覆于脐轮之上。或以右掌重叠左掌之上抱脐轮亦可。如跏趺坐，手结三昧印亦可。

随即默察脐轮内动气之根蒂，氤氤氲氲，杳杳冥冥。用逆呼吸法，内气升则外与鼻吸相应，而觉宇宙之真气从全身八万四千毛孔而摄入脐轮，使全身皎洁晶莹；内气降则外与鼻呼相应，而感全身内外、脏腑、经络、筋骨、皮肉浑为一气，变为光蕴之身，与身外宇宙之净光真气合为一体，天地人三才一贯，我即宇宙，宇宙即我。如斯久之，则"内外相感，天人合发"，自可亲见"玄关一窍"矣。

此以静修气神为主之功法，可以激发人体之潜能，打通天人合发之秘键。功浅以气为主者，每座最少应修百零八息；若功深以养神为主者，或年老体弱不堪修习动功外壮者，则每次至少应修1~2小时以上或尽力而为之，总以多多益善。功能启迪先天，打破后天阴阳时空之限制，而与三维、四维以上之宇宙相应，并可与高级生命之灵体相通。

关于"凝神调息，调息凝神"之法，可参阅拙著《胎息经注释》和《就〈胎息经注释〉答读者问》两稿。至于以炼神为主之修习法，即见性明心之事，佛氏言之至详，当于《金刚》《圆觉》《楞严》《法华》《维摩》《华严》及禅宗语录中求之；其在道家，则又当读《周易》《内经》《老子》《庄子》《关尹子》等古籍矣。为了聊示一斑，姑辑古哲训示数则如后，以资启悟：

《圆觉经》句："居一切时，不起妄念。于诸妄心，亦不息灭。住妄想境，不加了知。于无了知，不辨真实。"

宋张拙秀才《悟道偈》："光明寂照遍河沙，凡圣原来（一作'含灵'）共一家。一念不生全体现，六根才动被云遮。断除妄想重增病，趋向真如亦是邪。随顺世缘无挂碍，涅槃生死等空华。"

诺那上师《大圆满观》："无修无证无证者，无取无舍任运住，真实体性真实观，所见一切皆法身，法性自性互含摄，明体之上无生佛，瑜伽者于此认得，即是本来大觉王。"

十四、《简化易筋经讲义》略评

张义尚

按：帅志华，川剧知名武生。一八九六年生，寿至九十以上，四川纳溪县人。十一岁时，遇"自志科社"的刘树云师傅将他带入科社学艺，取艺名刘志力。初习小生，因嗓音欠佳，改习武生行。88 岁时自述："房子漏还能自己爬上房顶捡漏，平日很难生病，耳聪、齿固、目明。以往身体也很不好，常常生病，可说只剩了半条命！近 30 年来，天天坚持锻炼易筋经收得健身效果"。1982 年帅志华编写《简化易筋经》，张义尚为作跋文。

1. 内部运动八式

（1）肺部呼吸法

《内经》谓"诸气皆属于肺"，又曰"肺者相傅之官，治节出焉"。盖肺为金脏，主清肃之令，位又最高，临御五脏，司诸气之出纳，气之随呼而上者，治之使不僭越，气之随吸而下者，节之使不妄泄。又总司肾气之出纳，治节肝气使不逆，治节脾气使不泄，治节心气使不越，肺气治而各脏之气亦治矣。此功入手即作肺部呼吸，确是掌握要枢。

（2）胃肝呼吸法

《内经》谓："胃者太仓也，为水谷之海，饮入于胃，游溢精气，上输于脾，脾气散精，上归于肺，通调水道，下输膀胱，水精四布，五经并行。"可见胃是后天之本，为气血生化之源，人身所有各系统、各器官之物质供应，完全由胃总之，炼胃则全身得养。

（3）扭腰呼吸法

腰部总赅肾肝二脏，尤以肾为重要。肾为先天之本，脾胃为后天之本，后天之培补固要，先天之根本亦当植，方能源远流长，取用不竭。又肝主谋虑决断，肾主技巧才智，与人体精神思维相关，故三炼腰部。

（4）头部呼吸法

脑为髓海，总司人生之知觉、思维、运动，根据中医理论，精神意志活动，其标在脑，而其本则在五脏，然标本相系，标强者本必强，标歉者则本亦必受其累矣，故炼头部。

（5）起伏呼吸法

是法炼肾气，肾为先天之本，愈强愈好，气功家特别重视丹田，而医家亦有脐下为水火之根、生命之本之说，故不惜反复升降以锻炼之。

（6）心部呼吸法

《内经》云"心者君主之官，神明出焉"，为五脏之大主，主宰血液循环。肺主气，气为血之帅，血为气之母，二者关系密切，是人体生命活动之物质。气血充足则各脏腑功能正常，体健无疾。故六炼心部。

（7）转腰呼吸法

这是锻炼肾脏与肝脏之继续，而动作有异，人身脏气之运行，每因体位姿势之不同而收效亦不同。身调则脉调，脉调则气调，气调则心调。莫谓重复，当参妙用。

（8）眼部呼吸法

人身五脏六腑之精皆上聚于目，目有五轮，分属五脏。即：水轮属肾，风轮属肝，血轮属心，肉轮属脾，气轮属肺。标本相关，故炼眼亦兼炼五脏六腑，促使气血条达，五脏协调。

2. 外部运动十六式

这是全身各部分总炼法，上至百会，下达涌泉，内而五脏六腑，外而四肢百体，无所不及。人之机体乃为有机整体，五脏六腑与四肢百骸赖以经络联系。外炼筋骨内及脏腑，内炼脏腑外养筋骨，五脏藏精以养机体，六腑传导以生气血。各功式均能使经络通畅，气机条达，气血精液得以运行，各系统各组织得以营养，故此功法对健身疗疾、益寿延年，胜于针药之功。

第八章
真传内功易筋经的修学体系

第一节　真传内功易筋经的当代传播

　　舆公山人所传承的易筋经是古老经典体系的典范。黄克刚，作为舆公山人的嫡系传人，不仅承继了这份宝贵的文化遗产，而且在实践中不断深化其理解，将家族绝技广布于四海。在黄克刚看来，武术不仅是一种身体锻炼或战斗技艺，更是一种修养身心、探索生命真谛的途径。抗战时期，他深切体会到国家的脆弱与日本侵略者的残暴，因此立下宏愿，决心将舆公山人易筋经传授给更多的人，增强人民体魄与意志，为国家繁荣贡献自己的一份力量。

　　西安终南书院承袭先贤遗愿，致力于舆公山人所传易筋经的传承与推广。书院毗邻风光旖旎的秦岭终南山脉，堪称陶冶性情、研磨学术的一方净土。其核心人文理念为"追本溯源，怀恩图报，胸襟大同，以中和为道，践行礼乐之生活"，并在此基础上传承舆公山人留下的易筋经宝贵遗产。

　　针对现代社会快节奏与多元化需求，现任山长朱文革先生以其独特实践经验与深厚理解，将简明全面的万全功法作为易筋经入门途径加以弘扬。此功法结构简洁且全面，既有助于增强体质，锻炼身体，也有助于锤炼意志，提升精神层次。

与此同时，在上海，张庚泰先生的弟子张懿明、林锋、杨靖超等人致力于舆公山人易筋经的研究、资料收集、整理及传播工作。他们积累了丰富的第一手资料，并结合师传实践，深入挖掘舆公山人易筋经的深层内涵和价值。他们采取以内脏体育为核心的教学模式，在小范围内传授易筋经，这种教学方法使学生们受益匪浅，同时有力推动了舆公山人易筋经的进一步发展与传播。

西安和上海的传承者们通过密切交流，显著提升了舆公山人易筋经的实用性。他们在传承和发展这一传统技艺方面的辛勤工作和杰出贡献，已经建立了真传内功易筋经体系，并赢得了社会的广泛认可和高度评价。这些传承者们不仅投入了极大的热情和努力来弘扬这一文化遗产，而且也为现代社会带来了新的活力和生机。

第二节　真传内功易筋经筑基课程

真传内功易筋经是一门古老的健身养生功法，自黄克刚先生打破家规，广为传授，至今已传承百年。真传内功易筋经通过独特的呼吸吐纳法、桩法以及筑基导引功，达到气血畅通、身体健康的效果。曾义宇先生在 20 世纪 50 年代撰文阐述黄氏易筋经的简要方法与功效。肖旭贵先生曾撰文公开黄氏易筋经入门筑基之法，但于关键处，皆未点明。张义尚先生更是撰文详述真传内功易筋经概要。但对于学练者而言，按图索骥也是无法领悟其中巧妙的。曾义宇指出黄氏易筋经可以动员全部肌纤维作螺旋式收缩，扭紧肌肉进行螺旋式的慢动作，能使工作肌增加血量；通过压腹挤出腹内大量蓄血，使其流入大循环；延长肌肉收缩后的宽息时间来增加血液的摄取量。这里的螺旋式收缩、压腹、宽息，都是入门需要掌握的诀窍。静坐法中的脊柱直伸、骨盆上提、膈肌下沉、腹壁内收，如何做到才是正确的姿势？通过筑基课程的学习，可以领略其中奥窍，开启学练者的真传内功易筋经修炼之路。

筑基课程内容包括四部分。

一、导引启元功

导引这一概念，内含对身体与心性的双重引导。人的身心是不可分割的整体，要提升整体状态，需要借助导引术为手段，它能逐步将个体引领至更高层次的状态。

"导引"的原始释义为"导气令和、引体令柔"。其中，"导气令和"即通过呼吸吐纳调整气息，使之调和；而"引体令柔"则是运用类似熊经鸟伸的动作，达到舒展筋骨、增强身体灵活性的目的。

在探讨"气"的和谐时，必然关联到"心"的平和问题。常言道"心平气和"，老子在《道德经》第七十六章中说："人之生也柔弱，其死也坚强；草木之生也柔脆，其死也枯槁。故坚强者死之徒，柔弱者生之徒。是以兵强则灭，木强则折。强大处下，柔弱处上。"这揭示出柔能克刚的道理，坚硬之物易于受损，婴儿则体态柔韧，生机旺盛。因此，若能使身体保持如婴儿般的柔软度，心境平静无杂念，呼吸节奏柔和悠长，这样的生命状态充满活力，并有利于身体健康，有助于延长寿命。然而，仅停留在这一层面，还未触及无为法或与道相契合的深度，仍属于有为之阶段。

古代导引术主要针对身心两个层面进行调养，而在探讨古今导引时，我们首先要认识到它涵盖了三个维度的状态：生命状态、气的状态和身体的状态。其中，生命状态实质上包含了心的境界与状态，而形体的柔韧以及气息的和谐则是身体状态的具体表现。整体而言，导引所关注的核心正是这三个维度，若简化来说，则可归结为身与心两方面。

在身的导引方面，具体实践包括呼吸吐纳及模仿熊经鸟伸的导引动作。从深层次口诀来看，导引旨在实现身心合一，但实践中往往侧重于提升身心某一方面。比如，在强调心的境界提升时，可能忽略了对身体状态的改善；反之，如果仅将身体练得非常柔软，但心性境界并未同步提高，这样的修炼也是不完整的。

因此，我们需要回归到心境提升与生命状态改善并重的原则，在此基础上逐渐进入性命双修的层次。唯有真正实现性命双修，才能进一步步入中道修行之境。

导引功法"六字诀"，是一种结合气的调控与形体动作实现自我净化的方法。然而，此类导引修炼主要解决的是有形、有为层面的问题，本质上是对抗疾病和不良习性的一种实用手段。那么，这种对抗的目标是什么呢？实际上因个体差异而不同。有的人通过导引功法治愈了病症，其修炼过程也就告一段落。但对于以修行作为终极目标的人来说，他们的追求是通过有为法逐步进入无为法之门，让身心与大道本源相契合，无论是身体还是心灵，都要努力成为承载大道的载体，使生命状态能够达到接纳并契合大道的程度。对于修行者而言，传承有序的导引修炼旨在引领他们步入丹道之门，开启真正的内丹修持之旅，从而恢复先天元气，实现生命的升华。因此可以把导引分为四个层次：

第一层次，解决自己有形身体内的问题，使有形身体小宇宙处于健康状态；

第二层次，打通人天关系，使自身能够与外界天地呼应沟通，内外融为一体；

第三层次，在内外一体的基础上，找到一体之中的本元，即能量的本源或阴阳的源头，从源头建立起相生相济、生生不息的关系；

第四层次，归在自然，本来清净。

不同层次间的过渡需要一定的技巧和方法，一般修炼者通常只能完成第一阶段，即通过导引达到身体健康的状态，而对于如何进一步打通内外关窍以实现内外合一的更高层次，往往缺乏清晰的认知。前三个层次可归为有为法范畴，旨在通过有意识的努力实现身心与外界的和谐统一。当修炼进入第四层次后，先天系统开始启动，在重新构建内外关系的过程中，个体将步入无为法阶段。在有为法阶段，修炼者是有意识地进行功法练习；而到了无为法阶段，则是功法自然化于人的生活之中，实现人与道的深度融合，最终到达与道合真的理想境界。

导引启元功作为真传内功易筋经的基石部分，其主要目的是引导学员正确理解和掌握各类姿势与动作技巧，为他们进一步深入修炼奠定稳固的基础。

（一）心法总诀

礼敬于天，天文朗清。礼敬于地，地利静凝。扎根大地，地身交通。身心一体，周遍含融。礼敬生命，人文昭明。礼敬八方，智开鸿蒙。三才一贯，抱元守中。

（二）动作要点

站立时保持两脚与肩同宽，通过意念引导地气上升至身体，双手合拢，大拇指相互抵触，将气息聚集于小腹，并慢慢提起，让气息沿着背部上行。当气息提升至胸口部位时，大拇指竖起并向前推出，以此动作象征向天致敬。收回手部动作时，仿佛接纳从天而降的清灵之气，使其回归至胸前。随后，手型不变，由胸前向下致敬大地，气息沿任脉缓缓下降。起身，再次回到胸口位置。随后，再次将气息推出去，向八个方向依次致敬，以示对生命的敬意。双脚保持不动，身体首先向左转，分别在脚踝 45 度、胯部 90 度、肩部 135 度处停顿，最后颈部转向至180 度的位置暂停。回正，然后按照同样的程序，向右方进行扭转，同样以一系列停顿点礼敬四方。最后，所有动作回正，回归中心，保持身心与天地人合一的状态。

二、吐纳法

这是真传内功易筋经独有的呼吸法，包括吐浊、吐纳、采炼三个步骤，能帮助学员调节气息，平衡身心，清除体内浊气，吸收日月精华。传授内容包括密音吐浊、吐纳法、采炼日月法。

吐纳呼吸法总诀：

呼吸要诀，晨曦黄昏，空气清新，日月交辉，四时更迭，勿畏劳苦。动作宜缓，呼吸宜长，调和气息，流转自然。细听其声，摒弃杂念，心无旁骛。若感酸软，须忍耐之。欲出汗时，先觉体热，通达百脉。开启窍穴，如遭电击，百病自消，勿断勿急，勿骄勿躁。偷闲不益，难享长寿。脱衣宜晚，穿衣宜早，睡眠宜足，饮食宜节，饥饱之际，修炼无益。修炼之后，不宜卧倒，醒来之后，应先活动。百炼成钢，吐故纳新，渡人之桥，老而复壮，延年益寿。

三、静功筑基

大易功夫是易筋经的核心所在，而大易桩法则是开启大易功夫修炼的起始步骤，它巧妙地融合了禅宗理念与易筋经精髓，形成了一种佛道交融、性命双修的独特桩法。禅宗曹洞宗传承中所载"达摩十二法"中有"大"字法，其中心性口诀的上半部为："大字生化法无边，运起大数是真明。"我们选择以此心性口诀作为大易桩法的心法。

这里的"大"字，并非单纯指代大小之"大"，而是寓意着"入于广大"，修炼心性的第一步即是从狭隘走向广大。通常状态下，人的意识容易陷入局限，即所谓的"小"。《道德经》曾言："故道大，天大，地大，王亦大。"这揭示了人原本应有的广阔状态。从汉字结构的角度看，"大"字形态酷似站立的人形，而在其上加一横，则象征着顶天立地的崇高境界。

大易桩、立鼎桩以及正坐式等桩法各具特色，通过深度体悟并实践身法与息法的协调配合，习练者可以在静止的状态下感知到气血的流动，从而达到身心和谐统一的境地。

（一）练习方法

1. 双脚与肩同宽，自然站立。伴随手的内旋动作，脚跟和脚尖向两侧外旋，双腿叉开站立。双手略向上平举，手心向前上方。整个身体呈一"大"字。

2. 想象尾骨长出一个支撑点，向下伸，与两脚跟的连线相交。两个股骨大转子向后旋转，将力量伸向大趾和脚跟向后的延长线。大转子旋转时，后胯就会打开，双膝自然就会有一股向内裹的力量，双脚也会随之内旋成略微的内八字。脚趾自然形成抓地的弯弓状，要松而不僵。地面上仿佛有五个支撑点，即梯形的四个角（两脚的足趾和足跟）以及梯形中间尾骨的支撑点。这个桩架尾骨向下扎住地，大转子和脚是一条线，腰胯往下沉，将胸中之气下拉。胯部要做到外开内合，后胯打开，臀部向两边，腹部内收，有向内裹的力量，会阴松展，腰略塌，有自然弯度。

3. 双手展开后，要有略微的回拢。想象把手伸到天边，在回拢的时候，想象将天的能量拢进身体。人站在天地之间，呈现一个"大"字，上面加一横，就是"天"，拢一下就代表将"天"拢进"大"里面。把天的东西合在身上，如同天在给你灌顶。如此，上下之间就会产生相反相成的力量。下盘的桩扎得紧实，一定会有地气的精华往上走。上面往下拢，就会有清的东西往下降。

4. 体会"大"势。人仿佛是站在天地之间，天地融合于人，通天达地。天地都在"大"中消融了，念头也被整体的大势消融了。要把人的大气魄练出来，由大生法，得大以后，方得自在。在身体上也要做到尽量扩大展开，产生四通八达的力，体会筋骨被拉开的感觉。

5. 收功。随着双臂的旋转，脚向内收，神意从身体中跳出来，再从头到脚按摩身体。

（二）大易桩详解

在进行练习时，眼睛略微向上斜视三至五度角，这一角度有助于调节心气运行。目光略高可带有一种高瞻远瞩的意境，随后将视线收回，专注于内在，观察自身身体状态。下颌微收，无须刻意舌顶上腭，先让舌头自然平放于口腔内，以保证口腔松弛舒适。颈部稍微后靠贴近衣领，头部仿佛戴着一顶帽子，帽带恰好系在下巴处，轻柔地提起头部。肩膀放松如同披肩发般自然垂落，肘部位置比肩稍低，而手部则略高于肩部。双手掌心保持一种若有若无的吸附感，就像手中分别托着两个极易破裂的气球，轻轻用力就会捏破，一旦松开便会飘离。脚底稳稳站定，如同树木深深扎根大地，从地面反馈回一股轻盈向上的劲力，这种微妙的感觉即为所要寻找的意感。

收功时，手往回合拢，脚跟、脚尖回转合拢。开的时候由阳开，拢的时候由阴拢。阳开在后，阴合在前。最后与天地合"中"。有了有形的感悟，然后从有形之中跳出来，身体保持空、明、透的状态，像空中的云絮一样，心性亦空灵不浊。最后搓手，搓脸，搓全身，转膝关节，拍全身。

大易桩起始阶段形似一个"大"字，横向上要求舒展撑开，纵向上则通过意念观照来实现顶天立地的效果，其中"立地"的意念如同将力量深深扎根于地下。手心朝上慢慢合拢时，仿佛吸纳天上的能量沉降到自身体内，同时脚底的力量传导至大地。地面的反作用力也会通过身体各部位与天地相互感应、交融。身体作为连接天地的桥梁，包容无外，能够上下相通，即达到一种通天达地的境地。

在进行大易桩的整体运化过程中，主要依靠的是"魄"的运作能力。有的人恢复较快，往往是因为他们的"魄"功能强大。魂魄不仅是内家拳修炼中会触及的概念，更是修道之人深入探索的对象。某些修炼方法需要借助魂魄之力，拥有魄力意味着具备正气，有了正气才能有稳固的定力。当人的定力不够，无法稳定心神时，往往是魄力不足的表现，魄的存在犹如一道屏障，能够保护并强化定力。若要入定，魄力充沛的人可以迅速进入状态，并保持稳定不偏。反之，如果身体虚弱，气血不足，胆气又小，那么很难真正入定，即便勉强入定也容易出现偏差。

大易桩法的核心在于锻炼人的魄力，从"大"的意象开始修炼，并在"大"的境界中进行变化，而非局限于"小"。要稳稳地保持住这种"大"，让身体的变化成为一个自然而然的过程，无须刻意追求，它也会持续发生改变。始终保持并滋养这个"大"，所有的妄念与烦恼在"大"面前都将消融化解，这就是一种修行的高境界。达到这一境界后，才具备了进入洗髓阶段的基础。

此境界自具象的"大"字起始，逐渐升华为无形无相的真"大"。心性本含一切法，包容天地万物，其本质即是广大无边的"大"。当对这本来心性有所体悟时，便开始步入洗髓的层次。通过洞察心性进而洗涤骨髓，观照先天本性，才能用先天之气去净化后天的浊气，这才是真正的洗髓过程。而要实现先天洗髓，必须保证后天气血充沛、根基扎实。在洗髓的过程中，人体仿佛化为温润如玉的质地，浑然纯净。我们所看到的一切污浊杂质都会逐渐被净化。洗髓不仅是针对气息，还包括细微至念头层面的净化，使每一个细微的念头、每一缕微细的气息都能得以净化，犹如碧空无云、清冷月光般清澈明净。得大自在，得大方自在，得到这个"大"以后，才能自在，大自在。"大"和"中"是最根本的观念。"中"就是立身中正，身体不偏不倚，身体支撑，把自己的"中"定住，然后在里面做"大"的意感，渐而生出智慧，养出浩然正气，使天地与己身相通，达到天人合一的境界。

大易桩法源自禅宗曹洞宗中的"大字法"，并与易筋经相互融合，兼具了禅修与智慧启迪的双重导向。它将境界与形体锻炼紧密结合，奠定了大易桩功的根本基础。一旦根基稳固，在这一高远境界中就会自然生发出种种奥妙变化。"大字生化法无边，运起大数是真明。无极悟处无名数，天台有法道觉衡。先天原为六神通，轮转而老后无生，运化风雷玄明处，灵山隐现佛祖心。"在立住"大"的状态后，可继续深入修炼并达到圆融境地。大易桩功中的"大"寓意着顶天立地般的宏大开阔，"易"则代表了变化无穷的哲理。按照《易经》的理念，修炼者需追求与天地共德、日月同辉、四时有序、鬼神契合的程度。具体实践中，就是通过"大"字法门来修炼。在这样宏大的状态下，气血会自然而然地调和顺畅，筋骨也随之发生积极变化，意识饱满且广大无边，完全融入自身身心之中。"大字生化法无边"，体现了这种宏大无比的状态和境界；"运起大数是真明"，意味着在确立了宏大格局之后，真正的智慧才能得以萌发。大易桩功集心性修养、境界提升和智慧开启于一体，从而深刻体现了易筋经的核心要义和洗髓经的精粹所在。若心性未能开启，则智慧无法显现，没有智慧也就难以实现对身心的深度洗涤。

例如，在站桩修炼中，强调对身体觉知力的培养以及体感感知能力的锻炼。所谓体感感知，就是指通过细致入微的身体感觉来认知自身的状态。人的身体各部位都能感知到不同的刺激，然而由于日常生活中意识常被纷繁杂念所占据，往往忽略了自身内部的各种细微感受。比如，当一只手和一只脚同时受到轻掐时，虽然手与脚都能感受到这种触碰，但人们的注意力往往会因各种念头而分散，导致对内在体感的敏锐度降低，从而感受不到这种触碰。

人需要不断地唤醒和发展自身的良知与良能。良能是人先天具备的能力，可以通过大易桩法等修炼方式得以提升。实际上，人体原本就具有六种潜在的智慧，只是随着生活琐事和外界影响，这些智慧可能被掩盖或遗忘。通过修习"大"字桩法，我们能够激发内在积极力量，并使其扎根发芽。若缺乏稳固的"大"的修炼基础，积极心理学中的积极暗示就难以转化为实质性的成长动力。因此，我们需要构筑坚实的心性根基，而非单纯追求表面的成功表现。

从洗髓的角度来看，智慧在练功过程中至关重要，因为洗髓是一个实践的过程，要求运用智慧去领悟并化解复杂的技法内涵。洗髓是在易筋经功夫修炼至一定程度后进行的一种深层次练习，旨在引导微妙的气流汇入中脉，进行胎息式的内炼。值得注意的是，此方法并非传统社会上误解的"吊裆"之术。

四、万全功

万全功是一种动态的修炼方式，能帮助学员调动气血，使

其贯注周身，达到强身健体的效果。

（一）万全功要义

万全功第一层歌诀：万全动功，形神贯通，伸筋拔骨，纵横无穷。顶天立地光明体，密音除浊通三关。抬手向天拨云日，背负青山托于前。俯身展腰消疲累，展翅收翅若等闲。神龟出水延年寿，旋转乾坤猫洗脸。搜山膀子摇山劲，收敛真气归丹田。心情喜悦满足笑，沐浴周身养容颜。善后归一空明透，身似云絮意如天。

张义尚先生在《真传易筋经补编》中指出："前编《真传易筋经》中，有些地方未予详述，乃是让传统文化哲学思想研究有素者可据本人情况量体裁衣，自做活计，而有些人就难领会；又动功方面没有示范，这些都是遗憾。如《外壮神勇歌释·九易筋骨成神勇》的一步功夫，原来传授需童男（女）推揉拍打，这行之较难；而导引动作达三百余式又嫌太繁，虽经黄师紧缩成'五行动功'，但有动作机械断劲之感，不似太极拳之连绵自然。今据我个人六十余年研习之所得，整理出简易万全功，该法简便易学，而内涵深邃，习之有利无弊。"

简易万全功，亦称"张氏古法简易万全功"，融合佛、道、医、武诸多精华。初层动功，以锤炼筋骨为目的。二层道功，融汇中医藏象学说、密宗观想，补益五脏，充盈经络，身心俱炼。三层静功，神气合一，返还先天，匹配阴阳，回归自然。三层练法，以身为铅，以心为汞，以定为水，以慧为火。层层递进，通彻丹道之门，"身心"二字，了却万卷丹经。当世演练传承中，以终南书院朱沐尘山长为最。

张义尚先生先跟李雅轩学杨式太极拳。李雅轩是杨澄甫的高徒，在四川一带教拳。张义尚曾在一个道门师父面前打太极拳，道门师父告诉他这个方法好是好，就是有点烦琐。如果从养生、健身上来讲，道门里面还有更简单的方法，健身效果是一样的，于是就传了"万全功"给张老。张义尚先生在这套功法的基础上进行了完善。因为他精通佛、道、医、儒各家学说，于是将中医的藏象学说、密法的观想融在一起，定名为《张氏古法简易万全功》。"张氏"并不是突出他的名誉，而是代表他对这个方法负责，对学这个方法的人负责。万全功可以作为修道的入门方法，也可以替代易筋经的导引内容。

万全功分为外动功、内道功、密静功三大层次。

外动功，口诀曰："顶天立地光明体，密音除浊通三关。"心法曰："形神贯通，伸筋拔骨，纵横无穷。"

内道功，口诀曰："万全道功，外内相融。五气补益，经脉畅通。"心法曰："四象五行，通理任督，活侧固带，中通全通。"

密静功，口诀曰："万全静功，凝神气穴。习得自然，常观自在。"心法曰："入密之境，无住为宗。洗髓真谛，安之本性。"

外动功强调形神合一，通过伸筋拔骨的训练方式，能够使练习者的周身筋骨得到充分舒展与强健，从而达到开阔健壮的效果。内道功则致力于内外交融，旨在引导天地间的气与光按照五行属性与五脏相协调，构建起天地阴阳之间的生生不息循环，最终实现人与自然的高度和谐统一。密静功的修炼过程，有助于提升练习者的心境变化，当筋脉得以舒展，五脏调和有序时，心胸会自然而然地开阔起来，气机运行畅通无阻，不再郁滞。

简易万全功的练习过程中，需要注意下列五个要点。

1. 松净：内至五脏六腑，中及筋骨肌肉，外达肤表发甲，要求修炼者周身上下必须完全放松，不带丝毫执着与僵硬。因为人体的气血本应畅通无阻、循环往复于全身各处，但一旦有局部用力或僵硬现象出现，就会导致肌肉紧张收缩，神经紧绷，进而阻碍气血的自然流动，使得全身气劲无法连贯一体。唯有做到全身上下内外、形神俱全地彻底放松，方能让劲力沉落涌泉，气息归于丹田。而涌泉发出的劲力与丹田运化的气息，又能将全身上下内外紧密联结为一个整体。因此，在静时能够如山岳般巍峨不动，动时犹如江河般无坚不摧。柔能克刚的真谛，关键就在于此。

2. 绵柔：这是强调所有动作须绵延不断、柔韧顺应。其中，"绵"象征着柔和而坚韧，意指在行功过程中要将后天的拙力彻底消除，转而运用源自涌泉与丹田的先天之意劲，犹如抽丝剥茧般源源不断，生生不息。"柔"则寓意灵动变化，在软韧的基础上获得灵敏，因此能够顺应对手的动态和力量，随机应变，恰到好处地应对。当我们进行练习时，一旦发动劲力，会感到如同承载着重物，难以驾驭，并且四周空气仿佛都化为阻力，就如同在稠密的大气中游泳一般，这便是这一道理的具体体现。

3. 平均：一个真正健康的身体，并不在于外表的魁梧壮硕，也不在于筋肉的饱满隆起，而关键在于全身内外各个部位的均衡协调一致。如果仅仅是身体某一部位或几个部位特别发达，反而可能成为引发疾病的根源，并非通向健康的正确途径。

因此，《黄帝内经》提出了"阴阳偏胜则为病"的理念。基于此，万全功的行功方法主张全面调动全身动作，实现"一动则无处不动，一静则无处不静"，确保全身各部位都能得到适当的配合与锻炼，这样才能真正符合行功运动的根本宗旨。

4. 用意：在进行运动时，首要任务是使神经安静，将心意与气相融汇，凝聚于丹田作为中心动力源，由内至外，轻柔缓和且绵延不绝地展现动作。全程需以心意为主导，引领全身运作，意动则行，意停则止，做到周身兼顾，通透如镜。核心始终保持在丹田下腹，如同灯芯置于室中，光华照亮满屋，越靠近灯体则光亮越强，逐渐远离则光华渐弱。这里，灯体比喻为丹田，乃神气交汇的核心。整个身体仿佛空灵之屋，完全被神气充盈，无论是肤表毛发、爪甲，都在神光的笼罩之内，无一丝遗漏。然而，离中心越远，神气分布就越稀疏，正如灯光照耀距离越远则亮度越弱一般。没有意识引导的动作自然不合要求；即使有意识指导，若该意识未与内在气息交融，并从丹田出发，由内向外，由重到轻地运行，也不符合标准，这一点极为关键。当真正能够如此操作时，即便不刻意配合呼吸，呼吸也会自然变得深长连绵，宛如抽丝剥茧。学习动功的过程中，要追求形神兼备，而不仅仅是外形上的相似。形似仅指外表形态相近，内在的精神状态可能并不吻合；神似则是要求在精神意态层面与老师达到高度契合。在过去的传承中有"观师默像"的说法，其含义就在于此。相较于静功，动功的学习难度更高，因为静功获得口诀后，个人通过智慧或许能逐步领悟，而动功若缺乏明师亲自指导点拨，则可能终身难以掌握其神韵精髓。要想实现神似，首先需要深入体验老师练功时的神气表现，在自我练习时，应暂时放下主观思想，全心专注于模仿老师的神态意境，倘若不遵循这样的方式刻苦修炼，固执己见，自以为是，那么就无法真正领略动功的奥妙所在。

5. 时地：在练功时，必须遵循定时、定地的原则，不可随意耽误或改变，需逐步进行，持久坚持。例如，我们设定每天早晨六时半和晚上九时半，在某一特定地点各练习三十分钟，那么每当到了规定的时间，无论遇到何种紧急事务，都应暂时放下，集中精力，全神贯注地到达指定地点完成预定的练功任务。这种定时、定地的练功方式至关重要，切勿轻视。若能真正持之以恒，严格遵守，即使在初期可能感觉不到明显效果，但经过一定的时间周期（如一百二十天或半年），几乎所有人都会感受到显著的进步，这正是"渐进且持久"的原则所带来的无形效益。因为人体的新陈代谢过程需要遵循一定的规律和时间周期，若期望短期内迅速改变体质，实际上是不现实的。

在进行动静结合的练功时，早晨应先练习静功，随后再进行动功训练；而在晚上，则应先做动功练习，之后再进行静功修炼，这一顺序不可颠倒。至于练功的程度把握，就如同吃饭要吃到八分饱一样，练完后应当感到舒适，并且还应保持一定的意犹未尽之感。

（二）万全功详解

1. 预备式

密音除浊通三关，顶天立地光明体。

一个法门要达到完善境地，通常应包含三个关键阶段：初善、中善和后善。所谓初善，是指在修习某个方法之初，须立下明确的意愿与初心。为什么要练习这个法门呢？其目的就是要全面养护并锻炼身体。要实现对一个法门的深刻理解和融会贯通，心中必须有"法"。因此，在修炼的第一步，应当在内心确立清晰的"我为何要修习此法"的观念，从而立志修身，逐步认识到真正的自我。

（1）站立式：站立时，两脚自然分开，宽度与肩同宽或略宽于肩均可。保持身体中正，迅速调整至三弯状态。腰部微塌、坐稳胯部，含胸拔背，沉肩坠肘，双臂自然下垂，全身放松，心神宁静，舌尖轻抵上腭，双眼平视前方。

在站桩过程中，意念引导涌泉穴与肩井穴相通，想象涌泉如泉眼，与肩井的"井水"上下相连，形成贯通之势。找准这个感觉，通常双脚间距就会接近与肩同宽。两脚可微呈内八字站立，旨在凝聚劲力，通过合劲来打开后胯。开胯是一个渐进的过程，胯骨关节间原本紧密贴合，在适当放松后能拉开缝隙，这里的"松"并非指软弱无力，而是与抻筋拔骨相辅相成的——骨头和关节舒展开来的那种通透而有力的松弛状态，是我们所追求的"松"。

"三弯速成"，是指身体应具备三个自然弯曲部位，即腰部、大腿根部和膝盖。要快速掌握此技巧，可以通过实例说明：当人向后倾倒时，只需一收腰就能恢复直立。对腿部来说，如果过于绷直僵硬，尤其是大腿和膝盖处没有适度弯曲，且胯部力量与脚部力量衔接不当，则可能导致问题出现。因此，适当弯曲大腿和膝盖，能够确保腰部的力量顺利传递至脚底。在维持三弯姿势的基础上，开始进行密音除浊练习。深深地吸气，然后以不同的密音（如"哼""哈""嗨"）吐气，将浊气排出体外。

（2）气净化：在练习时，通过鼻腔深深吸入外界清新空气，使其直接沉入下腹部。吸气结束后，紧接着口部轻声默念"哼"字音，以喉轮部位发声，将胸膈以上的浊气缓缓吐出。随后再次进行同样的吸气过程，此时口部默念"哈"字音，从心轮部位发劲，将中焦区域的浊气排出体外。接着再吸一口气，口中默念"嗨"字音，并以脐轮为着力点，将下焦部位的浊气彻底吐出。如此循环往复，连续练习三遍，总计吐出九口浊气。

在佛家思想中，有一个观念是：光明始终照耀着我们，只是由于我们为无明所遮蔽，暂时无法感知到它。这就好比乌云遮住了太阳，虽然我们暂时看不到太阳，但太阳并未消失，只要拨开乌云，阳光便能重现。这一理念强调，即使我们未意识到光明的存在，它依旧存在。若坚信太阳总是在乌云之上，内心便会生起与光明相联系的意念，使我们的心充满阳光，因为我们确信光明的存在。即使有时乌云再次遮蔽，也不会动摇信念，因为坚信光明仍在那里。

借鉴佛法智慧，光明一直照亮我们。当我们吸气时，可以想象将所有的光明和甘露吸入体内，这些光明能够驱散愚昧，甘露则可以净化身体内部的负面元素，提供真正的滋养。因此，在吸气时，应如是观想，并学会利用身体的开合进行深呼吸。就如同身体里有个小孩伸懒腰，当身体从内向外舒展开来时，气息自然流入。通过调整姿势，如打开胯部，让身体更加开放，深吸的气息就能直达小腹，甚至抵达脚趾。深入吸气与身体的开合密切相关，当身体充分打开时，就能够真切感受到深吸的气息。在饱吸一口气后，先以"哼"音吐尽浊气。接下来吸气时，设想光明以及光明所蕴含的润泽和甘露感注入体内。

在吐气发音时，"哼"音主要通过鼻喉部位发出，胸腔随之振动，将上焦部分的浊气排出体外，当浊气排尽后再吸入的新鲜空气即为清明之气。"哼"音帮助我们驱逐上焦的浊气，并将其转化为光明，从而使上焦区域变得透明清澈。

发"哈"音时，则关注于排除中焦（脾胃）的浊气，想象这些浊气随着"哈"音被排出体外，使得中焦腹腔转为光明、柔和的状态，如同甘露滋润后的勃勃生机，明亮且通透，充满春天般的活力。

在发出"嗨"音时，要切实感受气息从腹部深处排出，可以尝试自己用手触摸小腹，就像深沉地唉声叹气一样，感觉"嗨"音引导着下焦小腹的浊气向外排出。"哼"音负责疏导胸腔之气，"哈"音则疏解中焦之气，而"嗨"音则是针对下焦小腹浊气的释放，这就是对上、中、下三焦进行调理的一种方式。通过九口气的密音除浊练习（三次"哼""哈""嗨"的循环），整个身体仿佛被净化，变得更加明亮、透明。

（3）意净化：顶天立地，观想自身入地九尺，通体光明。通过气沉丹田，营造身体下沉的感知，想象双脚深深扎根大地，直至入地九尺，头顶则触及青天，从而实现真正的"顶天立地"之境。在此过程中，令全身放松舒畅、自然愉悦，宛如琉璃般清澈透亮，四面八方环绕着纯净的白色光明能量，内心充盈喜悦。将整个身体观想为光明无瑕的清净幻身，随着心气本为一体，心意转动即带动身心转化，故能如秋月般皎洁明亮，如水晶般澄明。

吸气时，设想白色光明自头顶及全身毛孔灌注体内；呼气时，则观想身体愈发洁净，与外界光明交融。保持此安定状态，持续三至五分钟或更久，以期深化体验。

"顶天立地光明体，密音除浊通三关"，光明体象征了心意的升华净化，而密音除浊则是对身体层面杂质的涤荡，寓意在密音净化之后，身体内外透明如琉璃，不染杂念，本就是光明显现的载体。对于顶天立地的具体实践，可类比老树盘根，想象双足深入地下九尺，由此带动腰胯以下的力量向下延伸，自然而然使上半身得以挺拔舒展，形成实实在在的顶天立地且光明璀璨的感受。犹如盘古开天辟地，在这个浑然一体的天地之间，我们无碍存在，头顶苍穹，脚踏实地，全身心拥抱世界，处于开放包容的状态。

此外，肩井穴与涌泉穴的能量应相互贯穿，强化上下相引的劲力——从脚到小腿仿佛深植地下九尺，形成一种由下至上拉伸的力，腰部以上向上升腾，腰部以下稳稳下沉，如此便有助于成就宽广无边的大身境界，构建出光明照耀的意象之身。

2. 功法

第一势　抬手向天拨云日

（1）动作：身体稳固，两手轻柔地由前向上慢慢抬起，直至头顶，微停，充分伸展，注意不要耸肩，要想象两手贴地向前贴着天边一直向上；接着两手旋转，掌心向外，慢慢向左右落下，至与肩平，微停，充分伸展，想象把天向两边撕开。

（2）详解：此势动作形象地展现了"抬手向天拨云日"的过程。起手成剑指状，心意紧贴地面并朝天边延伸，形神合一，以意念引导身体动作。保持筋骨的适度绷紧与放松相间，力求将全身筋骨拉直，从而使背部乃至全身感受到筋骨的紧张状态。接着，通过展腰挺胸，仿佛向着天际延展，尽量让身心指向最高点。用意念引领自身向上伸展，犹如要触摸到天边，并深入至空中最高之处，体现出"恨天无环"的意境和雄浑有力的意念。华岳六合八法拳的心法中强调"心想事成，意力无穷"，正是通过意力与形体的结合，实现气血周身畅通无阻。任何一个动作，在向外开展的同时要有内合之意，这称为"有开有合"。而在上升阶段，应先有一个下沉的过程，即"未升先降"，如同放风筝时既有前推之力又有回拉之劲，或如挥舞流星锤时，必须时刻保持着对锤头的控制力，否则一旦松手，便会失控。

世间万物都遵循着开合之道，自然界的规律往往在日常生活中被忽视。通过练习这种具有象征意义的动作，我们可以深刻理解和运用阴阳相生、相辅相成的运动方式。

此导引动作要求用心法和意力来引导，旨在达到形神合一、舒展筋骨及无限延展的效果。看似简单的举手动作，实则蕴含深意：从两侧升起的手臂，需遵从前低后高的轨迹，借由意念引导手臂沿着地面向天边缓缓伸出，直至肩部产生舒展感。当手臂无法再伸展时，不再单纯依靠手臂力量，而是通过腰部发力，带动腰腹与手臂一起展开，仿佛触摸到了天边。如同在天上拨开云层见日光，双手分开并顺着天边慢慢向下压，每个细微动作都要体会到位，使得"抬手向天拨云日"的意境得以完美呈现。在这个过程中，心与身相融合，筋骨得到充分拉伸，最终实现的是人体天门（头部）的开启，肺腑、心脏和胸腔全面舒展的状态。

第二势　背负青山托于前

（1）动作：上一动作结束时略停一下，让气机平顺。接着双手反掌向后，双臂在身后靠拢，旋转手腕，双手掌心向上，从腋窝下向前穿出，身体的"中"要拿住，双手直向前伸，至尽头，微停，充分伸展，想象双手轻轻地托着一物品，将其放在天边的一张桌子上。

（2）详解：在练习时，将手背向前、手心向后，接着通过肩膀的旋转，使整个肩部缓缓翻转至背部。与此同时，要感知胯部也随之展开旋动，确保身体始终保持正直不弯曲。此时，双手如同拥抱一个无形的大气圈，从身后开始，意念引领着力量逐渐延伸至天边，动作宜缓慢而有力地进行。

当双手后抱至极限位置时，即刻转换方向，由腰下慢慢向上提起并托起。在此过程中，注意不要耸肩，而是以腰部为发力点，持续上提。直至提升到无法再继续的高度，然后借力一翻肩，将手臂从腋下推送出去，仿佛一直延伸到天边，感知手中的气息也随之被托举到了天际。

注意要使"背负青山托于前"的强烈意念贯穿整个动作，保证背部始终紧张不松懈，一旦松懈则会减弱伸筋拔骨的效果。通过这样的拉伸方式，能使全身筋骨舒展开来，达到舒适畅快的状态。

第三势 俯身展腰消疲累

（1）动作：上一动作结束时略停一下，让气机平顺。接着身向下俯，两手反掌，掌心向下，贴着天边向下，贴着地面向内，捏住自己的脚跟，随后双手沿腿向上至髋骨，身体慢慢恢复直立；接着，身体慢慢后仰，双手从髋骨再向左右分开至后腰，使掌心紧贴两侧软腰部，两眼遥望天空，尽量后仰，充分拉伸身体前侧，身体慢慢恢复直立，双手落下。

（2）详解：首先，以平稳的节奏开始向下俯身，双手手心朝下轻轻搭在地面上，同时保持双肩放松。在确保身体平衡的前提下，逐渐控制身体缓缓前倾弓腰，尽可能拉伸全身，直至手指触及地面。若无法触摸到地面，不必强求，但需确保意念引导气息直达地面。接下来，以后脚跟为起始点，沿膀胱经一路向上进行展腰动作，仿佛将能量沿经络提拉。

当身体向上抬起时，手臂沿着背侧膀胱经的位置顺势提起，用以托住腰部。展腰过程中，身体往后轻柔仰起，头部尽量向后舒展，任脉随之向两侧延展，始终保持整体的稳定与平衡。

恢复预备姿势时，手臂自然松弛垂落，为整个身体提供支撑和稳定作用。

这个练习的重点在于充分拉伸并舒展肩膀、腰背以及大腿部位的筋膜组织。完成这一系列动作后，会体验到一种顶天立地般的舒畅感，身体仿佛变得透明且充满力量，原本的疲劳也会随之消散。

第四势　展翅收翅若等闲

（1）动作：上一动作结束时略停一下，让气机平顺。接着双手自身体两侧平起，至与肩平，微停，充分伸展，接着反掌向前，两手由左右外方再尽力向远处、向前方画大圆弧，同时以腰为轴，向后收缩，臀部反向前送，使呈缩尾状，想象将整个宇宙都囊括在内，接着两手继续内收，至腋下两肋处，转腕向后穿出，手背贴住后腰向下，至腰眼停住，两手虎口相对，外劳宫对住腰眼。

（2）详解：展翅时仿效大鹏翱翔之姿，起手缓缓向两侧延展，最终形成侧平举状。过程中深刻体验伸筋拔骨的舒展感觉，犹如大鹏振翅，凌空高飞。收翅之际，双手如同鸟儿般优雅地向内合拢，仿佛是在轻柔收束翅膀。当双臂倒背于身后，不妨静观天地间的山水景色，体会那份悠然自得、超脱自在的心境。此时，要感悟"若等闲"的豁达与从容，让意念升华至顶天立地之间，仿佛独立于广阔无垠的天宇之中，独享天地万物之美。

第五势　神龟出水延年寿

（1）动作：上一动作结束时略停一下，让气机平顺。接着头向上顶，收颔，由头顶领着整个脊柱向内向下卷，双膝屈曲，身向下俯，目视尾骨，像要用嘴巴咬到尾骨一般，随之慢慢抬头，塌腰翘臀，双腿双脚用力，使全身缓缓向上，恢复直立，双手慢慢垂下。

（2）详解：神龟出水这一动作与前面第三个动作有异曲同工之妙，重点在于通过脊柱卷动来模拟神龟出水的形态。起始时，需将腰部微微上提，颈部随之向后舒展，仿佛头顶承载着两个沉重的犄角，以此拉开脖子和身体间的距离。随后，徐徐俯身进行倒卷动作，就像试图用嘴去触及尾骨一般。接着，轻轻提起尾骨部位，以助督脉得以充分舒展。当起身恢复直立状态时，应先引领头部向上抬起，然后逐节调整脊柱直至完全挺直。整个过程应当保持动作轻柔且连贯。手背可轻搭于腰部借力，同时允许膝盖微弯以辅助动作完成。在抬头引领时，切勿急躁地带动全身卷曲。

第六势　旋转乾坤猫洗脸

（1）动作：上一动作结束时略停一下，让气机平顺。接着顶头拔背，双足站稳，由腰胯带动右臂上提，身形趁势向左向后扭转，右手掌轻托左腮，左手背轻贴右腰，视线看到右脚跟，扭转时注意保持双肩水平，接着身体回正，双手落下，换相反一边再做一遍。

（2）详解："猫洗脸"这一武术动作，在传统武术中具有代表性，其核心要领在于舒展与紧缩的巧妙转换。初始时，右手自下而上缓缓抬起，随后左手则相对地缓慢下沉；紧接着，右手移至面部并向左转身，尽量将身体最大限度地拧转开来。此时，右手仿佛在托起左腮，视线透过左肩看向右脚跟；同时，左手握拳向后旋转并贴护腰部。

接下来，按照相反的方向重复上述动作，整个过程中需注意：当身体旋转时，一侧应被提起并有力地拧转，从而形成斜向的旋转姿态。此动作带来的不仅有上下方向的拉伸感，还有横向的延展效果。在此过程中，请特别留意脚部位置，避免呈现外八字站立，而是采用内八字站姿，这样能使腰部自然收紧，并使得身体回撤更为顺畅。

保持双脚稳定扎根于地面，这样才能更好地发挥脚跟的力量，使力量得以沿着身体自然传递至下盘。通过以骨骼为轴心进行转动训练，可有效锻炼筋骨系统。若能持之以恒地练习，将显著提升身体柔韧度，让身体变得更为松活、畅通无阻。

第七势　搜山膀子摇山劲

（1）动作：上一动作结束时略停一下，让气机平顺。接着双手在身前先向外，再向内画圆弧，随着掌根向外推出，双脚有节奏地打开，直至双脚平开至宽马步。双手仰掌，合于胸前膻中之位，以腰腹为轴引右手仰掌，向左前上方穿出，约与目齐，左手同时变俯掌，紧沿右小臂外，由膻中经左肋，向下向后抽拂，亦可以肘倒杀，不停，随转左手仰掌，向右前上方穿出，高与目齐，同时右手变俯掌，紧沿左小臂之外，向右下后抽抵，如是左右两手交替穿抽，上虚下实，至少 12 遍为准。

（2）详解："搜山膀子摇山劲"是金家功夫中一项至关重要的训练手段，其目的在于培养整体协调的发力。在具备开胯条件且能够保持脚与肩同宽站立的情况下，可以直接进行此动作练习。然而，若胯部尚未充分打开，双肩的距离可能会显得相对狭窄。此时，可以从肩宽的基础站姿开始调整：双手置于胸前如站桩状，然后通过手脚协同运作逐渐拉大间距。首先向外旋开脚跟，接着在双手回收的同时外展脚尖，直至找到适宜的宽度。接下来，微微屈膝下蹲成马步姿态，便可以正式展开"搜山膀子摇山劲"的训练。

那么，"搜山膀子摇山劲"究竟如何表现呢？如同从两座紧邻的大山间穿梭而过，关键不在于单纯使用肩膀的力量，而是要借助下肢运动产生的动能，经由肩膀的旋转传递至双手。在此过程中，头部应保持稳定，避免随动作晃动。两手之间需形成阴阳互济的关系，即一手回缩时另一手则伸展出去，二者相互照应，循环往复，一收一放，恰似一只手还没收回，另一只手就已欲伸出。同时，整个身体也需呈现上虚下实的阴阳状态，上半身尽量放松，下半身则稳固扎根，利用腰胯和脚底之力驱动身体旋转。这种手法在传统武术中有"锯子手"之称，仿佛拉动锯子一般，双手交替来回，力量轨迹自上而下，从嘴巴部位发散而出，向裆部方向回收。如此，双手间的互动配合及身体上下部分的虚实结合，形成了一对阴阳对立统一的整体结构，共同构成了独具特色的"搜山膀子摇山劲"。

收功

（1）动作：双手在身前画圆弧，双脚随之有节奏地合拢，双手交叠，覆于肚脐之上，全身放松，双目垂帘，自然呼吸，身心愉悦，神清气满，意想身体犹如白云棉絮，慢慢消散，与虚空宇宙融为一体，保持3~5分钟。

（2）详解：双手于胸前抱球，缓缓进行脚部动作，先回收脚尖，再让脚跟回返，随后再次同步回返收回脚尖与脚跟，重复此过程两至三次，直至双脚自然并拢。并拢后，引导气息回归丹田，令其宁静平和。此刻，尝试将自己调整至如同棉花般轻柔、如同天边云彩般虚无的状态。逐渐收敛体内真气归入丹田，一旦真气回归，内心会油然生出喜悦之情。紧接着，搓热双掌，用手温温暖暖周身肌肤，从洗脸、揉搓脖子开始，沿身体自上而下轻轻捋按，直至腰部，并对腰部进行细致按摩，之后揉按膝盖。最后以轻轻拍打的方式安抚整个身体。

收功完成后，在接下来十五分钟乃至半小时内，请避免接触凉水，因为此时手部毛孔处于开放状态。洗手时务必使用温水而非冷水，同时不要吹风或坐在阴冷的地方。待气血趋于平稳和谐后，可适当散步，活动筋骨，身心由此逐步恢复至平常状态。

3. 善后除障法

将练功时所体验到的身心愉悦、物我合一之感，以及对自我身心的深刻体悟与内在把持，贯穿到日常工作与生活中，随时随地保持觉知并安住于这种状态之中。不论是动功还是静功的修炼，每一遍结束后，都应更加明确自身并非庸俗渺小的存在，而是要清晰地认知和确认真我的价值与责任，并坚定地践行这些认识。收功之时，并非意味着放松散漫、放任自流或胡思乱想，而是在清醒理智中做人，在明了透彻中生活，全力以赴地去实践所有应当做的事情，使行动与生活融为一体。这是本法与其他各种琐碎技艺、浅层法门、微末之道的根本区别所在。随着时间流逝、环境变迁，习练者可能会逐渐忘却真我，随波逐流、任意妄为，这些都是修行道路上的障碍，必须予以清除！唯有如此，方能确保前行之路坦荡无阻。

除障之法如下所述：

第一，常观自在，不昧真我；

第二，明我本体无欠无余，一切含灵、非灵无欠无余，平等平等；

第三，随时体察身内身外所有一切，善则守之行之，恶则去之忘之；

第四，彻底明了真空不碍妙有，妙有不碍真空，平常平常，如是如是；

第五，随时存心，光明磊落，不为己私，宽以待人，严以律己，谦虚谨慎，助人为乐。人之有善，若己有之；人有恶念恶行，当悯之渡之。

五、真传内功易筋经导引术

（一）调理百病导引养生法

每日清晨起床、夜晚就寝及正午时分，无论采取仰卧、坐姿或立姿，均需保持身体正直。双脚分开约五寸，足趾内扣。双手伸直，仅伸直一指（其余四指卷曲），若欲将气息引至心脏，伸直中指；若引至肝脏，伸直无名指；若至脾脏，伸直小指；若至肺部，伸直食指；若至肾脏，伸直大拇指。双眼半闭，心无旁骛，呼吸自然。目光从眉心（山根）开始，逐渐引导至大脑，再至胸腔，最后至脐部。呼吸至极限时，将唾液吞下，意念随之送至脐中，然后轻吐六字音。针对不同脏器，吐音如下：肺部疾病吐"呬"音，肝脏疾病吐"嘘"音，脾脏疾病吐"呼"音，心脏疾病吐"呵"音，肾脏疾病吐"吹"音，三焦疾病吐"嘻"音。吐音时，声音要长且尽量不发声。吐音至极限后，再以鼻吸气，感到胸腔胀满时，再次吞下唾液送至脐中。吐字音时，外部气息吐出，内部气息下沉，缓缓开口，以达到呼吸深长。每个字音吐六次，共计三十六次。在停息过程中，想象预防或治疗的脏器位置、形状和颜色，如肺为白色，肝为青色，心为红色，肾为黑色，脾为黄色。内观时，仿佛有雷鸣电闪，随着吸气将这些想象送入腹中，仿佛腹中也有雷鸣声和电光闪烁，有助于疾病消散。随着浊气的吐出，内心会感到轻松愉快。坚持此法，有助于百病的康复，这是利用条件反射原理进行自我治疗。

（二）肝脏疾病的导引疗法

肝主疏泄，喜条达而恶抑郁。对于肝脏疾病，除了药物治疗，还可以通过大脑皮层的抑制作用和气海的兴奋作用相结合，运用意念引导气息，以气带动血液流通，从而促进疾病的自愈。《内经》中提到"治病必求其本"，这里的"本"可以理解为大脑与气海。导引疗法利用自然界清新的氧气，辅助和推动先天的生命活力，以调畅气机，驱除病邪。中医认为，导引吐纳能够补充药物治疗的不足，其原理即在于此。

肝脏疾病的导引疗法要点及动作如下：

1. 肝脏的穴位位于两乳下方一寸半处，名为期门穴；背部则在脊椎第九节下方，名为肝俞穴。

2. 每年适合练习导引的时节为春季三个月。春三月以朔日为主，其余每月以甲乙日为主，每天的最佳时间为丑时。

3. 修养应在正月、二月、三月进行。在这三个月中，朔日时面向东方，正坐，净化心灵，内听、内观，将注意力集中在气海。首先叩齿凝神，根据年龄调整，然后运用导引法，吸引东方清气中的青色气息，通过鼻孔微张吐出浊气，再吸入清气，鼓漱三百六十下后吞下。低头倾听，感受声音传至脐中，如此重复九次。接着进行停息法，通过连续五次缓慢吸气和一次长呼气，将气息送至脐下，完成一次呼吸。闭息九十九次为一轮，每轮中要调整呼吸至均匀，闭息时内观病灶，引导气息或内热围绕病灶旋转，左右各三十六次。每次旋转后，将病气引至背后的肝俞穴，再通过指尖排出。接着，引导元气从指尖内侧至掌心劳宫穴，经过手肘曲池穴、胸前膻中穴，最后回到脐下气海，直至感到疲惫为止。若肝胆气虚，出现惊恐和晕眩症状，可采用"电雷轰震法"来镇定。想象东方目标地出现电光雷鸣，将这些能量吞入腹中，内光照亮内脏，雷声震动病灶，从喉中发出"哗"字音，以震动脑部，但气息不出口，声音不入耳。持续练习，可增强胆气，镇定神经系统，治疗惊恐和晕眩。

4. 双手指尖重叠，弯曲两大指，按在两乳下方一寸半之期门穴处。双手后弯，指尖按在鸠尾穴上，外手压紧，内动其余手指，缓慢摇动上身，左右各三十六次。

5. 双手交叉向外推击，手掌伸直，脊柱向后拉伸，拉伸至背部肝俞穴，呼气时完成动作。反转掌心向内，按胸抵抗，引导气息至肝脏病灶，吸气时完成。

6. 如果静功时心神不宁，可转为动功。先动后静，动静结合，以达到内外运动的平衡，清除肝脏中的邪气。

对于顽固性肝瘤，除上述方法外，还需运用矛盾统一原理进行治疗。使用"丁"字形木杵，上加两圆球，患者倒卧在木杵上，双手按在乳下，运用呼吸导引和停息法，内外夹攻，再进行运气和打击。在夜半初醒时，侧卧弯腰屈腿，用屈指敲击左右肋下软处，由轻到重，由少到多，左右交换，再用热手掌揉肝患处。平时肝病发作时，用木杵抵痛处，调息导引，即可止痛。

（三）肺部疾病的导引疗法

1. 脊柱后伸：首先，保持脊柱挺直，颈部伸直，头部向上顶。

2. 胸部前压：保持脊柱不弯曲，仅将前肩和胸腔向下压。

3. 肋骨外展：肋骨向外展开，同时向内控制。

4. 肺部提升：想象肺部在胸腔内柔软地向上提起。

具体操作如下：

将肺部想象为华盖，如同甑上的盖子，或撑开的伞（当肺部充满空气时，形状如同撑开的伞，不下沉）。进行细微、深长、均匀、缓慢的呼吸，尽量让肺部充满空气。在吸气时，肺部四周应感到膨胀。呼气时，腹部不应向外膨胀，胸腔不应随膈肌下降。呼气时，心中要想象内气下沉至海底，同时腹膜协助从上向下提升，以实现内外动作的协调。每次吸气后，都要将气息归纳至气海。在日常生活中，无论是行走、坐下还是躺下，都应随时练习，以达到健康状态。

在肺部充满空气后，行停息法，同时配合"开、合、俯、仰"四种动作，即交替进行胸腔的扩张和收缩，以及前倾和后仰的动作。这些动作旨在通过运动胸腔和脊柱来压迫肺部，同时在空气充满肺部并进行停息时，利用内外压力和抵抗，从而增强吸收和排泄的新陈代谢功能。这样，肺部的疾病，包括毛细血管中的气血，都可以得到彻底清除，同时肺活量也会显著增加。《易筋经》指出，练习这四种动作有助于调理肺气。肺主气，五脏气中，应以调理肺气为先。

（四）静坐导引法

在进行静坐导引时，首先收敛视线，将目光内收；同时，集中听觉，使耳韵和谐，达到内外合一的状态。此时，精神应保持专注，呼吸要细、深、匀、缓，如同抽丝般绵长，进入一种无弦之音的静谧状态。接着，通过鼻子深吸一口气，让唾液充满口腔，分三到五次缓缓咽下，头微微偏向左侧吞咽。当意念到达气海时，将真意分为两路，沿双腿下行，经过膝盖、脚背、趾尖，再转至足底；然后沿足跟上行，经过腘窝，到达会阴，此时轻轻收缩肛门，真意合一，通过尾闾。随后，紧闭肛门，真意沿夹脊关上行至头顶，再分两路，经过双肩、双臂、肘部，直至手背和指尖；然后转向手心、手腕、臂内侧，上行至胸肺尖，再升至后腮、后脑，最后合一。闭目，用意念将真意上注至顶门，同时让目光反视头顶，引导真意下降，经过眉心内侧一寸处，至上腭，用舌头迎接。此时口中津液充盈，再用真意引导其回归丹田，经过重楼（喉管）和绛宫（心窝），最终归于气海，完成一周。此过程需反复进行。

在导引过程中，务必避免真意分散，否则可能导致严重后果，日久可能引发不治之症。正如航海或航空驾驶员离开岗位可能导致抛锚或坠落，意念分散会导致气滞，气滞则血停，因此必须谨慎对待。

气功治疗疾病的原理主要是通过加强外呼吸的吸气和吐气功能，来充实内呼吸的运输和供应功能，调动人体生命活动的原动力——真气，促使内脏自动进行按摩。同时，通过腹壁内缩，增强肠胃蠕动，加强消化系统的功能。此外，呼吸锻炼还能充实肺脏，使横膈肌扩张，增加吸氧量，这是气功中内静外动的体现。在静坐功达到一定程度时，呼吸变得细微如丝，几乎感觉不到，达到进多出少的状态。即使年纪较大，通过这样的修炼，也能保持身体轻盈、耳聪目明，这与原动力真气的充实有关。

有学者认为，气功的疗效主要依赖于对大脑皮层的抑制。抑制是一种保护性的本能，有助于缓解和调整神经系统的疲劳和不平衡。然而，单纯的抑制并非取效的关键，尽管睡眠疗法的抑制作用更强，但其效果远不及气功疗法。我们认为，气功的疗效在于大脑与丹田的配合，兴奋与抑制并用，以指挥大脑。动源在丹田，是否意味着在抑制的同时，也在兴奋？抑制即排除杂念，专注于调整内部机能，引导气息至病灶，从而达到自我治愈的效果。正如《内经》所说"治病必求其本"，即扶助先天的生机。先天生机在原海，古人称原海为冲任二脉的交汇处，八脉的锁钥。阳生于子，藏于命门，元气所在，出入于此，其用在下，为天地之根，玄牝之门，是为祖气。在练功时，将意念集中于气穴。无论元气还是祖气，都是先天之气；无论脐下还是气穴，都指向丹田部位。气功疗法旨在培养和扶助这先天生命之根，使阴阳调和，元气充足，气血充沛，燮理升降。在守丹田的同时，结合呼吸，可以调整脏腑气的升降，如脾气上升，胃气下降；肝气上升，胆气下降；肾水上升，心火下降。百脉和畅，从而达到祛病延年的效果，这就是"治病必求其本"的道理，也是气功能治疗药物难以治愈之症的原因。通过气功，不仅可以强身健体，还能祛病延年。

六、真传内功易筋经房中补益术

（一）敲竹唤龟法

气，即原气，是人在母腹中时所禀受的先天之气。这股原气在心中体现为性，为元神；在肾中则为命门，为元气。虽然神与气已分为二，但神是驾驭气的主导。神动则气随之动，神静则气亦静；神行则气行，神止则气止。气不能独立于神之外，真正的气是在极度静止中产生的，气也有自动运行的时刻（阳动之说）。

唤龟法包含四个要诀：提，吸，抵，呐。每个要诀的力度逐渐增强。

"提"是指用意将热气运至尾闾，力度较轻。

"吸"是用口吸气，以增强提气上升的力量。

"抵"是用舌头抵住上腭，以辅助吸气。

"呐"模仿婴儿呐吸母乳的动作，紧闭双唇，舌尖和舌根同时用力呐吸。

在实践时，首先使用"提"字诀。如果热气不足，再依次使用"吸""抵""呐"。如阳气妄动，通常与肾阴虚和肾阳亢有关，古书有云"精满则阳不举"，在这种情况下，应断绝欲望。如阳气亢盛，则可能与年龄有关。

在阳气动时，应用意控制，口鼻微张，吐出多余的气息，默念"吹"字，尽量将其完全吐出。同时，进行外出、内沉、下提的动作。当气到达关元气海时，再沉至龟首，默然从龟首吸入一口气，结合内肾气，提至尾闾，经过夹脊、玉枕，贯至泥丸，然后下至鹊桥。此时口中充满津液，用力吞下，经过十二重楼，到达绛宫，再送至龟首，如此反复三十六次。即使阳气动，精气也不会走泄，这样对肾阳无害。否则，如果阳气亢盛过久，可能会导致元精从龟首溢出，这种元精异常透明，是由元气转化而来。

捋字功口诀

炼到阳亢将成功，生龙活虎拴莫松。若当亢时不抑制，肾气漏泄化无踪。

抑制兴奋唯捋字，前后左右四面攻。前强五指向前捋，后按品字屏翳封。

左腿骑马右屈膝，腰向左扭头向中。一吸便提息归脐，停息咽津水火融。

泄精固气法口诀

泄精泄气先动中，沉气凝神守离宫。头顶牙扣舌微动，吸气停息缩脐封。

臀裹尾钩锁环跳，屈膝即能锁委中。蜗蟆抓趾涌泉拱，中极上提下放松。

缩前提后常练习，泄精固气妙无穷。

吐气和防治漏泄法

吐气横唇如吹火，胸肋肺脐齐内摄。口鼻肺肋齐挤出，舌随呼吸同起落。

外挤内沉分清浊，切忌张口与吐沫。提缩茎丸达内肾，疲惫泄精防决河。

停息折腰凸击震，两侧频敲精道缩。六六之数需重记，屈吸伸呼莫厌多。

药水浸冷复搓热，热搓命门门自阖。铁床过江无漏泄，铜壶滴漏拍兼搓。

气喘血充唯静坐，踵抵会阴莫离脱。动静兼修原海锁，马阴藏相不蹉跎。

（二）温养之道

世人在温柔乡中，若不自觉警醒，便易沉溺于爱欲之海，难以自拔。面对此境，唯有战、采、养三法。所谓战，即在情欲中奋力拼搏，虽能暂时取胜，但最终导致双方皆伤。即使勉强抑制不泄，也会消耗先天元气，引发诸多疾病，如阳痿、痔漏等，甚至埋下不治之症的隐患，这是人们常忽视的。

温养则分为同炉与异炉两大法门，既不伤害他人，也不损害自己。它既非采，也非战。在情欲交锋时，应以柔情为媒，通过双方的呼吸交融，感受神与形的和谐。精气与神凝结，意念静止则真气不外泄，气息稳定则血脉不乱。血脉稳定，精气自然守而不泄，如同鹤之长寿，鸡之孵化，既不生也不灭，处于半醉半醒之间。因情欲交接而产生的疾病，非药物所能治愈，必须通过温养之法才能恢复生机。

"温养"二字，如同在泥水中寻找龙颔下的珍珠，稍有不慎，便可能陷入激战，成为同归于尽的悲剧。我们谈论此法，旨在引导人们共同走出迷津，否则，人们只知生之门，不知死之户。在爱欲中，人们追求不泄精的快感，以久战为荣，却不知每多战一刻，元神、元气、元精便多消耗一分，如同釜底抽薪，虽未尽灭，但精华已随火而散，留下的只是腐朽。况且，在阴阳交接时，心为君火，肾为相火，两火相结，逼摄全身气血，由命门锻炼而出。人在欲情中，精气早已离宫，若在关键时刻勉强抑制，不仅会导致阳痿，还可能在茎外溢出透明结晶的元精，长期如此，百病丛生。古人云"有动于中，必摇其精"，正是此理，故须预防精气四溢。

温养法的要点和动作如下：

1. 在温养中，应以静制动，避免冲动。

2. 在沉静的温养中，转移对温柔的依恋，通过调息和对视，对方呼气时我吸气，形成循环。意念集中，神气有所依归，精气自然守而不泄。

3. 采用三萎三起法。当茎达子宫时，执行"猴形望月"式，用意念引导，背诵十二字歌诀，将元神、元气提升至神庭。一手并起中指、无名指插入耻骨缝中，同时缩腹脐，封锁元海。另一手的食指、中指、无名指形成"品"字形，紧按屏翳，向尾间后提，同时吸气不呼，使茎根倒提，逼紧锁骨下，避免龟头舒麻，从而萎缩。若要再起，放松全身，即可兴奋勃发，力量更强。如此三萎三起，可将炼成之气提至昆仑顶，将浓精转化为恬淡虚无。即使下泄，也只是后天的浊精。但浊精也不可过多泄出，否则也会消耗元气。须谨慎行事！

排浊的频率应以此为准：20 至 30 岁，每 7 至 10 日一次；30 至 40 岁，每 15 日一次；40 至 50 岁，每 20 日一次；50 至 60

岁，每25日一次；60岁以上，每月一次。过多则有害，不泄时可练习温养功夫。其中十二字诀列后。

一曰提：金枪往前戳，提肛臀后缩。内观神庭穴，原海四面摄。

二曰忍：停息渡会阴，意从中极起。如忍大小便，下桥渡双星。

三曰紧：脐腹齐缩紧，尾间向内钩。提闭肾俞穴，京章命齐收。

四曰引：引气过两肾，循脊到夹关。扇骨向内锁，气由脊内穿。

五曰顶：脑舌齐上顶，神气顶中旋。齿叩舌常搅，吞津熄火炎。

六曰悯：常怀悯人意，切忌伤对方。如用茎内吸，彼此均受伤。

七曰省：呼吸省出入，任脉省动跳。精囊省开闭，预防精出窍。

八曰吮：吮舌如吮疽，自我把津吞。需防彼此吮，结果两伤身。

九曰醒：爱欲人皆醉，温柔我独醒。红颜与骷髅，对看自心惊。

十曰肯：丢精肯不肯，去留两分清。久养绝不丢，丢则绝不温。丢时忌张口，停息提魄门。目观天门穴，下则任精行。

十一曰稳：养后静坐稳，足跟抵会阴。头啄行搬运，交叉攀足频。睡中安安稳，莫恋柔和温。调息归原海，梦魂自不惊。

十二曰冷：燎原无名火，灭火水无根。遍体清凉冷，醍醐摩顶心。上下搅生液，口甜鼻吸吞。鼓漱三百六，龙虎自藏形。保温御寒入，扣脐鼾睡宁。鸳鸯颠倒静，阴道抵会阴。元气自回炉，养温不伤身。

　　注：内功忌同房。但性乃人之性，为了不伤气，故注十二条，望做之。总之，不宜过度，过者伤身，慎之慎之！

第三节　道家内丹术的妙趣

　　署名为"大清康熙云坛隐士地长子汪景阳"所注的《易筋经》充分地展现了易筋经与道家内丹术的关系。其中有一节"周天火候"为诸家《易筋经》版本中所少见：

　　"易筋经中炼气诀，分明仔细与君说，祖师留下壮身法，子前午后君休错。

　　定气宁神锁心猿，两手插抱跌足坐，识得先天太极初，此处便是生身路。

　　瞑目调息万缘空，念念俱无归净土，气透通天彻地寒，一吸一闭无出入。

　　海气滚滚浪千层，撞入北冥坎水渡，河车逆运上昆仑，白云潮顶生甘露。

　　背后三关立刻开，金光射透生死户，气走须弥顶上流，通天接引归神谷，水火升降此时求。

　　"白虎锁，青龙窖，龙虎一会神气生，再运六六三十六，巧妙分明在坎离。

　　颠倒互配妙通玄，来似金刚去似棉，达摩留下修身药，上至泥丸下涌泉。

气至脐，白鹤飞，到相芦芽穿膝时，行走坐卧君须记，精满神全气自回。

神气足，光不灭，又与诸家各分别，有人识得此消息，硬如金石坚如铁。

行行步步谨提随，此是神仙真口诀，君须牢记易筋经，浑身霞炼如生铁。

"景阳注：此节功夫是西羌峨眉上竺波喇即帝圣僧言。后世学人，酒色过度，思虑亡形。任督二脉不能一时相合，气血周转多生异病，令人暴亡不能终于天寿，有诸虚百损之患，乃欲进于圣道，岂不难哉？故未炼此法之先，须立志勇猛，日夜精修。先行前辘辘之法，后升前降，先服合己之症之药，或一月或半月。再行后半节辘辘之法，周流升降，引得真气入口，咽入胸下，穿中宫，过丹田，穿膝降脚而入涌泉，从后提起入谷道口，过后三关枕上，至泥丸降下重楼，又入绛宫合祖气，入玄关，调呼吸，出入二十四息为一周之数。如此服合己症之药，或一月或半月，令自身气血平平，方可服后十锦丸，按节次揉法，方可入易筋之路也。少有不然，玉关不谨，悬谷不闭，如常人饮食不节，起居不慎，如何炼得清净神宁？内壮气血，外坚筋骨，有志斯道者，其如之意乎！"

其中子午、先天、坎水、河车、昆仑、白云、甘露、三关、白虎、青龙等都是道家内丹术中常用的术语。这些术语有实指处，同时有一套完整的框架作为约束。利用阴阳、五行、八卦等符号，建立起一套法天象地的内炼体系。这些符号的相互转换，形成了丹道独特的"动名词"。读丹经以静态的思维去逐字逐句解释，必然会令人头脑发懵，如坠雾里。但如果活用这些名词，使这些名词运行起来，不仅丹经会活起来，更会发现，古人已将这套理论发挥得淋漓尽致。天地间，人身中，都充满了妙趣。

一、丹道法象图

丹道《修真图》存在多种版本，常见的有北京道教协会白云观存的拓片等，明末清初"龙虎堂"的藏版则是初扬于世的珍品。但有一幅丹道法象图，早在明永乐年间就问世了。从最初的南京，到最终的北京，传承至今历时六百多年。而且整张"图"的面积达 72 万平方米，不可思议吧？这张图就是——北京的紫禁城！以天一门为立身处，从九门之首的正阳门，到景山北海，赫然是一张举世无双的《丹道法象图》。

天一门，天一为重乾之象，两重天地。天一门内，玉液还丹；天一门外，金液还丹。由天一门向南延展，是乾清宫、坤宁宫、交泰殿，取乾坤交泰之意。《金丹四百字》中说："此窍非凡窍，乾坤共合成。名为神气穴，内藏坎离精。"乾清宫、坤宁宫，寓意"乾坤共合成"中的"乾坤"。交泰殿，寓意"神气穴"。乾清宫东西两侧的日精门、月华门，寓意"坎离精"。这一组建筑群，生动展现了丹道中的重要环节：玄关一窍。铅汞相合，玄关体立。交泰殿内，有康熙题写的"无为"和二十五方宝玺朱印、铜壶滴漏、大自鸣钟。以"无为"为火，时钟为候，宝玺为符，恰好寓意玄关一窍体用，简直是神来之笔。东西十二宫，环列两侧，以象十二消息卦，道尽火候升降之妙。

再往南延展，是太和殿、中和殿、保和殿。以太和喻气，中和喻气，保和喻精，所谓"上药三品，精与气神"。白玉蟾云："其精不是交感精，乃是玉皇口中涎；其气非即呼吸气，乃知却是太素烟；其神非是思虑神，可与元始相比肩。"三层玉阶，状若葫芦，三大殿宇潜藏其中，原来就是仙家的"紫金葫芦"装的是"上药三品"。

三大殿前，金水河形如仰盂，午门形如三足鼎，法天象地，以安炉鼎。河名"金水"，取"水中金"之意；门为"午门"，取"火中木"之意。横跨五座桥，沟通于"金水"与"午门"之间。金水之铅，木火之汞，五数为土，以作媒妁，正合《悟真篇》中所讲："二物会时情性合，五行全处虎龙蟠。本因戊己为媒聘，遂使夫妻镇合欢。"故宫之外，九门之首的正阳门，寓意正阳真人钟离权，为全真道祖。丹道法脉，皆出自钟（钟离权）吕（吕洞宾）。

踏出天一门，又是一重天地，玉液功成，再图金液还丹。御花园中的钦安殿，坐落于须弥座上，四季常闭，内中有真武大帝，凝坐神龛之中，这是一幅活生生的"面壁图"。内藏《张三丰隐道篇》《性命双修》《悟真篇三注》《参同契》《五注悟真篇图解》《道引长生书》《金丹秘诀》等道书。

御花园中堆秀山，由太湖石堆砌而成，窍窍相通。山上"御景亭"可俯瞰宫苑，远眺紫禁、景山。乾东五所，乾西五所，合"十月"之数。神武门外的景山、北海，恍若仙境。孙不二元君云"元神往来处，万窍放光明""功完朝玉阙，长啸出烟岚""佳期方出谷，咫尺上神霄"，面壁、出神、冲举，功诀功境，步步相应。

　　一座紫禁城，丹道法象，惟妙惟肖；内丹要素，应有尽有。而一切又是起于"有为"，落于"无意"的。经历数百年岁月，慢慢定格为现在的模样，岂非天意如此？再去北京紫禁城，要记得做一回"神仙"，游历三洲仙岛，体悟这幅"丹道法象图"！

二、行气导引术

　　行气导引术，是建立在丹道层次上的一套功法。练习一次，就相当于用身体读了一遍丹经，学得了导引术的千年传承。其修炼主要有修命之法和修性之法。修命之法，强调气随意行，意随形走，即通过控制呼吸和思维来控制身体的气血流动，以达到强身健体的作用。修性之法，则重视魂魄的培养，弱化形体的作用，通过澄心静思来修炼心性，以达到涵养正气的目的。行气导引术主要涉及玉液阶段的一些诀窍，如采炼封止、坎离抽填、凝固己汞等。这些技巧能增强精气神，促进身体各方面的运转，常见的效验包括津液满口、丹田常暖、周天运行、精力旺盛等。

　　导引术前四个动作为收心静立、摇腰荡胯、膻中开合和俯仰点头。这些动作寓意着丹法中的收心、寻气、凝神、展窍和开关。摇腰荡胯，是将收心静立时汇聚于小腹的暖意通过摇荡发动起来，作为导引术的源头。膻中开合，寓意展窍，动作正确执行时会感觉从小腹提气至膻中，再自然沉至小腹，类似气冲心府的状态。俯仰点头，则代表开关，能够使任督二脉顺畅升降、循经流动。第五个动作蹲起仰俯，以肚脐与会阴为气机起处，阴降阳升，遍行周身上下，其作用是气运大周天。第六个动作以满口津液为原料，鼓漱而得雪花，顺势咽下，温养五脏，凝练还丹。第七个动作由下丹而中丹，中丹而上丹，上丹而出神，出神而化入虚无，重在神意的训练。第八个动作还虚，将前势的意感训练化成静定虚空状态，直至收功。第九个动作碎空，这个方法出自《真传内功易筋经》的粉碎虚空，实际就是退火、拍打、按摩。练习时，面南背北为宜，室内室外均可。

第一势　收心

双腿并拢，脚跟和膝盖内侧相贴，脚尖外分。双脚跟与双脚尖构成90度，取天圆地方之意。双手下垂，或双掌交叉于小腹丹田处。松直站立，双目微闭，调整呼吸，听气下行于丹田，至小腹中似有微热。行九次呼吸，呼吸自然。

第二势　寻气

当小腹中有热感时，两手握拳抵在两后肾处，亦可双手掌交叉覆盖小腹丹田处。以腹内热量为圆心，做由左而右地匀缓旋转腰部。身体尽量保持中正，体会将腹中的一点热感进行画圈运动。先左而右九次，再右而左九次。呼吸自然，动作幅度不要大，速度要慢，要点在于晃动腹内热量。

第三势　展窍

双掌维持交叉状态，沿体前上提至膻中，上提时手要接触身体不可离体。至膻中后双手匀速前伸，至手臂平直后，以膻中为焦点，开始做左右开合。开合时以胸部微开，带动手臂外开，开至左右手侧平，胸骨有张开、两腰有锁住的状态为止。合胸骨带动双臂内合，至平肩宽为止。两臂平舒两侧，缓慢活动胸部，呼吸配合动作，开吸合呼。一开一合为一次，做九次。

第四势　开关

两手合盖于小腹，站立直身，头颈做前俯后仰运动，配合呼吸升降九次。

1. 前俯：足趾抓地，收提肛门，一吸气从尾闾沿督脉直上泥丸。以百会为运动焦点，头部随之前俯，拉伸督脉。两目随之内视，从尾闾至顶门，目视脊柱节节上贯。

2. 还正：头还正位呼气，呼气时停留泥丸中。

3. 后仰：放松全身，以百会为运动焦点，头向后仰，使喉颈、胸腹成一直线。同时吸气，一吸气直入丹田小腹，两目内照小腹。

4. 还正：头还正位，呼气，呼气时停留丹田中。动作要点在于呼吸、拉伸、内视要配合到位，脊柱向上有节节贯穿之力。

第五势　得药

动作为躬身、蹲起、升降。接前动作，两手仍合于小腹。

1. 两手向下轻抚，至耻骨两手分开，沿腹股沟向上运行半圈至两拇指合于肚脐处，两手拇指、食指相接，成心状。

2. 身体如鞠躬状前俯，两手大拇指抵住肚脐，其余四指手背相对，随之渐渐向内插入两腿间，顶住外肾处。此时身体前躬如90度，略停顿，感受会阴、丹田之间的气机。

3. 两手沿两腿内侧轻轻抚下，至内脚踝处转向外脚踝，落至足跟，双手攀住后脚跟。随后由前躬渐渐变为下蹲，身体全部下蹲，如胎儿在腹中，缩成一团，略停一会。

4. 两手从后足跟处向上，沿大腿后侧轻抚，同时身体随两手动作渐渐起立，渐渐升上于尾闾处两手相遇，两手抚至尾闾时，身体直立。两手从尾闾处升至两腰间，两手抚腰，两肘向后夹紧。足趾抓地，挺胸收腹，提肛敛臀，仰面吸气，停留片刻。

5. 两手接前动作，手不离身，沿身体两侧向上，经两腋下，翻起两肘，两手交叉合于脑后，向上极力撑起，脚跟不能抬起，要脚踏实地，略停。

6. 两手分开，渐渐下落，两手落至头顶，向后至后脑，紧捂住两耳，十指用力扣住玉枕，停留一两个呼吸。

7. 两手从后脑向前落下，在下落过程中，用掌根压一下眼球。再下落，两掌覆于面上，吸掌心热气一口。两掌渐渐轻抚下落，头随之后仰，令两掌从颈部正中轻擦下落，直到两掌落至丹田相合。

1 至 7 式共做五次，做毕，略停几次呼吸。通过动作循经导气，融合肘后飞金晶与狮子倒坐法，为开关之利器。本势呼吸以自然配合动作为主，一般原则就是升吸降呼、开吸合呼、用力则吸、无力则呼。

第六势　结丹

1. 双手合覆丹田处，闭目，津液满口，漱津三十六次。

2. 仰面，向左侧颈，身势保持不变，头由左向后向右旋转回正，回正即可，不用偏向右侧。边旋颈边吞液，一转三咽而止。吞下后，听其下行，观其落处。听与观，以针线为喻，水火相灭，得黍米一粒。

3. 两掌拇指尖相接，两手相覆，行呼吸九次以上。

第七势　三迁

1. 十数次呼吸后，两手沿体侧向上合拢于膻中穴，十指相对。

2. 再分开沿体侧向上合拢于眉心。

3. 再分开，沿脸侧向上，合拢于头顶上数寸外。

4. 两手成合十状，然后一直伸展至头顶极点，意在身外头顶无限高处。停片刻。

5. 两手分开，极力撑开，下落，若身外有物降下身中，如春雨润地。

6. 两掌下落合于小腹，心意随之下落，放松站立温养。

此势重意轻形，形随意走，意感越大越广为妙。

第八势　还虚

双手下落至下垂，身体立正，复归无极。起势收心，收势澄心。第七势重意轻形，到此处是意犹未尽，却在尽处寻真意。似大梦初醒，形神俱妙。

第九势　碎空

1. 踏步挥手：站立，并向前向后踏步，挥动双臂，放松肩颈和臂部的肌肉。

2. 转腰洒肩：自然转动腰部和洒落肩膀，缓解腰背和肩颈部位的紧张状态。

3. 拍打四肢：用手掌、器具等拍击身体四肢，激活局部的经络和穴位，促进血气流通。

4. 按摩颜面：以指压和轻柔按摩的方式，在面部穴位和肌肤上进行刺激，防止皮肤肌肉松弛和面容失态。

以上这些方法都可以帮助我们疏通身体经络，缓解压力，舒缓身心。

行气导引术，也符合真传内功易筋经九层次第。寻气、展窍、开关的作用是"透三田气自刚"。得药的作用，在于"贯通任督河车路，马阴藏相龙虎降"。碎空一势，对应的是"易筋易骨成神勇"。

三、养生美容小功法

（一）握固导引术

握固，作为传统养生法中一种常见的基本手势，在各类养生功法中广泛应用。例如，在国家体育总局推广的健身气功——易筋经中的"青龙探爪势"与"卧虎扑食势"、五禽戏的"猿摘"动作，以及八段锦的"攒拳怒目增气力"，都运用了握固的手势。

"握固"一词最早见于《道德经》第五十五章："含德之厚，比于赤子……骨弱筋柔而握固。"晋代著名道士葛洪在其著作《抱朴子》中提倡"握固守一"，进一步深化了这一概念。《云笈七签》阐述："拘魂门，制魄户，名曰握固与魂魄安户也，此固精明目，留年还魂法，若能终日握之，邪气百毒不得入。"这意味着握固如同关闭门户以静心定魂，同时有助于固摄精气、明目养神，并且长时间握固还能抵御外邪入侵，对精、气、神的稳固具有积极意义。

我们遵循的是在国家体育总局推广的健身气功中推荐的握固方法：将大拇指屈曲抵住手心，指尖位于无名指（第四指）根部，再弯曲其余四指轻轻握住大拇指，仿佛紧握至宝。之所以选择无名指根部，是因为古人认为此处关联着肝魂的关窍，中医理论亦指出"肝主握"。观察新生儿，由于其肝气旺盛，出于本能自保，会紧紧握拳，这被称为"婴儿拳"。反之，当人的生命终结时，则表现为"肝魂尽失，撒手而去"。

握固对于安定心神、收敛精气具有积极作用，能够帮助人体更好地收藏精气、布散气血，从而改善四肢冰凉、畏寒等症状。许多人在早晚锻炼时采用握固手势，行走间也能收获良好的效果。

（二）带脉导引术

带脉如同束带，将诸脉总束，使之调柔。与纵向行走的其他经脉不同，带脉横向环绕人体，连接着纵向的经脉。因此，调理带脉有助于缓解和治疗腰痛、腹痛、下肢不适以及生殖系统疾病（包括阳痿、遗精、月经不调、崩漏、带下、少腹拘急、疝气下坠等）等。

劳宫穴，最初称为"五里"，后称"掌中"，最终因"手任劳作，穴在掌心"而得名"劳宫"。劳宫穴是手厥阴心包经的"荥穴"，与五行中的火相配，火为木之子，刺激劳宫穴可清心热、泻肝火，治疗因肝阳上亢、肝火扰心所致的中风或神志病症。手背正对劳宫穴处为"外劳宫"，功能舒筋活络，和中理气。

带脉导引术利用内外劳宫穴调理带脉，利用"心包火"激发全身纵向经络的气血运行，实现"心肾相交，水火既济"。这种方法不仅可以刺激劳宫穴、调理带脉，还有助于促进脂肪代谢，减少赘肉，达到瘦身效果。许多人通过练习带脉导引术，改善了肠胃功能，缓解了便秘和颈椎肩周疼痛，释放了紧张情绪。带脉导引术也可作为导引练习的收势动作，迅速平衡气血运行，固气安神。

带脉导引术动作要领：

1. 保持身体直立，采用自然的鼻呼吸方式，全身放松。

2. 将右脚平出打开，保持双脚与肩同宽，脚尖微内扣，脚趾微抓地。

3. 以左手掌心（劳宫穴）贴住肚脐（神阙穴），右手手背贴住后腰（命门穴）作为起始姿势。接着，用两手掌心和手背交替贴身轻抚带脉。掌心在身前平抚的范围为腹直肌两侧外缘，掌背在身后平拉的范围为竖直肌两侧外缘。

4. 轻抚过程中，确保双手自然松弛，同时保持身体的放松状态。

5. 习练结束时，双手自然垂落于身体两侧，吸气，轻握拳，收回右脚，使双脚并拢。

最佳习练时间：

1. 每天可根据个人的工作情况，习练 2~6 组，每组 3 分钟。建议避免在 22：00 以后进行习练。

2. 若与其他导引动作结合，可根据实际情况和要求进行调整。

注意事项：

1. 习练时，务必穿宽松衣物、着平底鞋，避免穿有皮带的裤子。

2. 在习练过程中，保持全身放松，双手轻拉轻抚，避免用力；采用自然的鼻呼吸，保持腹部放松，避免用力。

3. 患有严重椎间盘突出的患者禁止进行带脉导引术，高血压患者需谨慎进行。

4. 餐后 90 分钟内禁止进行习练。

5. 如在室外练习，避免在水边、阔叶树下、草地上以及雨天进行习练。

（三）提拉导引术

提拉平衡导引术是一种专门针对运动平衡的训练方法，它旨在激活那些不常被使用的肌肉群，促进血液循环，从而平衡人体的各种功能。这种方法在预防和治疗脑萎缩、腰腿痛等病症方面显示出了良好的效果。

在进行提拉平衡导引术的练习时，身体需要保持一定的弯曲姿势，并通过呼吸的协调来指导手脚的动作。这样的练习不仅能够强化十二经络及任督二脉的气血流动，还能拉伸脊椎、锻炼背部和腿部肌肉群，有助于气血的顺畅流动。对于长时间从事伏案工作或学习的人来说，这种练习能够有效缓解疲劳和腰背部的酸痛感。

此外，通过手脚的协调运动，负责调节平衡的小脑也会得到积极的锻炼。这将有助于提升小脑调节肌肉紧张度和协调随意运动的能力，从而提高个体的反应速度。通过持续的练习，人们能够在日常生活中更有效地应对各种挑战。

提拉导引术动作要领：

1. 保持全身放松，采用自然的鼻呼吸方式，身体保持中立位。

3. 将右脚平出打开，保持双脚与肩同宽。上身下弯，弯曲幅度与直立面呈 30 度。头部、腰胯部放松，双手自然悬垂于身体前侧。

3. 吸气时，手握拳，脚尖上挑离地；呼气时，手打开，落脚尖，抬脚跟。保持呼吸缓慢均匀，连续进行此动作 9 次。

4. 收势动作：吸气时，挑脚尖；呼气时，落脚尖，身体缓缓直立。收回右脚，恢复身体中立位。

5. 习练结束后，进行带脉导引术十圈。

最佳习练时间：

建议在 10：00 和 16：00 进行习练。

注意事项：

1. 习练时，请穿着宽松服装和平底鞋。避免穿带跟的鞋、气垫底的鞋或拖鞋，以免对脊柱造成伤害。

2. 避免在软性地面或倾斜地面上习练，以防对椎体造成损伤。

3. 高血压、低血糖、严重颈椎病患者禁止进行此习练。高血脂患者需谨慎进行。

4. 椎间盘脱出及椎体手术后不满半年的患者禁止进行此习练。

（四）手部导引术

中医理论认为，手指是手三阳、三阴经的起点和终点，与足三阴、三阳经相互联系，形成了一个有机的整体。手掌和手背是重要脏器生理功能的反射区。因此，通过手部导引术能够升发阳气，强健五脏六腑，协调运动机能，促进血液循环，缓解疲劳，提神醒脑，增强神经系统、循环系统的功能，从而帮助延缓衰老，预防阿尔茨海默病和中风。还能促进微循环，对糖尿病并发症和中风后遗症具有很好的辅助治疗效果。

手部导引术动作要领：

1. 采取坐姿，保持自然的鼻呼吸。

2. 双臂自然下垂，双手合掌置于身体前方，指尖朝下，双手手心相对，轻轻地搓动掌部。当右手手指下落至左手手指关节与掌关节处时，弯曲左手手指以握住右手手指的背面，而右手手指则保持伸直。按照此方法交替进行搓掌动作。

最佳习练时间：

每天习练 60 次搓掌动作，每天可分多次进行，根据个人的实际情况调整习练时间。

注意事项：

1. 在搓掌过程中，务必保持指尖朝下，以避免引起血压升高。

2. 高血压患者在进行此练习前应谨慎考虑，如有不适，请立即停止并咨询医生。

（五）膝关节导引术

膝关节，作为人体的主要负重关节，在日常生活中承受着巨大的压力。由于年老、运动不当、劳损等因素，膝关节会发生肌腱、韧带的退行性变化，关节润滑液分泌减少，骨质磨损，以及关节周围组织的炎症和纤维粘连等问题。这些问题会导致膝关节僵硬、弹响、疼痛、肿胀、关节腔积液等症状，严重时甚至可能导致关节畸形和残疾。

膝关节导引术是一种有效的练习方法，对于膝关节寒凉、关节损伤以及小腿肌肉紧张、脚踝受损等问题具有很好的辅助治疗作用。长期坚持膝关节导引术的练习，可以有效改善膝关节的退行性变化和关节损伤，提高关节功能，减轻疼痛和不适。同时，应注重运动过程中的自我保护，避免过度运动和不适当的运动方式，以防关节损伤的发生。

膝关节导引术动作要领：

1. 采取坐姿，双脚分开与肩同宽，全身放松，采用自然的鼻呼吸方式。

2. 上身微微前倾，双手手掌分别搭在对应双腿的膝盖部位，手心劳宫穴对准膝关节前交叉韧带处。

3. 用鼻子缓缓吸气时，抬起脚跟；呼气时，落脚跟并抬起脚尖。重复此动作 6 次。

4. 如果吸气抬脚跟时膝关节感到不适，可以改为吸气时抬起脚尖、呼气时抬起脚跟，重复 6 次。

最佳习练时间：

每天习练 4~6 组。21：00 以后不宜进行习练。

注意事项：

1. 膝关节、踝关节曾经接受过手术或有异物植入的人士不宜进行此习练。

2. 高血压患者在进行此习练时应谨慎。

（六）双臂平举旋转导引术与吸气抬臂导引术

在日常生活中，人体的心阳不振、气虚血亏，或者情绪激动、劳累受寒等因素，都可能导致气滞血瘀。这种情况经常会出现肩背疼痛，同时会影响肠胃的消化吸收功能。

双臂平举旋转导引术是一种有效的练习方法，它可以祛除肺寒，治疗咳嗽，并对胸闷气短、腰胁腹痛、上肢及背部疼痛等具有一定的疗效。吸气抬臂导引术具有通阳化瘀的作用，能使气血畅达四肢体表，温煦周身。这种练习方法具有舒缓情绪、促进血液循环、治疗肩背腰胁痛、提升消化功能、缓解便秘、调理低血压等多种功效。

双臂平举旋转导引术动作要领：

1. 保持身体中立位，双手自然垂落于身体两侧，自然呼吸。

2. 将右脚平出打开，保持双脚与肩同宽，脚趾微抓地。吸气时，手心朝下，双臂沿身体两侧举至水平。呼气时，手掌带动双臂旋转 90 度，手心向前，双臂用力伸展。同时，脚部保持不动，脚趾抓地，上身向左旋腰拧胯，保持呼气状态，然后向右旋腰拧胯至身体另一侧，头部与上身同时旋转。保持呼气，上身旋转回正位，双手翻转，掌心向下，双臂回落至身体两侧。

3. 吸气，重复上述动作 3 次。

4. 习练结束后，进行带脉导引术十圈。

最佳习练时间：

建议在 14：00 进行习练。

注意事项：

1. 习练时，请穿着宽松服装和平底鞋。避免穿带跟的鞋、气垫底的鞋或拖鞋。

2. 避免在软性地面或倾斜地面上习练。

3. 眩晕、高血压、严重颈椎病患者以及心脑血管病患者禁止进行此习练。

4. 椎间盘脱出及椎体手术后不满半年的患者禁止进行此习练。

（七）易形美容术

真传内功易筋经中的"粉碎虚空"法与中医经络学说及解剖学原理相结合，衍生出易形美容术，专事于正形体、美丰仪，易形入格。

易形入格法的独特之处在于，它通过固定肢体关节的位置，调整身体形态，以达到全身安稳和空灵的境界。具体步骤如下：

站立时，双脚分开呈后八字形，与肩井穴（位于肩部筋络

中央）保持一条直线。舌尖轻抵上腭（高血压患者可改为抵下
腭），双手握拳，大拇指夹在中指和无名指之间。两拳交叉，
使得阳溪穴（位于大拇指腕部掌骨后方）与阳谷穴（位于小拇
指腕侧根部）相接触，以此固定上半身的宽度和紧度，使形体
达到预定的格度。可以按压脐部或命门部来增强效果。

接着，打开玄膺（位于舌根部，天突穴两侧），用虚劲向
两侧张开。同时，外眼角向后拉开，尾闾微微上翘，形成上下
呼应的稳定状态。在保持两膝微曲的同时，全身尽量放松，消
除两膝及肩背部的紧张感，体会上下力量的平衡，感到身体轻
盈、空虚。两脚底接触地面，重心落在脐中。维持这种虚劲，
当腹肌后收并紧贴背部时，轻轻扭动腰部。

全身肌肉、神经和面部表情都应放松。开玄膺、开胯、澄
净思想，三者的力量要均等，进而达到统一。在这种状态下，
向后拖动肘部，剑骨一动，肩关节后移，形成夹背姿势。当胸
部感到舒畅，温暖的气息随之进入背部，人仿佛空虚站立，此
时便进入了格度之中。

通过这一系列练习，练习者可以获得易形入格的效果，从
而达到身心的和谐统一。

易形美容术的特点是以表情动作为主要练习方式，改善面
部状态，使人望之更显年轻。所涉动作简便易行，成效卓著。
除了自我锻炼，还可以借助施术者的外在力量进行锻炼，对面
部肌肉施加一定的阻抗力，使练习者得以重拾活力，细纹渐次
隐退，肌肤焕发健康的光泽。此练习依循肌肉、筋膜及经络的
自然走向，施以手法及面部肌肉的舒缩，化解局部淤塞，畅通
气血循环。因此对动作的精确度要求较高，不正确的姿势会适

得其反。

易形美容术操作步骤：

进行练习前，以热水彻底清洁面部。洗净后，轻抹一层按摩油（切勿过量）。站立于镜前，关注自己每个面部动作的执行状态，确保精准无误。各部位独立进行动作，无需手部辅助。

1. 轻抬轻放眉毛，仅用中指、食指及无名指，避免用力过度导致额头生皱。

2. 先向内、后向外移动眉毛，以此拉伸面部上方肌肉。

3. 模拟将睡之际的下眼睑沉重下垂，随后抬起。

4. 如寻物般抬起又放下眼皮。

5. 抬起并放下鼻翼两侧之肌肉。

6. 张大嘴巴，伴随深呼吸。

7. 抬起并放下上嘴角两侧之肌肉。

8. 如吹口哨般紧缩双唇，继而极力伸展，仿若吞噬。

9. 让下颌骨自然下垂，再用力抬起。

面部运动完毕后，以指尖轻柔按摩面部小块肌肉。先以轻柔圆形动作按摩眼帘与眼圈，再以前后摆动方式按摩前额。紧握手指，双手并用，向耳侧按摩腮部。至耳际时，转为指尖环绕摩擦。自鼻尖至耳际，以指尖摩擦。完成所有动作后，以冷水洁面。

以上每个动作需重复四至八次，每周练习五至六次，持续练习六至七周，就能体验此术的非凡效果。

第九章

真传内功易筋经修学的文化根基

第一节 儒释道的生命观

儒、释、道三家的生命观有相同之处，也有差异性。

一、儒家

孔子的名言"朝闻道，夕死可矣"表达了儒家对道的追求和生命态度。在儒家思想中，人生的追求和实践主要包括四个方面：道，德，仁，艺。这里的"艺"指的是生命的芬芳，即道、德、仁所散发出的美好品质。

（一）生命本质的追求

儒家关于生命本质的追求可以概括为以下几点。

1. 善（可欲之谓善）：追求善良，做有益于他人和社会的事情。

2. 信（有诸己之谓信）：具备诚信，言行一致，对自己和他人负责。

3. 美（充实之谓美）：追求内心的充实，不断提升自己的品质和能力。

4. 大（充实而有光辉之谓大）：在充实自己的同时，发挥自己的光辉，影响和帮助他人。

5. 圣（大而化之之谓圣）：达到圣人境界，能够化育万物，为人类和社会做出巨大贡献。

6. 神（圣而不可知之之谓神）：超越可知的境界，达到神秘而高深的境地。

（二）人生阶段的特点和目标

儒家将人生分为几个阶段，每个阶段都有其特点和目标。

1. 十五致于学：在青少年时期，要努力学习，积累知识，为未来的人生打下基础。

2. 三十而立：到了三十岁，要有所成就，建立自己的事业和家庭，实现独立。

3. 四十不惑：四十岁时，对人生和事业有了清晰的认识，不再迷茫。

4. 五十而知天命：五十岁时，明白自己的使命和责任，顺应天命，为社会做出贡献。

5. 六十耳顺：六十岁时，要能倾听他人的意见和建议，保持谦逊和敬畏之心。

6. 七十从心所欲而不逾矩：到了七十岁，可以在遵循道德规范的前提下，随心所欲地生活，享受人生。

儒家强调通过不断地学习和实践，追求道、德、仁、艺的完善，使生命更加美好和有意义。在人生的不同阶段，要努力实现各个阶段的目标，最终达到圣人和神的境界。

二、佛家

佛陀的生命智慧观包括以下几个方面。

（一）天上天下，唯我独尊

这句话表达了佛陀对自己超越性和独立性的认识。佛陀认为，每个人都具有潜在的佛性，只要通过自己的努力和修行，就能实现这一潜能。这种观念倡导个体自立自强的精神，鼓励人们相信自己的能力，勇敢地面对生活中的挑战。

（二）常，乐，我，净

这是佛陀认为修道者应追求的内在境界。"常"指修道者要常住在法则中，遵循佛教的教导；"乐"表示修道者要在修行过程中体验到佛法带来的内心喜悦；"我"意味着修道者要通过自己的努力来实现自我觉悟和解脱；"净"则强调修道者要净化自己的心灵，摆脱杂念和烦恼。

（三）华严（藏）世界

这是佛陀在经典中描述的一个庄严的世界观。华严世界是一个充满无尽宝藏、无量庄严的宇宙，体现了佛法的博大精深和宏伟壮观的境界。这个世界观旨在帮助理解佛教的广博和深远，从而更好地修行和实践佛法。

佛陀的生命智慧观强调个体的自立自强，追求内心的常、乐、我、净境界，以及对华严世界的理解和体验。这些观念旨在指导在修行过程中不断提升自己，最终达到觉悟和解脱的境地。

三、道家

道家的生命态势、生命智慧和修炼阶程可以从以下几个方面来理解：

（一）生命态势

"致虚极，守静笃。万物并作，吾以观其复。"道家主张追求内心的虚无和静谧，通过观察和体验自然界万物的运作与变化，达到与道相一致的境界。这种生命态势强调内心的平和与宁静，以及对自然规律的尊重和顺应。

（二）生命智慧

"万物芸芸，各归其根。归根曰静，静曰复命，复命曰常，知常曰明。不知常，妄作凶。"道家认为，保持内心平静、回归内在本质是非常重要的。通过了解万物的本源，认识到自然规律的恒常性，人们可以更好地遵循这些规律，避免误入歧途。

（三）修炼阶程

"人法地，地法天，天法道，道法自然。"这一过程强调了人与宇宙之间的密切联系。人们应该顺应自然，追寻道的真谛，从而得到自然之力的庇佑。通过修炼，人们可以逐渐提升自己的境界，最终达到与天地相通、成仙成道的目标。

（四）道家精要

"观天之道，执天之行"，盗机互用，攒簇五行，变凡体而成仙。道家强调虚心向自然学习，不断修炼，以达到与天地相通、成仙成道的境界。通过观察自然界的运行规律，掌握五行相生相克的原理，人们可以在生活中运用这些知识，逐步提升自己的修为，最终实现超脱凡尘，成为仙人。

道家的生命态势、生命智慧和修炼历程强调内心的平和、对自然规律的尊重与顺应，以及通过不断修炼达到与天地相通的境界。这些观念为道家修行者提供了指导，帮助他们在人生道路上不断成长和提升。

第二节　儒释道的健康观

一、儒家

在这里我们讨论儒家思想中的"中庸"之道，以及如何将其应用于生活和养生。儒家认为，中庸是一种平衡、和谐的生活态度，通过践行中庸之道，人们可以在道德、智慧和健康方面取得全面的发展。

"大学之道，在明明德，在亲民，在止于至善。"这句话强调了儒家教育的目标，即培养具有高尚品德、关爱他人并追求至善的人。为了实现这一目标，我们需要在日常生活中践行中庸之道。

"唯天下至诚，为能尽其性；能尽其性，则能尽人之性；能尽人之性，则能尽物之性；能尽物之性，则可以赞天地之化育；可以赞天地之化育，则可以与天地参矣。"这句话表明，通过充分发挥自己的潜能，我们可以更好地理解和关爱他人，进而关爱万物。当我们能够关爱万物时，我们就能与天地共同创造和谐繁荣的世界。

中庸之道的践行包括以下几个方面。

1. 道德修养：遵循儒家的道德原则，如仁、义、礼、智、信等，努力成为品行端正的人。

2. 家庭和社会关系：在家庭和社会中，积极履行自己的责任，关爱家人和朋友，尊重长辈，友好对待他人，以实现和谐共处。

3. 个人成长：通过学习和实践，不断提高自己的知识、技能和智慧，努力实现自己的潜能。

4. 身心健康：注重身心健康，通过合理的饮食、锻炼和休息，保持身体健康；同时，培养良好的心态，保持内心的平和与宁静。

5. 文化养生：学习和传承中华优秀传统文化，以丰富自己的精神世界，提升生活品质。

中庸之道，旨在使个人在道德、智慧和健康方面取得全面的发展，实现个人和社会的和谐共生。这种生活方式不仅有益于个人的身心健康，也有助于构建和谐、美好的社会。

二、佛家

在佛教中，般若智慧被认为是通往解脱和觉悟的关键。般若光明代表着对事物真实本质的深刻理解，它能照亮我们内心的无明，帮助我们超越生死轮回。佛法观缘起，意味着我们要认识到万事万物都是因缘和条件相互作用的结果，没有固定的自性。

利用好的缘起，我们可以在日常生活中运用佛法的智慧，以帮助自己和他人获得健康和幸福。

1. 学习佛法：通过学习佛教经典和教义，了解般若智慧的内涵，培养对生命和世界的深刻理解。

2. 修习禅定：禅定是佛教修行的重要方法，可以帮助我们安定心神，提升心智，从而更好地应对生活中的困境和挑战。

3. 关注身体健康：保持健康的生活方式，如合理饮食、适度运动和充足睡眠，以维持身体健康。

4. 善用医药：在必要时，寻求专业的医疗建议和治疗，以解决身体和心理上的问题。

5. 合理安排时间：善用时间，平衡工作、学习和休闲，以保持生活的和谐与秩序。

6. 建立良好人际关系：关爱家人和朋友，积极与他人沟通，以培养良好的人际关系。

7. 行善积德：积极帮助他人，参与公益活动，以积累善因，为自己和他人创造美好的因缘。

我们可以在生活中运用佛法的智慧，善用各种缘起条件，帮助自己和他人获得健康、幸福和解脱。这既是对佛法的实践，也是对生命负责任的态度。

三、道家

从道家的角度来看，万事万物都是道的体现。体道就是在观察和理解万事万物的过程中，发现道的存在和作用，从而达到生命的逍遥之境。道法和道术是道家用来解决现象世界问题的方法，它们可以帮助我们找到问题的根源，并将其引导回道的本源。

道家的观照可以体会阴阳的妙用，通过理解道生一、一生二、二生三的内涵和奥妙，我们可以运用道法和道术来解决生活中的种种问题。道家养生的具体实践方法主要包括以下三类。

1. 药饵服食：通过服用具有滋补和调理作用的药饵，来保持身体的平衡和健康。这种方法强调对食物和药物的选择，要确保它们对身体有益。

2. 吐纳导引：这是一种呼吸和动作相结合的养生方法，通过调整呼吸节奏和进行特定的身体动作，来促进气血流通，达到强身健体的目的。

3. 房中补益：道家认为，性生活是人类生活的一个重要方面，掌握适当的技巧和方法，可以使性生活更加和谐，从而达到养生的目的。

遵循道家的这些实践方法，我们可以养护生命，实现善始善终。在日常生活中，我们应该避免过度劳累和不良的生活习惯，保持身心的平衡和健康。通过学习和实践道家的智慧，我们可以更好地理解生命的真谛，达到与道相一致的境界。

第三节　儒释道的人文精神

一、知本念恩

"知本"是指"知之一字，众妙之门"，包括内本、外本和深本三个方面。内本指身体存在的本源，外本指当前因缘的本源，而深本则是儒家所说的致良知，即人的良知。佛家认为人人都有佛性，而"外洎山河、虚空、大地咸是妙明真心中物"，"妙明真心"就是深本。同时，道家认为"道生一，一生二，二生三，三生万物"中的"道"也是深本，《周易》则认为"天地之大德曰生"也是深本。恩德念得越细，心量就会越大，智慧也就越开显，这样才能彻底报恩，积累德能。同时，大同情怀可以从"知本念恩"中显发内在美德，使人更加充实。

二、大同情怀

"己欲立而立人，己欲达而达人"，通过实践利他主义来成就"大"。这里的"大"，指的是超越个人小我格局的内美而大的境界，亦即通天达地的"大同情怀"。儒家强调"大学之道，在明明德，在亲民，在止于至善"，佛家则注重"发起大菩提心"，而道家倡导"天人合一，万物与我同体"。这些思想均指向中和为道，即本质生命与现象生命一体不二的显现，进而达到至善至美的境界。

三、中和为道

夫子曾说："喜怒哀乐之未发谓之中，发而皆中节谓之和。中也者，天下之大本也；和也者，天下之达道也。致中和，天地位焉，万物育焉。""中和"是凝聚了圣贤智慧的一种生命德能，是我们生活和工作中应遵循的基本原则。中和之道和畅融通，周遍圆满，超越对立，使个体在无形中与大生命契合。

四、礼乐修身

礼乐建立在人的身心与天地同根的智慧认知上。礼是修养和规则，是"观天之道，执天之行"以应乎人身的规范；乐是一种生命和畅的韵律，它能调和人内在的情志。礼乐共同构成我们修身的大纲。礼的本质源于道德法则，乐的本质源于宇宙的气流畅通。礼法的抉择取决于人的理性和智慧，而乐则来源于人的感性和生命质感。礼乐是道的不同显现，不可分开。道的规则是礼，道的和畅是乐，这是圣贤智慧和大爱的结晶。礼乐修身，是站在精神的高度来指导养生，而非局限于小道小术。这种精神高度与人类文明发展方向相一致。

第四节　佛法的智慧——洗髓进阶

智慧，只有显发了一个民族优秀文化的精髓，确立了真实的礼乐精神，才能对民族文化和人类文化的存在和去向有真实的了解和把握，才能够对现象生命和整体生命的关联性及生命的养护有方向上的把握，真正显发作为万物之灵的人的生命的尊严。任重而道远，士不可以不弘毅。

智慧是一个广泛而深邃的概念，以佛法为例，整部《大般若经》都是在讲述智慧，现在我们可以将其中的理念进行实践。对于人来说，聪明才智并不能解决所有的烦恼，而智慧能够帮助人们摆脱烦恼。因此，我们可以将应对烦恼的聪明及智慧划分成三个层次。

初级层次：这一层次对应的是，当我们的情绪或贪念被激发时，我们调动大脑来解决问题的过程。在这个层面上，我们可能会展现出聪明和才智，但所有的决策往往受到贪念、情绪或欲望的影响。

中级层次：中级层次的智慧超越了初级层次，要求我们戒除贪婪，透彻地洞察我们起心动念的本质。在这一层次上，我们需要解脱自己的心灵，不再受到贪婪、恨恼等束缚的影响。

高级层次：高级层次的智慧是指从高层次的、超越的角度去解决问题。这种智慧能够帮助我们从根源上摆脱烦恼，真正实现内心的平静和自由。

要获得智慧，从高层次的角度解决问题，首先要关注"断"，即摒弃贪心。凡人若没有这一特质，皆属于聪明的范畴。不论大聪明或小聪明，都是站在个人"小我"的角度上，根据个人的才学和情况来考虑问题。这是从凡人的角度出发的思考。拥有智慧的人，能超越凡俗，达到圣人般的心境，不为贪欲所驱使，不受欲念所牵绊，能够先斩断烦恼，洞彻事物的本质，回归本源。这是智慧的本质，是解决问题的根本所在。当我们面对一件事情时，应该回归到事物的本质，不受个人情感的影响，透彻地看待事情本身。这需要具备根本的智慧、清晰的认知，才能理解事情的本源，厘清前因后果。在这种认知的基础上，我们才能有效地解决问题，而不会遇到粘连、困扰和其他不必要的阻碍。智慧是一种利用智慧力的方式。从最基本的角度利用智慧必定有助于生命的成长、进阶和绽放。我们认为佛或圣人是具有智慧的，而人也可以具有智慧。站在佛或圣人的角度处理事情，而不是像凡夫俗子一样绞尽脑汁去算计，这就是智慧。为什么佛法强调戒、定、慧呢？因为坚守戒律可以控制自己的情绪和行为，安下心来才能澄清认识并获得真正的洞察力。这种洞察力能让您深刻领悟事物的本质，从更高层次的视角出发，产生积极的因果，最终获得圆满的成果。相比之下，有些人自以为聪明，但茫然不知所措，无法解决问题。只有在坚持戒律、安住心定，获得真正的悟性后，才能产生正因，获得圆满的成就。

人的修学、修行或生命成长，实质上都要由智慧来指引。

但这并不意味着拥有了智慧就没有了困难，这两个概念是不同的。在生活中，我们可能会遭遇很多问题，但可以从智慧的角度、以智慧的方式去解决它们。通过解决问题，我们的智慧也会得到成长和提升。站在高山之巅，视野会更开阔、清晰，不再受各种情绪、贪欲及其他事物的束缚，跳脱出来，从全局、从整体的角度来看待问题，从而更好地解决问题。

　　佛法的三无漏学包括持戒、禅定、智慧三者，亦即由戒生定，由定发慧，由慧起修。为什么要强调智慧必须源自于"定"呢？须知这里的"慧"不是指聪明和智商，而是指通过控制自己的内心，消除杂念和妄念（这需要一定的情绪调节和自我控制能力），超越自我，发展出一种更深层次的智慧。这一点可以从个人的经验中得到切身验证。因此，在修习佛法时，首先要掌握自我控制的技能，以及超越自我的能力，此即"定"。然后"由定发慧"，这可以有多个角度。大的角度比如"根本智"，指的是证悟本来的东西。比如佛法讲的明心见性，见到本性后，能够看到本源，有如悟道，悟到"道"究竟是怎么回事。真正的体悟是一种入心入境的感觉，与理解不同。解悟只是理解了，但它可能并不是事物的本质。而体悟则是真正的入境，所悟之"境"与自己已化为一体，没有"二"。这个角度的体悟已经到达了根本，即所有智慧立足生发的源头。"道"是超越一切的，绝对不会局限于各种"小我"、各种外在的现象，而是在大道本源上或心性的究竟本源上。悟道之人始终能保持这种状态，其中有发出光明力的能量，可直接应用于解决问题或现象。能直截了当地观察到现象，了解它的构成、前因后果，理解它的来源、状态和未来发展趋势。在这种状态下，能够利用愿力来产生非常直接、有效的影响，这就是"后得智"。当然，这些都建立在根本智的基础上。在体悟到真正的大道本体智慧以后，就能够利用这个智慧去解决问题。

从五方角度看，心性层面有五种智慧：大圆镜智、平等性智、妙观察智、成所作智、法界体性智。其中，妙观察智可以透彻地认知事物的规律和本源，能看到事物本质上的一致性，因而万事万物没有高低之分。成所作智等，则是根据自己性德里所具备的特点进行分类。衡量这些特点的价值在于它们是否能降服我们的烦恼。换言之，是否能消除我们的情绪和妄想，而不是硬性地压抑它们。如果具备智慧，这种能力就像太阳一样照耀，能照破烦恼，无论是怎样的乌云。如果不具备这种能力，也就缺乏智慧。智慧是能够照破烦恼的，破除烦恼后，会具备静观当下因缘的力量和透彻的视角。这种力量能让人保持从容和冷静，从而心胸开阔、坦荡、淡然。这些智慧特质会逐渐显现出来，这就是智慧带给我们的特别礼物。

关于如何增强敏感力，我们可以从心理和身体两个角度来考虑。在心理方面，人们常说"麻木不仁"，而儒家则认为"仁"即为感通。如果你的内心麻木了，就难以感知事物和人的感受，因此我们需要提高心的敏锐度。这也与智慧有关。类似地，身体也需要敏锐的感觉，就像脉诊与听劲一样需要训练，我们可以通过触摸和感知身体变化来加强身体敏锐度。总之，我们需要保持正念和正气来守护自己，同时提高心和身体的敏感度，以更加敏锐地感知世界。感知能力的灵敏，并不是表现为内在的敏感、脆弱和多疑，而是建立在浩然正气和充沛的内在精神力基础之上。这种力量能够支撑人，使其免受邪恶的侵害。这种感应能力很好，过去的圣贤们也具备这种能力。它在某些方面是无形的、难以言说的，但必须从学理（觉理）上清晰地进行解析。就像生命知觉和生命实践一样，我们的"神"也有神奇的运用和统摄作用。身体也有"神"，就像魂魄一样。为了开发自己的魄力，我们必须从魄的角度好好理解和开发它。

　　人的心智表层上可能感觉没有思考，但内在是有贯通性的，灵感也不是凭空出现的，一定有经验的积累。需要有意识地找到其中微妙的迹象，但"迹"的寻找发现，越往后越难。这样的提高心智和灵感的方法需要一种上乘的功夫。有的人可能只练习身体的力量，但缺少感知和灵敏，因此需要向神的层面提高。

　　在参学时，我们会记录一些具体的内容，但要将它们融会贯通，是需要时机的。时机不合适，即使是五年前或更早之前，听到同样的事情，可能耳朵听到了，内心并没有接受。但是如果内心开明了，一旦听到这些，就能很快地理解并更好地适应。对于修行，每个人的愿望都不同。因此需要我们从自己的角度出发，生发解决的智慧，找到适合自己调节身心的方式。《心经》中提到的"照见五蕴皆空"，是正确修行的重要指南。只有这样，我们才能渡过所有的苦厄，并以大智慧超越一些痛苦困境。最后，我们需要结合自身情况，提炼一套适合自己的心法并持之不懈。

附录

真传易筋经内功精义（节选）

张义尚先生曾讲："抗战期间，复旦迁北碚对岸之黄桷镇，校中经济系主任兼教授之卫挺生先生，雅好中国气功强身之术，聘请涪陵黄克刚先生教易筋经真传。一九三七年腊月寒假期间，卫请黄先生住其北碚附近之天生桥寄寓中，余每日往从，费了二十余日，将《易筋经卅二式》全部学完，并整理成册。"（《师资回忆录》）又说："黄师所传之功，为其家世传黄舆公山人之遗，济一子为之题词曰：'舆公秘传易筋经，仙佛妙谛道难名。择人而授光圣德，进守勿替衣钵存。'"并指出："由于当时经济系主任卫挺生先生之爱好与支持，我曾将其功法辑著成册，由学校油印了一百多本。但狃于过去保守陋习，又受黄师密嘱守口之戒，有一部分功法未予披露。新中国成立之后，经过不断运动，尤其'文化大革命'，不特手稿散失，连油印本亦无孑遗。鉴于目前以'易筋经'名功而内容均有异同，甚至大相径庭，与当日师传印证，深感'真传'二字，确有与众不同处。"（《气功七论》）

张义尚先生虽说"手稿散失，连油印本亦无孑遗"，但据我们所藏署名"蜀渝黄楚湘"的手稿，又得坊间传抄本，两相对照，补入张义尚先生笔录的一些内功口诀，使有"内功之王"称号的真传内功易筋经，更为全面完整。念兹在兹，必有响应，遗珠复明，诚然不虚。今征得门内众师友同意，点校整理，予以公开，弥足珍贵。

《真传易筋经内功精义》序

余于二十七年（1938）秋，于渝菜元坝复旦大学分部，与涪陵黄克刚先生相遇，打动习内功之兴趣。然当时疑信参半，故未十分晋习。后经多方研究，始知黄师得易筋经真传，可称"内功之王"，实迥异群流，能改造身体，且见效奇速，始决心精研。于二十八年（1939）秋，特传入门墙，然于真诀，未彻底了解，致盲练半载。二十九年（1940）正月初三起，每日往习，至十三日而告竣。于此功最要之呼吸吐纳、摄日月精华、收腹等秘，承黄师谆谆训诲，始得彻底贯通，同时将全体姿势，亦加练习，笔记因成《气功真传》一书。但以黄师授余时次序，系随意而写，各种口诀秘要，亦系随闻随记，未加整理。

年来俗务纷扰，思想繁复，置之箱匣者一年余。近因身体不如前，欲加锻炼，同时俗务亦较轻松，复有暇，故将前稿整理。将一切要领口诀，列为一编，名《原理法度编》；将各种练习法、姿势，亦列成一编，名《功候姿势编》；余复据昔年师友之秘授之经验，增演《气化入妙编》。上中两编，中除《原谱集录》与《义勇源流》系录师之原本，《配合阴阳说》系录坊本内，外余皆师之口授，而出余之手笔。于原理引证，略参己意，但亦系据师授之原旨，而察其与之协合者方引入焉。

此二次之编纂，于姿势方面，本欲删繁就简，但详细研究，结果觉式式精，未允吾人任意删减不太要，而分数编列，余排入《周天导引章》；又如按摩头面颈项诸法，本分藏于各式中，余今则汇归于《美女梳妆》一则，至各式之汇列，皆由中及外、由易而难。师授秘旨，恐有失师之原面目也，故附《补遗》以识之。岂敢谓书在是，道即在是耶？不过作有系统之编排，便自究耳。

公元一九四二年壬午古四月十三义尚谨识

少林义勇正宗源流

初祖菩提达摩大师者，南天竺国香至王第三子也。姓刹帝利，本名菩提多罗，后于般若多罗尊者得法。尊者谓曰："汝于诸法，已得通量。达摩者，通大之意也，宜名达摩。"因改今名。当其念东震旦国佛记："后五百岁，般若智灯，运光于彼。"遂嘱弟子不若蜜多罗住天竺传法，而躬自震旦，吾去一九即回。祖泛重溟，二周寒暑，达于南海，实梁普通七年丙午岁九月二十一日也。广州刺史萧昂即具礼迎供，表闻武帝，遣使迎请，以十月十一日至。

达祖至，帝问祖曰："朕继位以来，造寺、写经、度僧，不可胜记，有何功德？"

祖曰："并无功德。"

帝曰："何以无功德？"

祖曰："此但人天小果，有漏之因，如影随形，虽有非实。"

帝曰："如何是真功德？"

祖曰："净智妙圆，体自空寂。如是功德，不以世求。"

帝又问："如何是圣谛第一义？"

祖曰："廓然无圣。"

帝曰："对朕者谁?"

祖曰："不识。"

帝不悟,祖知机不契,是月十九日潜回江北,以一苇摄之而渡。十一月二十三日,寓至嵩山少林寺,面壁而坐,终日默然,人莫能测,谓之壁观波罗。有僧神光,博览群笈,善谈玄理,近闻达摩大师住止少林寺,至人匪遥,遂诣祖参承。祖常端坐面壁,莫闻诲励,光潜取利刃,自断左臂,置于祖前。祖知是法器,为法忘形,遂因与易名曰慧可。

越九年,欲返天竺,命人各言所得。祖曰:"道副得吾皮,尼总得吾肉,道育得吾骨。"最后慧可礼拜,依位而立,祖曰:"汝得吾髓。""慧可内传法印,以契证心;外付袈裟,以定宗旨。吾灭后二百年,衣止不传,偈曰:'吾本来兹土,传法救迷情。一花开五叶,结果自然成。'吾有《楞伽经》四卷,亦用传汝。吾来此东土,见赤县神州,有大乘气象,遂逾海越漠,为法求人。今得汝传授,吾意已终。"言已,乃与徒众往禹门千佛圣寺。止三日,有期城太守杨衒之,早慕佛乘。祖说偈曰:"亦不睹恶而生嫌,亦不观善而勤措。亦不舍智而近愚,亦不抛迷而就悟。达大道兮过量,通佛心兮出度。不与凡圣同躔,超然名之曰祖。"衒之礼拜而去。

时魏氏奉释,禅隽如林,光统律师、流支三藏者,僧中之鸾凤,而议多与祖相违。彼徒生嫉,数加毒药,莫能伤。以化缘既毕,遂端坐而逝。葬熊耳山,起塔定林寺。其年魏使宋云,奉使西域回,遇达摩师葱岭,见祖手携只履,翩翩而逝。云问:"师何往?"祖曰:"西天去。"云归,具说其事。及门人启圹,棺空，唯只履存焉。诏取遗履，于少林寺供养。至唐开元十五年丁卯，为信道者窃在五台，今不知所在。

去后，面壁九年处，碑砌坏于风雨，寺僧重修之，得一石函，虽无封锁，而百计不能开，有慧可徒曰："是必胶漆之固也，宜以火。"函遂开，乃熔蜡满注而四著故也。众视，乃藏密经二帖：一曰《洗髓经》，一曰《易筋经》，皆天竺国文。少林诸僧不能译，闻有西僧能译之者，亦仅十之一二，复无至人口传秘密，即以少译之文，寺僧各逞己意，演而习之，竟趋旁径，落于技艺，而作三昧之戏，遂失作佛真正法门。于是，少林僧众，仅以角艺擅长，是得此经之一般耳。《洗髓经》佚，唯慧可数十年，竟得其文，本寺但传之衣钵而去，其作秘传，后世罕见，是以《洗髓》之秘，后世无传焉。唯《易筋》一经，虽留镇少林，以光师法，终为俗僧之武备，其西来心印法门，俱目渺渺若空言也。后一僧，游至少林，见寺僧不勇于为善，而勇于用力，各以斗狠为功课，叩其故，寺僧有表其由者、出其经者。此僧超异绝识，乃悟曰："达摩大士，既壁其圣经，欲人为道，岂止末艺而为游戏哉？此经虽不能尽译其奥，自当有译之者。"乃怀经远访，遍历山岳。一日抵蜀峨眉山，得晤西竺圣僧般刺密帝，言及此经，并陈来意。圣僧曰："此佛祖心传妙印之先基也。然此经文义，皆通凡达圣之事，非一时可指其精义。"乃止僧住于山，一一指陈，详释其义，且教以进修之法。至百日而身极固，再百日而身充周，又百日而身如金石。欲训此僧入佛而登圣域，僧果志坚，不落尘世，乃化行海岳，不知所之。

徐鸿客遇之海外，得其秘谛，授之虬髯公仲坚，仲坚又授之唐三原李靖药师，虽未得《洗髓》之秘，然而得《易筋经》之妙，以佐征伐，作人间勋业之事。至宋太祖游学于少林，岳武穆从学于神僧，均得其《易筋》之秘。后武穆远师，于鄂途遇一游僧，状貌奇古，手持函入行营，武穆读之泣下，恐进道法门，斩焉而绝，因从襟袋中，取出一册之牛九鹤。而九鹤恐获妄传之咎，将此册藏于嵩山石壁之中，俟有道缘者自得之。

后元中统元年，有隐士常游于海岱之间，故名海岱游人。一日，至太白山，忽一西羌人自西而来，经此憩息。问所之，曰："胶崂访师。"又问何长，曰："神勇。吾并指可贯牛腹，侧掌能断牛头，擎拳可碎虎脑；不信，请试于腹。"令三四壮汉，以铁石击之，若不知也。问所用，曰："第一却病，第二去痼疾，第三终身强健，第四饥寒不迫，第五多男灵秀，第六房战百胜，第七泥水探珠，第八御敌不惴，第九则功成不退。此皆小用之者，基之成佛了道。"乃出书一册，阅之，乃知神勇由筋可易，精力生于积气也。羌人意以此书，赠之游人，屡试屡验，珍藏笥中。

至清朝道光三年，济一道人傅金铨，突得黄舆山人秘本，用校鲁鱼而付之梓，以公同志，是以有《易筋》一书，传之于世。但斯书，仅言其妙，而未露其诀，或有其上，或无其下，如未得口授心传者，亦不可妄加思议也。

考黄舆公，系江夏人。后游在少林十九载，乃得之。同时游者，有周、颜、余、马、黄五大名家，各有所长。黄则以"服气"称，得其传者，基之成佛了道，慎勿以六花视之也。

注：黄克刚老师，系黄舆公山人后裔二十四世也。

上编　原理法度编

概论

人为动物之一，动物之异于矿植者，以能动也。故能动则生，至不动则死矣，以生命是根本系于动也。故反之，因动又能延续其生命，人生活力最足之时，孰有过于襁褓之婴儿？吾人试一观之，则可发现，其手伸足曲，动作不休，因而肉日强，气血日充，迅长成壮也。人身既长，或因外务劳扰之牵挂，或以贪逸恶劳之习，成运动之减少，纵或运动，亦多不足而又限于局部，故疾病斯乘之。而长生古哲，其根流之所在，乃效法鸟兽之情状而却之。更知身体之外形易炼，而身内之五脏难修，故又详究气血之关系，以神驭气，以气催血，炼血化精，以精化气，借气炼神，故有内炼之发动。《庄子》曰："真人之息以踵。"《汉书·华佗传》曰："熊经鸟伸，吐故纳新。"俱此证也。易筋经者，即内炼五脏为主，而又辅以效法鸟兽之内外兼修之术也。故纯粹之外炼，流于外家之技击；纯粹内修，即属仙佛之丹禅。而其中又有上中下乘之分，以非本题，略而不论。至于内外交炼之术，即介于纯内、纯外之间，而为佛门之基，亦有上中下乘之别，而易筋经则纯属上乘之列也。

按，《易筋经》坊本《总论》曰："佛祖大意，谓登正果者，其初基有二，一曰清虚，一曰脱换。能清虚，则无障；能脱换，则无碍。内外无障碍，始可入得定，出得定来。所谓清虚者，《洗髓》是也；脱换者，《易筋》是也。"于此知功建立之志矣。

余考世之内功，不下数十百种，皆利弊互见，瑕瑜杂出。盖以其功之本身，已仅一支一节，而言及呼吸吐纳，则得真诀者更少，故于身体之锻炼，有似隔靴抓痒，难见奇效。按人之一身，若以科学方法分析之，不外神经、循环、呼吸、消化、泌尿、内分泌、骨骼、肌肉、生殖之九大系统，与五官七窍而配。而已所有一切运动与一般内功，除骨骼、肌肉能大概控制训练外，其他皆有不逮。能完全控制训练而无缺者，唯太极拳、易筋经真诀而已。此两种功夫，立法迥异，而效果则一。其在太极，纯以炼神为主，以心理支配，而身形之锻炼次之，动作缓和调达，首使遍身气血流畅，五脏安舒，日积月累，神住气回，自能摄取天地，使血化为精，炼精化气，炼气化神，炼神还虚，浑为一事之法之高，无与伦比。其在易筋经，则取身心兼修，不偏不倚，且由血化精，炼精化气，炼气化神，炼神还虚，逐步进行，易于为力，且于九大系统之锻炼，皆取直接方式。凝神，所以炼神经系统也。脊柱必直，骨节逼耸，所以炼呼吸系统也。必行真正肺呼吸，促成血液新鲜，循环健旺也。深呼吸，能增进内分泌，及血液清新。腹壁运用，直接影响消化与分泌、尿、肌肉。以收缩紧而坚实，骨骼与筋膜，则以各种姿势之周到，能精密锻炼，结果九大系统健全异常，则五官七窍自异常人。盖有诸内必形诸外，如目光如电，耳闻蚁语，鼻嗅天香，声透重壁，皆由内炼有素自然而成也，勉之哉，宝之哉！

释功夫与技术

通常观念，每说内功为武术范畴，实则武术包含技术与功夫之二面，而单有功夫绝非即为武术，兹略释于后。

功夫者，依一定之法理，所立一定之方式，而以一定之时间，继续从事而生之效果之谓也。

技艺者，为欲达到某一目的，乃基于生类之理解与经验而建立之最适当、最有效之方法或动作也。

在外家武术中，每将功夫与技术二者分离，故除攻守方式练习而外，常以其他功夫助之。可分为二种：如一指禅、龙爪功、神砂手等，皆外功之上乘，由阳劲入门，至阴劲而大成也；如马鞍功、分水功、铁砂手等，则外功之纯炼刚劲者也。他如海字劲、金钟罩、铁布衫、易筋经等，则又外家之内功也。其在内家，则寓功夫于技术之中，或寓技术于功夫之内，如形意拳之天然内功，易骨、易筋、洗髓俱寓于攻守方式之中，实则上乘技术与上乘功夫之合一也。

太极反之，技术藏于功夫之内，故虽练功深沉，若不经推手、散手等之化解，仅于身体有益，难于致用也。

易筋者，乃纯功夫也。易筋功成，固大有益于武术，然若素无技术之修养，或纵知技术而非上乘，则于致用亦不无遗憾耳。

南人探幽务实，故多深沉之功夫，如意劲透瓷而粉碎铜圆，瓷碗无伤；又手握楠竹，附于根节不动而破裂有声具于梢顶；上山打虎，百步空打，皆其效也。

北人深厚平实，常得高超之技术，如形意，如八卦，如通臂，纵南人功夫深沉，亦每不能抗衡。盖技术果成功，已无形增加，只劲难伤，而须取决于手搏，手搏之胜负，固全以技术为转移也。

功夫之种类无边，其效果之大小与功夫本身的优劣，及时间之久长，成正比例。技术之种类亦无穷，至归于存心之五字而诸极。五字，即敬、径、紧、劲、切。敬，乃聚精会神，无懈可乘；径，则后发先至，机先制敌，以径近也，近则奇提也；紧者，粘连绵随，欲遁不能；劲者，虚实刚柔，神奇莫测；切，则时空两准，如切脉，如刀以恰好之时间，而击恰当之部位，必应手而得，趺如快刀削物也。

功夫与技术之略释竞。易筋经内功之内作用亦尽显，即以此功为锻炼身体之上乘成果之初基，依法诚习，效果神奇，然非即技击也。但此功之炼成，又毫无疑问，大有裨于技击。古之奇人异士，运气挥剑，驭风履空，俱由此而企及之，其无忽。

释内外家、内外功与内外壮

内外家，为武术分类法之一种。武术派别复杂，归纳分类，本非易事，故内外家之说，极含混而不妥。但以沿用既久，舍之不能，故不得按通俗意义解之。

凡太极、形意、八卦等之技术技击，而兼含天然内功者，为内家；其他依心理、生理建立之，专以搏击为能事之武术，则称外家。

外功，仅筋骨、肌肉等外形之磨炼；内功，则呼吸、吐纳等五脏六腑之锻炼。此内外为相对者，如易筋经为内功，系对打桩、插砂等外功。而有若丹功、禅定，则易筋经亦外功耳。凡有炼精化气，炼气化神，炼神还虚，在普通内功与丹、禅。

丹、禅，纯先天；一般内功，则后天。易筋经，难以先后天创三乘，然本身亦仅后天之先天耳。

内功复分内壮、外壮。内壮，精神聚于内，气由骨行，为成佛之基。外壮，则精神外溢，气行皮肉间，仅长浮力，易进易退，无裨根基也。

易筋、洗髓经，为内功中之内壮真传，故虽不能拟于丹、禅，亦未遽先吾人轻视之也。

原谱集录（共十一节）

精义

此功创自佛门，以禅定为主，内外皆修，动静互用。每日黎明与晚间行功，其意在朝进阳，而暮退阴，务择空间、地点、空气流通之处。平心静气，洗涤思虑，去三心于内，灭四相于外。两目内观乎鼻准，两耳内听于呼吸。两鼻气射于睾丸，勿忘勿助，凝神聚气于丹田之内。一俟入定之后，开始行功。谨守口授薪传，朝夕行之不懈。始终贯彻如一。一百二十日，即筑基矣。虽柔弱之躯，立成金刚之体，进而为侠义。筑基说来，俱守秘传，每代择人而授，以光法门，其勿忽也。

气功真伪诀

气功真伪何处分，不外上中下三乘。
先天为主成上品，落在后天最下层。
唯有先后略兼修，即是中层最分明。
正道旁门由此是，正宗少林易筋经。

易筋经真伪诀

行功一月身坚固，二三月内气充周。

功满百日如金石，此是名师真口授。

气功来源诀

龟养鼻息鹤吐纳，鹿运尾闾以固精。

禽兽亦有千年寿，世人怎不学长生。

统一神经诀

恍恍惚惚，其中有物。

杳杳冥冥，其中有精。

口诀之重要

得法不得诀，犹在门墙外。

若得真口诀，壶中弄日月。

黄舆公山人传易筋经总诀

安炉立鼎，取法乾坤，锻炼精华，治我魂魄。

聚散氤氲，化育之能，呼吸出入，玄牝之门。

洗心涤虑，咽液吞津，恍恍惚惚，杳杳冥冥。

勿忘勿助，勿死勿生，动静互用，内外修真。

以静运动，以静炼精，化气化神，筑基已成。

龙行虎奔，降龙伏虎，衔青娥经，马阴藏相。

旋乾转坤，取坎填离，火降水升，挽弱为强。

去旧生新，法度有缘，救死延生，金刚之体。

尚属有形，七情恐丧，剥丧元神，情欲缠扰。

病魔呻吟，瘠尸瘵鬼，消灭精灵，回头是岸。

宝筏同登，慈悲普度，超凡达圣，真人神仙。

浑然真我，见性明心，清虚无障，脱迈无尘。

鼻息吐纳，龟鹤遐龄，人高善物，反下禽兽。

广成黄帝，吐纳昌明，梁武达摩，洗髓易筋。

综核始终，集其大成，一苇东渡，只履西行。

面壁石颓，遗经少林，六祖而后，少识竺文。

寺僧就译，角枝旁门，异僧游至，超常绝伦。

怀经远访，峨眉频登，般剌密谛，译义渊深。

止僧修进，不落世尘，徐洪客过，虬髯继承。

扶舆国来，授唐李靖，宋代武穆，炼背嵬军。

泰山易撼，岳军难平，专练三法，练气胆心。

后传九鹤，返经少林，紫凝道士，海岱游人。

济一道士，黄舆山人，赞承妙谛，代有传人。

平登圣域，际会风云，无挂无碍，出定入定。

润下水灭，炎上火焚，丹回九转，易筋功成。

释佛妙谛，大道勿沦，择人而授，永光法门。

世守勿替，衣钵长存，普度群伦，勿授匪人。

妄泄妙谛，永无光明，谆谆告诫，无视具文。

行功九层口诀

一曰立鼎除内伤，二曰安炉探阴阳。

三炼睾丸强肾脏，四镇心原不惊惶。

五锁玉关真精长，六透三田气自刚。

七贯任督河车路，八藏马阴龙虎降。

九易筋骨成神勇，调摄补益不老方。

气功效验九级歌

内外动静在筑基，莫把玄关须臾离，

首除七情不治病，始终一生无虚疾，

铁石不畏常健壮，寒暑饥饱不相逼，

强种多男更灵秀，青娥经术御无敌，

运填脑髓敌不惴，道气原海无喘息，

功成九转须洗髓，紧闭玉关勿滴漏。

黄舆公山人赞

凝神养志数十年，超凡达圣亦等闲。

欲识薪传真妙谛，易筋经书留人间。

济一道人题《易筋经》

舆公秘传易筋经，仙佛妙谛道难名。

择人而授光圣德，世守勿替衣钵存。

内功时地论

　　练习内功之时间，分早、午、晚三次，此为专炼者而言也。若非专门，每日二次足矣。早功，天亮方曙，至红日升起达四五尺高之一段时间为准，稍过亦无妨（但于吐纳不宜晚功）。以午后五至六点，或晚饭后、入睡前为宜，但食后最短应休息一时以上，要空腹，气方易行也。至于地点，可分为二。若专门练此功，最好结三五伴侣，借住深山古庙，人迹鲜至，俗尘无扰，饱食足睡，按时行功，则成功效特速，且效果超常，但

忌阴森潮湿，须风景宜人，空气新鲜为佳。其次附带练功，或
居乡僻，或处都市，则以选择离尘嚣较远之处，茂林修竹，高
爽净室为宜。而乡野实较城市为优，不特净地，茂林易得，而
其空气根本清新也。

腹部收缩论（内功第一关窍也）

内外壮之分，在于外膨与内缩，故习内功者，入手即讲腹
部收缩，由腹部之内缩，以至遍身之肌肉收缩，因而促进静脉
循环，而动脉反得以休憩。久之气入骨髓，寒暑不侵，肌肤细
腻如处女，眼神清明，道貌岸然。

腹壁究竟如何收缩？闻之师曰：以脐为中心，以下之肌肉
向上收，以上之肌肉向下压，左右之肌肉向中凑，而以脐领此
四处肌肉后紧收，因而脐有横纹，故称为"玉带禅功"。功成
腹壁坚实，肠胃有所依据，所以动作不疲，气力百倍，此为气
功第一关窍，不可不三致意也。

内功妙窍凝神论

内功以姿势之准确为主体，以精神集中为运用。经曰"守
其中道"，正谓此也。

何谓脐后腰前肾上即关键？曰黄庭，曰气海，曰丹田功。
经云"气下元海，光聚天心"，丹经曰"气归元海寿无穷"，俱
指此也。

窍为凝神，即回光返照，其秘要在"含眼光、凝耳韵"
诀。俟心平气和，即将眼光内收，由平远渐渐取近，如拉物然，
而黑球向山根锁，亦即向大眼角微上集中，即由山根而下，入

喉过胸，从心微直，缓缓而下，照于气海、丹田之内。同时两耳内听，使耳前之骨反抻，闭耳窍以绝尘扰，而返听于脐内妙窍，此所谓"目注于斯，耳听于斯，息还于斯"，即自神气归根，达于恍惚杳冥之境，如是而行呼吸吐纳，纯为天行。《易》曰："天行健，君子以自强不息。"《太乙金华宗旨》曰："七窍之外走者，皆属离；内返者，皆为坎。令使走者不走，勿出勿入，是为坎离交。"先天、后天，于凝神与否而辨关系，此功甚巨，不惜详析于此。

余又忆师授秘诀时，附耳低声谓余曰："汝多阅丹经，深知'万两黄金不卖道，十字街头送故交'之意义乎？"

余言："不过道之珍贵耳。"

师曰："非也！此二句，即指示妙窍也。人身两腰中，有一管相连，后另有一管与横管成十字，而腰肾各有一管，下通于膀胱、外肾，吾人脐内妙窍，即'正对十字街头'也。从古丹经俱秘诲不言，故异说纷纭。今直言泄露，汝其珍秘，慎勿妄言，致获谴责，足矣。"

内功呼吸论一

凡内功俱讲呼吸，故千门万派，有鼻吸口呼，有口吸鼻呼，有吸长呼短，有吸短呼长，有呼速吸缓，有吸缓呼速，有主停息者，有主不停息者，有主有声者，有主不闻者，究皆支离灭裂，管中窥天，拘执一端，鲜闻道妙。而真正之呼吸秘诀，在"鼻息调匀"四字，于此可见。呼吸纯以鼻为主，而出入之长短，应齐一不偏。丹经云"绵绵若存，用之不停"，《太极拳论》曰"气宜鼓荡"，正谓此也。

然则内功呼吸，与今日流行之深呼吸无别耶？曰：否，不然！内功呼吸，行于凝神之后，乃运用先天呼吸，到仅后天之胸呼吸，或腹呼吸耳，此异点一。

内功呼吸出入应内肾，亦称"丹田呼吸"。当外气入，内气即升以应之，互相迎凑。当呼时，内气即降以俟之。《金仙论证》曰："两重天地，四个阴阳。"本吕祖诗义，曰"橐籥"，正此谓也。而深呼吸，则仅外气之往来，此异点二。

内功呼吸，有一定步骤，初为大呼吸，其力猛，其声大，往往声闻数丈开外，盖炼血化精，进火须至六阳纯刚也。其后功夫日进，精化为气，炼气化神，炼神还虚，炼虚合道，呼吸亦自然，由大而中而小，渐成胎息。口鼻虚设，盖心定息调，心灭息绝，入于大定，定久生慧，神通斯成，而深呼吸，则仅一平庸之法，呆板不变者，此异点三。

在初功大呼吸时，两胁有伸缩，而上下阖辟之形，以应内肾，所谓"玄牝之门"者，为呼吸出入之道路也。吸时即到丹田，小腹壁紧收；呼时全腹壁四面向内压，小腹有下隔之形出现，但不可拘泥执着相。于正式行功时，加以揣拟。脊柱务须保持上竖之势，头后脑骨上顶，项颈与喉舒松，两肩下压，此内功呼吸之玄意，慎之秘之。炼血化精，炼精化气，全仗此也。

内功呼吸论二

余前论呼吸，已言派别之复杂，与一般呼吸之异点。然于此功呼吸之玄意，口诀尚未透彻言之。呼吸之种类繁多，总不外胸、腹呼吸之二者。胸呼吸，乃胸部之起伏，以行呼吸，其效果仅能于肺之上部。腹呼吸，则腹部之凹凸，以行呼吸，肺柔则全部修要。夫所内功者，须能内炼五脏六腑，锻炼血、精、气、神，胸腹二呼吸，肺柔尚不能全部炼，焉言其他。唯有真传之呼吸，或称肾呼吸，乃能尽内炼之能事。

欲做肾呼吸，必明内外开阖。外开阖，指心肾（指外肾）间伸缩开阖，亦称大开阖。内开阖，指命门、玉关之动荡开阖，亦称小开阖。

每当吸气时，上腹微伸，因而心肾距远，同时命门后之脊骨向前逼，此外开内阖或大开小阖也；当呼气时，尾闾尽量向前钩，腹壁尽量内压，小腹尤甚，因而心肾距短，同时命门处之脊骨尽量向后逼，以提外肾之气，此外阖内开或大阖小开也。

外开阖，为纵的开阖，内开阖为横的开阖，一纵一横，经纬表里，上下无微不屈。然欲达内外开阖之任务，首次脊柱伸直。脊柱果直，则肺叶全张，肺既张举，而脊柱又伸直不屈，则呼吸之间，胸乃四扩而不凹陷。仅有上腹之伸缩，与肩身之起落（乃伸缩上腹之所致，非胸部起伏之所致，注意），则肺叶全部出动。由呼吸时，而后腰与后胁肋之张缩，及玉关之动荡可证，又称肺呼吸。

人身以精为本，以气为根，今此功以玉关之前后动，而肾（指两腰）与睾丸得练，因而真精日充。以肺叶全体动员，而得后天之真气日长，兼以返观内照，神不外驰，故水火既济，三宝丰盈，基之能道证果至，却病延年，炼成神力，犹小事耳。

内功吐纳论述

闻之师曰："有呼吸而无吐纳，事倍功半；有吐纳而无呼吸，结果亦同。故二者，常交相为用。"

呼吸在以外气鼓荡内气，而吐纳在采天地之清气，或日月之精华，以补内气而修脏腑，故能夺天地之造化，而炼成神通，行气如虹，行神如龙，俱基此也。唯此功甚秘，知者颇少，即知亦多不彻底，故不特行无效，反以伤身，甚可悲也。

吐纳之秘诀有七：吸，吐，纳，含，吞，咽，呼。

一曰吸：吸者，继呼吸之后，以鼻尽量吸收新洁之空气也。

二曰吐：吐者，以口作"坡"音，同时横膈膜下压，以尽量吹出浊气也。

三曰纳：纳者，撮口吸气，呼不作声，初缓后急，然后而住，一面采天地之清虚灵气，一面摄提锻炼阴跻之气，使之上行，上纳而下即自相印，如立竿见影，空谷传声，不劳十分作为也。

四曰含：含者，将纳气不即吞下，而含于口中，此时鼻中呼吸，任其自然，约经三息之久，意在使清气溶化于口津之内者也。

五曰吞：吞者，头微仰，喉松，口中津唾徐徐吞下也。

六曰咽：咽者，意送下津液，使之缓缓直到丹田也，送下务集中精神为之。若有不能，可兼用微息随下为妙。以意志因息而易集中也。

七曰呼：呼者，先鼻吸一口（不见形），即腹壁四面向内压，肩身下压，足有蹬劲，气迅由鼻出，若弹丸之脱枪口，如箭矢之离弦，一弹即出，声短而劲。一以震动刺激内部，一以使顽固之阴浊，得丝毫不留于脏腑也。初时七呼吸、一吐纳，以后递增至十四呼吸、一吐纳为则。但七与十四，皆为若一面凝神呼吸，一面又需计数，则凝神必不能至妙。余意最好俟津液满口时，即行吐纳，自然能合玄妙也。

采浴日精月华法

日精月华，采用不尽，且一向公开。何以曰盗？盖有说焉。凡人之根本固，三宝足，则自能摄天地之精，足以为用。无如世俗之人，离火久炎，元阳不守，故不特不能采天地之正气，而本身之真气，反为天地所摄。盖天地乃大炉冶，日月为水火，其力极大。按聚群分，盖有引力之理。人每不能与自然斗，如对久者，眼失明；遇大声者，则耳失听，是其证也。故欲火里栽莲，水中取宝，非盗不为功。盗法有二：一曰鹤吐纳是也，二曰效狐鲸吞是也。而欲行此二法，而达盗之任务，均须精气内守，神不外驰不可，前述二法于后。

鹤式采盗法

每当晓日初出，及圆月皎洁时，如以采日为例，即对日而立，凝神聚气，勿忘勿助，日光直对面部。俟呼吸既调，以鼻吸气一口，以作"坡"音吐之。吐后，即微开其目，注视日体，同时对日纳气，有碗口大小之日光，被吸而向口中流入。从日起至止，连成一晶莹之光柱。纳气，由缓而急，至煞然而住，即意日已全被吸入口中。吸毕，闭口眼（即轻轻合住，非半开半闭意），仍正对日，意有光一团，现于山根，须眼实晃之。由山根，即映入口中，满口光明，即以舌于上腭，书一"煜"字。光愈加甚，即紧闭双目，因而光体尽数全红，即和口津咽下，缓缓送至丹田。觉五脏六腑，俱光明透彻清快（为凝光法），再以鼻吸而迅出之，此为一度。每次最少七度行之。

狐式采盗法

亦凝神对日，调息片刻，俟气定、念纯、神清，即怒目皆裂，对日一瞥，务须快捷，但又必看得准而清切，同时张口向日，探头一含（此含兼吞与吐），立即闭口而后拉，亦即快捷，观犬仰接抛物可知。同时，心中存想，已将日吞于口中。一瞥含拉，即闭目亦觉有光现于山根，日夹入口中，画"煜"字后，亦再紧闭双目，将光吞下，直送丹田，五脏俱光明，透彻清快，即鼻吸迅喷之。

狐，一动物兽类，而练成神通，全由精诚记思之力也，如人能恒久行持，取阴阳之精华，益我神智，愚滞渐开，清灵日长，百病不生，直可形神交炼，延寿无极。他如炼气成剑，御风行空，招致风雨，移易山岳，俱可由此而企及，宝之志之。

鲸吞纳芒法

按练鲸吞纳芒法，多用饿虎扑食式。先站寒鸡步，后实前虚，缩身蓄势，两手如虎爪，置于肩前，距肩寸许处，随即向前上猛扑，以吞采日月光华，同时成前弓后箭步。

衣钵真传导气化体梵字说

此乃易筋经之衣钵真传，历代传授，慎重异常，必入室弟子，品行端方，恒诚勤慎，能为绍道之法器者。直至最后功将圆满时，方于神前，焚戒条一纸，慎重相授。凡知此者，谓得正法眼藏，否则仅为野狐禅，或一知半解耳。于此亦更可证明易筋经纯为佛门之秘，因梵字与观想诸法，皆为佛家有也。

ঽ（嗡）嗡字导气在心原，**ৠ**（咕）古字导气在玉田；

ঽ（噜）乳字导气沉海底，**ৡ**（达）打字导气锁玉关；

ঽ（纳）那字夹脊上玉枕，**ৡ**（吽）吽字天门透泥丸；

若以此诀行引气，即成金刚不老仙。

ঽ嗡字，两拇指画，导气达丹田；

ঽ阿字，两食指画，导气在海底、尾闾；

ঽ门字，两中指画，导气在玉关；

ঽ得字，两无名指画，导气至夹脊；

ঽ瓦字，两小指画，导气至玉枕。

ঽ舍字，初观心中现白光一团，于光中即现**ঽ**（舍）字，即随字化为金刚，相好端严。观之真切，即上升透泥丸，而悬于项顶上焉，再入顶而下丹田，与我身合而为一。我即全体化为金刚，又观为金刚，大半用以健身治病。

如欲成道证果，则观相应为佛。要之观法圆通，可随人喜舍而定，不必拘执，但既择定，后则不宜任意改变，此为密宗大法，宝之！

揉法论

凡行基本功夫，或导引式后，必须以手揉摩腹部丹田，或运炼之处，能使气血调畅，内外透彻。揉时须一意守中。以右手由右向左缓缓推揉，初宜轻浅，功深则重实。如以童男女揉之更佳，以有阴阳配合，生生不息之意也。按揉法，为易筋经之最要行功。外揉而内应，气由斯积，精由斯炼，虽平淡而含至理，宜精心研行而勿忽，慎之志之！

石袋与两胁内外功夫说

取圆净大如葡萄，小如榴子，但要无棱角者，生于水中之石。装入长约八寸，径如寸许之细布圆袋中，重若一斤至一斤半。骨缝间之膜，赖此炼之。凡功逾百日，气已盈满充遍，此时最忌用意外导，否则成外壮。故宜以石袋，由心口至两肋梢，密密捣打之。如是久久，则充满之气，循入骨而不外溢，内壮斯成。内外两歧，于此分界，极当辨审。以后由心，打至颈；由肋梢，打至肩。百日而任充，再由肩打揉下脊，而至尾闾，百日督脉气满。

按坊本《易筋经》口诀，纯由揉腹起功，而不载收缩肌肉之秘，故忌外导及借重石袋。若得真传，知收缩腹部起功，继以导引之功，亦纯不离收缩之诀，则有似双手之扭湿巾，愈扭愈紧，自能逼气入骨，而不拘于石袋之用矣。今仍载此，备一说。

师曰："捣打亦可，凡运炼之处，皆可用之。其次序，总以由内及外为要。"

下部行功解

锻炼下部，所以接任督。其对象有二：一曰睾丸，一曰玉茎。

睾丸之炼法有五：

一曰攒。攒者，以手握肾囊皮而紧挤睾丸也。

二曰挣。挣者，争也，如四式之上搽是。

三曰揉。揉者，手动圆形以搽睾丸也（按四式降龙伏虎），如贯顶式是。

四曰搓。搓者，两手合挤而搓也。

五曰拍。拍者，以两手拍击也。

玉茎之炼法有六：

一曰咽。咽者，咽津也，盖先须吸气咽津而吞练之也。

二曰闭。闭者，乃吸气直送至茎顶，闭不出气也。

三曰洗。洗者，以药水烫洗，使气和血畅，皮肤不老，且解热退火，不致他变也。

四曰握。握者，即以五指紧握不放也。

五曰束。束者，乃用软布作绳，束茎根，使常伸不屈也。

六曰养。养者，即以蓄鼎温养，勿驰骋，多交战而勿泄。

功行百日，久之更佳，能使弱者强，柔者刚，缩者长，病者康，鏖战胜人，泥水探珠也。此两种行功，皆自轻至重，自松至紧，自勉至要，周而复始。

按：下部行功，匪仅交接任督也。睾丸为人身内分泌最重要之系统，睾丸之分泌强则肾强，肾强者则脑健，脑健则神旺，则更能驭气化精，互为因果，动而愈出，为易筋经之特色，不可不三致意也。

附：烫洗药方

地骨皮　蛇床子　甘草

以上三味等分，煎汤，烫洗。先熏后，再热烫洗。每日一二次可也（练此功常用）。

易筋经神力练法

法于任督充贯交接后，以石袋打击两手，后右肩，打至右手中指之背。又从肩背，打至拇指、食指之背。又从里打，至掌内拇指、食指之梢。又从肩打，至掌内中指、无名指之梢，左手亦用。再用手处处搓揉，令其匀和，即以药水烫洗，初温，次热，再大热。自掌至腕，皆令周遍。烫毕，趁热搓干，以意努气至指尖，再以黑、绿二豆拌匀，置斗中，以手插豆，不计其数（后加以铁砂）。百日，即气透指梢，从骨中生出神力，并指可贯牛腹，侧掌可断牛头，努拳可碎虎脑，搏击诸物，应手而碎，此乃内壮之力，看筋可辨，其筋必调畅，其皮必细腻，而力极大也。

按：洗手之药极多，非此功所必需，曰用药洗者，取活气血耳。故用地骨皮、食盐等量，煎水，日洗二三次足矣。此法为四肢导引，梢节导引之助，故宜与之同时练习为妙。

口诀琐录（此功为易筋经真传，祖师秘授）

概论

此部分，有三部分禅功：玉带禅功、铁头禅功、分水禅功。此功由玉带禅功入手，次铁头，再分水禅功。

呼吸分三步：初大呼吸（动多静少），次中呼吸（动静中和），再少呼吸（静多动少）。

炼气法有九种：亦称炼气之九阶段：

一、吸气，即初步之呼吸吐纳。

二、换气，乃内脏的受炼，因而改变组织，故有气喘如牛状。

三、调换气后，由大呼吸，而变中呼吸，呼吸调畅，剧动勿喘之谓。

四、凝气，乃神存丹田，真气自住，呼吸若停也。

五、炼气，即未动先吸气，吸后闭住，功毕始呼气，最能催功。

六、导气，即以梵字，运转河车也。

七、发气，乃停止呼吸，想火烧脐轮，觉丹田火炽。

八、运气，即以意导气，俾致用也。

九、伏气，筋骨既换，身如金石，专心内炼，存神养气，心静神调，心灭息绝，转成胎息，渐入大定，以获异果也。

一般要领：抑制动脉，促进静脉。精神静，物质劳。秘诀在以外气炼内气，而着重在内气，须有以内气，支配外气之势。

呼吸俱守丹田，气自呼应，不可随气上下。

此功创于佛门，以禅定为主，故首在统一神经，如所守之处，精神不能贯注，则趋入旁径，而气血壅塞。总以"恍惚杳冥、勿忘勿助"为上乘。内功须在内面做功夫，凡身外之矜持，与不自然皆非。

吐纳之纳气，恐伤喉，更不可直入腹，至要至要！

吐纳后之迅呼，可逼真气穿脊透顶，但系自然之效，不可十分着意存想。闭气，为集中精神，与坚实筋肉之善法。

导引初步，分部锻炼，至功夫纯熟，则一式贯通。全式一炼，而全身受炼。

凡男子炼内外肾，女子则以乳房代之。女子练此功，不可收缩腹部，因阴阳不同之故，所以炼法亦异，甚至完全相反也。

分水禅功

分水禅功学鱼首，须能定息，如能闭千余息而无出入，则可伏水三日。其水中炼法，仍用吐纳法，但切忌以鼻呼吸，须以猛吹气一口，吹后即迅纳入口。盖猛吹气，则口前有隙，乘势急纳，则水之入口者无几，而水中有氧气，故入口咽下，使呼吸仍能维持，盖用水中换气法也。

凡功后，揉腹。功未深时，用两掌根而揉之。至功深，则须握两掌覆储精囊上，或两侧精管上，抵紧而抖动内部，以揉之。揉不久，即丹田火炽为度。揉后，方松散腹部。每次行功后，宜徐行百步，以舒畅之。

姿势论

立鼎安炉之姿势，脊骨尽量上伸，后脑尽量上顶，然后两肩回身下压，使后上伸而前下缩，即全身合法。此式站好，肺部自然张大。此后呼吸之间，宜保持此状，勿使胸于呼时下沉，否则肺不能练。

头上顶而项则松，方可抑制动脉，否则不免血上冲脑，注意。

立鼎时，两臀须裹，至左右各现一大凹为准，骨节斗榫，气自从骨缝中行，脐有横纹，胸成方体，即立鼎之姿势正确也。

全体肌肉极紧张时，头部应极端安闲，若在半睡眠状态。全身肌肉，俱尽量向内收缩。

行功时，口中宜如含物，以舌轻抵上腭，极为舒松，则口津源源而来，否则压迫唾腺，口津不至。此功的第一步，将脊柱竖好，腹部收紧，以后一切导引姿势，无论如何做法，均须能凝神、收腹而无差为准则。

呼吸时，须两背与两肋，俱起开合作用。若胸前俯，则肺叶受压；后仰，则肺之后叶受压，故宜不偏不倚。吸时，胸背与两胁四面，同时膨胀为宜；呼时，则全腹壁向内压。内功一切姿势，两足趾掌与踵，及足内外沿，俱宜内缩抓地，而将足心尽量上提，则涌泉之气，可上下周流而无滞。行此功，冬日两足常暖，可以为证。

导引各式之练习，不可用力外膨，须求控制筋肉之方，动作不宜太快。初炼易断，功纯即续，绵绵如一。所谓筋肉控制者，一往一来、一伸一缩，往复如若太极之两仪，互为消长盈虚，更须留意其全体之联络，自顶至踵，无松弛，而联络之法，仍不出伸缩往复也。

一切导引姿势，精神须集中安静，恍惚杳冥，勿忘勿助，而体须加磨炼，但非鼓力，须求炼筋膜。

筋膜如何锻炼？在屈伸往复之处，若动伸，则尽量伸，直至伸无可伸；曲者，尽量曲，直至曲无可曲。一动全体动，自顶至踵，皆摇动而无懈骨，故易筋成卷缩自如，以筋至之伸缩性大，而骨亦能揉故也。切忌用力鼓荡，及外膨，以其将使气不入骨，转入阳分，致成外壮，慎之慎之。

禁忌论

纳气时，口不能张大，恐微生物随入，贻害至烈。吞气时，亦不可张口，恐其泄气。

忌行功于疾风暴雨、雷电不洁之处，忌饱食行功。

行功不宜服药，否则反伤津气。一切疾病，皆可以气疗之。

行功忌酒色，一百二十日为筑基，少则三月，过后每月疏放一两次，决不可过三次。

忌嬉笑（气易妄行），鼓腹（是外壮），切齿（过矜持），怒目（神外驰），杂念（落后天），身定（难入定）。

行功后二十分钟，不宜饮冷水，恐滞气血行动。

行功后二十分钟，忌吸烟，最忌心脏紧张。

忌呼吸作喉声，呼吸之间，忌有停滞。

效验说

初功忌酒，为其散而不聚也。至功深时，则百瓮不醉，其酒尽从涌泉泄而出。

功至伏气，能使口鼻虚设，而由脐呼吸，故能伏水不迫。

内壮之异于外壮者，外壮筋肉臃肿，静脉盘结，内壮则瘦削尫羸，肌肉细腻，眼神清朗，静脉不显。

凡由丹田，或其他内功所生之疾病，可以此功疗之。

此功为仙佛初基，故见效奇速。可由此而炼气如虹，行空如龙，古之剑客奇人，大半由此而成也。易筋功成，遍身能伸缩自如，如无骨者。其他效验，可查原谱歌。

杂说

妇女老幼，皆可行之。妇女行此功，终生无难产之患，膂力勇健如男子。

常疲乏时，服气可精神立爽。气喘行吐纳，则气循轨道，而入气海。

凡无病之人，初为立炼，次为坐炼，以至卧炼。有病者，由卧炼，至能坐，以至立炼，恰恰相反。

闭气，仅鼻闭凝气，则闭气于丹田也。

凡遇阳亢极，唯有以降魔杵抵精囊，而以自己拳背击尾闾，以震动内部，方能倒之。但击时，须腹部收缩紧。

泥水探珠法，此即采战之流也。于后天色身或有补益，然非先天正道，于法身无关也。欲知其详，可考《还虚外篇》《素女经》等。

内功之难关及其补救法

内壮内功与外功及武术有一大异之点，即一切武术与外功，俱将气导散于遍体。纵内家功夫，讲究气沉丹田，以丹田为根本，而运气入骨，并非聚于丹田也。唯内壮内功，则以凝神聚气，积精于丹田为筑基，基础既固，然后以之冲关而行周天，逐步进展，立法极善。所惜者，破体之人，阳关已开，元阳不守，往往不待基成而遽矣。更有甚者，不练功犹可，一练功而走泄更速。盖乎人，阳散四体，欲念较薄。炼士阳聚阴跷，而欲念因动。余曾以此三炼三顿，乃内功之一大难关也。故吾师说："此功最好于十二岁至二十二岁之十年中炼成之。"然则破体之后，终无成功之希望欤？曰："不然，不过数童体为难耳。"兹补述其补救之法于后：

一、最好之补救法，莫若结伴深山专练此功，则尘鲜劳碌少，自易清心寡欲，而收不泄之功。

二、若前法不能应用，则须于后列各事，随时留意：

1. 均劳逸：过度劳动，最易走失。

2. 寡思虑：不特"日有所思，夜有所梦"，而任何苦思，俱易致遗。

3. 食物过饱：有刺激性之物，如咖啡、浓茶，俱宜戒绝。

4. 薄享受：衣被勿过暖，仅足御寒为度，以暖则易致梦遗。

5. 悬手足：睡时双手与腿之一，以布带系之，而悬于项背。

6. 预运周天：前五者俱消极防止，此则先下手为强之积极练法，即不待其溢而预其源也。

7. 养静还虚：当每入眠之前，运周天之后，仰卧厚褥，遍体疏松，呼吸自然。存想身卧白云絮中，舒适无比。随即自身亦化为云絮，内外疏松，无在无不在，约行二三十分钟，精气还于体面，不集中作祟矣。

应用以上七法，断无筑基不成之理，珍之志之，口诀难闻也。

活泼圆通论

任何功夫，俱由一定之理，而产生一定之法。理有无穷，法斯不尽，而能统义象之纷纭。以一理而融贯之者，唯至人之灵机也。故欲以一法而求施之天下而皆准，亦无是理。唯哲人之心，理融无碍，因材施教，所以能立竿见影，空谷传声。余前此各节均一般立论，只语其常，未及其变，故不得不微露机于此，以示有缘。

1. 个性不同，练功亦异。如性格急躁而好动，则偏于静功夫，以少练为宜。偏于动，静沉者反之。

2. 体质不同，入手亦别。如体质柔弱，或病体，则不宜于繁难之动作，应当从小呼吸入手，再转中呼吸、大呼吸，后由大呼吸变中小呼吸。腹部收缩，亦当缓缓加紧。

3. 环境不同，法当异样。如忙人姿势，亦简单专练，不厌其繁。

兹不过略举示例，诲人规矩，其详不赘。

中编 功候姿势编（略）

下编 气化入妙编（节选）

铁头功口诀

脑门功在开与闭，先闭后开叫筑基。闭时凸出如寿星，抵抗震动晕旋力。

动功升气顶上凸，洗髓降血饮化期。脑门凹下如婴儿，清气出入步云梯。

清气上升还太虚，免随浊降堕泉地。闭门先从原海起，透过长强到夹脊。

穿上玉枕上神庭，脑中旋转如太极。降由玉泉到膻中，仍还原海藏秘密。

先闭触壁多呼吸，脊椎一节一上提。连吸运呼为三八，神气提动脊髓液。

中提脊髓压两侧，内运经络凭追气。两拳抵腰振外肾，先由触壁至倒立。

由坚到软凸到凹，炉火纯青成奇迹。神气上游即能凸，气血下降成盂器。

只坚不软成末技，能凸能凹入高级。

玉带禅功筑基法口诀

玉带筑基固精囊，腰椎外拱伸脊梁。前控小腹如勒马，后提直肠再提肛。

提缩元海中极[1]起，提向腰中向后方。脐如口吮固带脉[2]，命门[3]牢镇精不狂。

腹膜坚达腰肋处，出玄入牝锁京章[4]。元阳不关日斫丧，气不归海向外扬。

时时提缩长温养，如鹤养胎寿百康。

内肾呼吸法口诀

疾病衰老作斗争，时常开闭三道门。三门即是京章门，不遇师传莫强行。

吸闭章门达肺脏，呼闭京门达肾根。脐缩腰抵内外肾，切记春风过玉门。

息息归根脐频摄，两眼内观落黄庭。

腹膜运动口诀

虚心实腹向内缩，五脏六腑自搓磨。左右旋转如太极，上下起伏似波浪。

---

1 中极：任脉穴位，脐中下4寸，前正中线上。
2 带脉：胆经穴位，腰间如带，绕身的陷凹处，第11肋骨游离端垂线与脐水平线的交点上。
3 命门：督脉穴位，第2腰椎棘突下凹陷中，后正中线上，前对脐中。
4 京章：京门和章门。京门，胆经穴位，在侧腹部，第12肋骨游离端的下际。章门，肝经穴位，在第11肋游离端的下际。

摩擦生津时灌溉，内津不生断天河。玉液还丹联内外，筑基首在坚腹膜。

吐纳呼吸解

气由鼻出谓之吐，气由鼻入谓之纳。吐唯细细，纳唯绵绵。

下而击之谓之吸，逆而行之谓之呼。吸应于底，呼应于顶。

下击者，气由正面降而下击也。逆行者，气由背面逆而上冲也。凡用呼吸，无论行住坐卧，颠倒顺逆，皆须使底对乎颠，其气始便于转环。

服气伏气诀

服气不伏气，服气需伏气。服气能延年，延年需伏气。

恢复疲劳口诀

恢复疲劳救济丹，心力劳后一时间。过后无效为灰烬，鼎沸抽薪下次燃。

呼行内气归元海，吐纳停息频频咽。归纳内气入元海，精力复后快乐仙。

勿挂勿念勿贪恋，百息十咽自复原。

停止喘息法口诀

口鼻微张任喘息，速沉内气到腹脐。提压胸腔短呼吸，吐纳肠胃不吁吁。

四腹内壮功运用禁忌宜注意事项

凡生物有发电机能，此功专以发动人身之热力能为主要。

而热能之高度，即成电力。电力之渗透性和钻力最强，用之以治病强身，有独到之处。设用之不当，或伤他人，或伤自己，故男子练此功者，均宜坚守成法，以免因功贻害之叹。古人严守秘传，其苦衷也就在此。

一、凡在极乐、极怒中，切忌用手打人。如责小孩，宜代以竹木器，否则伤内而不伤外，即忽略治疗，甚或伤及骨髓，而成隐忧不治之病症，如流疾等是也。

二、凡在性欲冲动时，先宜停止练功三日。因此功以畅通血循、弹动经络为主，故静养三日，以免涸泽而渔也。

三、内壮功与外壮功不同，在泄精后，次日即可练功，外壮功则前后休养七日。因外主鼓荡，内主收缩，其不同之点在此也。

四、在长期练功过程中，每月泄精一两次，必须运提先天之气。除种子外，只泄后天浊精，以去旧生新。如上六十岁者，每月只能泄精一次。总而言之，切不可过三次，过之则损，即难筑基也。

五、在男方泄精时，女方切忌突然紧抱头腰，引起男方终身腰痛症，名金箍伤，慎之慎之为要。

六、在性交中，切忌女方两掌心按男子之肾俞穴，以免助长相火而成燎原之势。

七、凡男女泄精后，神阙穴（脐眼）要注意掩护，免伤风寒入窍。如因泄精后而全身出汗者，腠理虚也。前后任督两脉，最宜掩护。

八、凡欲种子者，男女双方切忌收缩腹脐肌，男缩则精不泄，女缩则子宫闭，彼此以听其自然为要。设若避免生育，男泄精之象微动时，女即缩脐以闭子宫；女泄精时，男则提运生殖机能。

九、已经种有子者，双方严守胎教，房事抑制情欲。否则因练此功而鏖战力强，致使胎气漏泄，即成流产之患。然抑制性欲，外壮易而内壮难。因外壮尚力，精力趋散于四肢，即乃疲劳，来抑制性欲；内壮尚气，吸氧化血，炼血化精，集中精气于元海，最易增长食欲和性欲。最好异床异室，以免阴阳两电起作用，要用骷髅对比是也。

易筋阶段

《易筋注释》中指出：三年小成者，除病强身之基础也。九年大成者，易气，易血，易脉，易肉，易骨，易髓，易毛，易形，易筋，九大项。所谓"易"者，为言"换"也。即弱者易之强，柔者易之刚，病者易之康。这三点必须朝夕锻炼，如寅、午、戌三时不断更善。而又同"勇往精进"四字，熔化一炉，方能打下坚韧不拔之基。设若敷衍塞责，纵经三年之春光，而无三年之果实，决不能达到九年之大成，正所谓"为山九仞，功亏一篑"之叹。果能立志坚强，三年有成，则九年之阶段，直上青云之大路，亦不难迎刃而解。在这易血、易气等过程中，一年易气、二年易血的情况如下。

一年易气：

第一，在三年中有忍饥耐寒之抵抗力，不骄傲自满，坚持锻炼中，突然发生变化，稍一动作，即喘息如牛。到此时，切勿畏惧惊异，加强努力，练到自然不喘为止。在渡此难关时，注意划分呼吸清浊界限，以尽量"进完出完"为之要。不特练功不断，更要禁绝色欲、酗酒，方能渡此难关。从此后，即使剧烈运动，绝不致发出喘息，这亦是突然消失，否则换气不成。其原理，即外呼吸之吸气呼碳之机能，起着坚强之变化。又由内呼吸之气已充沛，运转之秩序井井有条。再由内呼吸之传递，调动其原动力之真气，足以应付"进清、出浊"和推动力之真气三者涌挤中之调节，和消耗中之补偿，方能达此境界，此换气之第一阶段。

第二，每日练功中，在呼吸时，在呼后与吸后，如吐纳时，在吞后与吐后，在这空间加以停息功，由每日每次增加数次，由十而百，由百而千而万。虽鼻上粘着鸿毛，亦无息飘摇，此时胎息已有基础，不假外吸之氧化，亦能生存。经络之元气，自然运行轨道，到此时纵在水，亦能潜伏三昼夜之久。即与蛟龙作战，亦能张目视物，此分水禅功已成。易气之二阶段，总结气之重要性。据《内经》云："百病生于气，气血不和，百病变化而生。"气，血之帅也。气行则血行，气止则血止。例如，生物自死者，无滴点之血，杀之则血液淋漓，即可证明气摄血行，故先易气，而后易血，其原理在此。

二年易血：

人体之转变，炉造化而炭阴阳，其实由气而化血，而血又化精，故男子以精为主，女子以血为主，男精盛则思室，女血盛则怀胎。若男破阳太早，则大伤其精气。女破阴太早，则大伤其血脉。由此五体有不满之虞，则发育不全，异日不免有难治之症，或发育过盛等，皆因孤阳绝阴，独阴无阳。于是欲火炽而不遂，体不交而神已驰。手淫梦遗，阴阳交争，心动精摇，渐久成痨。不特青年者戒之慎之，而年高之人，凡过八八年龄者，由气血衰竭中，枯柴生枝，忽觉阳盛，最当抑制勿泄，从此即有返本还原之日，期颐可臻。若纵欲恣意，一度一泄，一度大灭，生我之门，即死我之户。须知美丽妖绝，实致虚损之渴水；淫声娇媚，打破骨髓之斧锯。即思秉灵烛，以照透红颜骷髅，仗慧剑以割断柔情根芽，否则堕入欲之海，难登彼岸，醉心温柔之乡，难度迷津。由元精泄，则元气离，而元神幻矣，虽不死，已成行尸走肉矣。元气者，两肾间蕴推动力之气，右肾为命门，精神之所舍，如能爱惜珍重，就能终天年。天年之规律，人皆有百五之期望。凡生物均以发育之年龄为标准，人之发育期为二十五年，应乘它六倍，共寿长达一百五十岁。能不能跻此寿域者，由伤喜怒之七情，外感寒暑之六淫，种下慢性病根，渐入膏肓穴位。故除病强身术，由易气而后易血，易血随之易精。据我昔年在军营中，常见司号官之号筒如林。每日早晚号兵吹炼音，次晨即死，血涎点滴筒外，证明由气化血不诬。又见媾精流于露天石上，次日即化为血。再过数日，滴精处，石已腐蚀，足见精由血化不诬。故易血过程中，必须先保其精。精气损，则血不能换。换血之重点如下：

凡人在元精未损时，面如朝霞，唇如涂朱，稍一动作，面唇之红润愈旺。只要元精一失后，则面与唇之红色消失，一去不复返矣。因人外呼吸之规律，其长短年龄之大小为转移。从呼吸开始，至二十五岁，为发育期，其呼吸则进多出少，故人体蓬勃发展，蒸蒸日上。据《养生篇》云："一呼则元气随之而出，吸则元气亦随之而入。"证明呼吸关系之大，由发育期定止。而经过壮年时期，其呼吸为平均数，进出长短相等。由壮而老，则日落西山，气息奄奄，即呼出多，而进入少，故日趋衰老而至死亡。均由吸气短，所获之氧气少，静脉血不易化清，此衰老之基层原则也。《易筋经》指出：外壮功，脉如筋之盘结；内壮功，皮肤细腻。虽内外家之区别，实则是关系呼吸之多少。人在元精未走时，则元气充沛，就能驱氧气入微血管，故面唇红润。元精一走，元气不足摄血运行，微细血管不能张开，因此红润之表现，一去不复返也。换血者，恢复元精未走失之状况，犹童颜也。其练功之法，先保持元精来充实元气。保持元精者，加强运动神经来抑制性神经，以清心寡欲为上。如一念之是，升而为气；一念之差，降而即泄。知此，则精可保。精盛则元气充，吸引力加强，吸气多渗透血液中。血液中之铁原子，含氧量加大，由此化清血液愈多，故不难换血耳。

练功基础诀

一年换气，二年换血，三年炼脉，四年换膜，五年换骨，六年换筋，七年换髓，八年换发，九年换形。在这九换之中，均用五合摄气法，其诀如下：一摄脐中二摄肺，三摄口鼻四定位，五开毛窍随呼吸。一呼百脉开，一吸百脉阖，开阖仿佛为半睡。

内功气运周身循环运行路线

1. 上身：如从会阴出发，经尾闾、夹脊、玉枕、百会、祖窍，再从祖窍，分两岔从眼下（鹊桥），至两颊。又分两股，一股入口内，顺舌头，从腹内，到丹田；另一股，经锁骨处（重楼），顺胸前，至丹田，返会阴。

2. 两腿：从会阴分支，由两腿外侧面，下达涌泉。再由两腿内侧阴面，返会阴。

3. 两臂：当气流顺背正中而上时，在夹脊，至玉枕之间分叉，从两臂外侧阳面下行，到手指尖。再从内侧阴面上行，到锁骨处，和头顶下来之气会合，下达丹田，返会阴。

4. 腰带处：由丹田起，从左至右，转一圈，仍返丹田。

5. 上手两侧：从左右锁骨处，分别经腋下，直达会阴。

如是周而复始，循环运行。运时，慢时一息，气从人体上一圈；快时一息，两圈，甚至不分息数，而在体内循环运行。在运行慢时，可分清守窍，吸气时为上行，呼气时为下行。快时，则不易分清，但吸气时也有下行，呼气时也有上行，这要看属哪一派传授。

当气功练到循运达到大小周天时，不仅感觉手足发热，全身温暖。但练到有功夫，可使元气充足，精化气，气化神，神还虚，身体自会健康，而达到延年益寿，而亦可自卫。

气运的一般情况，在气息已达大小周天程度后，我认为如果没有其他原因，除小周天之路线（任、督二脉）每天通达外，其路线不一定每日全通，有时通两腿、脚，有时通腰带处，有时通两腋下，有时候通二条路线或三条路线不等，有时可全通（大周天）。在与丹田呼吸的配合上，有时一息转一圈。丹田呼气时，由阳面路线而上；丹田吸气时，从阴面路线而下。有时一息转两圈，到气足时，气运转不停。

在练功过程中身体会有各种不同的变化和感觉，主要是心、肝、脾、肺、肾五经，由于练气功而使气血充沛，所产生的精华在发生作用，即说"五气朝元"。

心主脉发动：在身上有跳动之象，是心经气足之故。

肝主筋发动：在身上有抽筋或窜动，是肝经气血之精华在行动。

脾主肉发动：在身上有肉跳等感觉，是脾经气血之精华在行动。

肺主皮毛发动：身上有如虫爬发痒，或气流升降窜动，是肺经气血在行动。

肾主骨发动：运动时骨节作响和精足阳举，是肾经气血精华充足在发生作用。

以上的发动在内功中叫作"五气朝元"。

三节、九窍与四梢

无论练功、炼拳，首先必须了解人体三节、五行、脉络和身法，才能练好功夫。

（一）三节

是指的人身之三节而言。此三节，从全身来说，分为梢节、中节、根节。而这三节中，又分为梢节、中节、根节，三三共九节。头为梢节，胸为中节，下丹田为根节，这是身体三节（身躯），也是中节的三节。手为梢节，肘为中节，肩为根节，也就是梢三节。足为梢节，膝为中节，胯为根节，这是根三节。

这九节，必须合为一节，与六合的内三合、外三合，完全一致。这九种合一，也叫"相合一气"或"和合一气"，也就是练功时必须气贯全身各节，精神贯一。

（二）九节之窍位

从知大三节和小三节之外，还须知九节之窍，在练功时哪节运动，以意想窍，即可使骨节松开而通气。九节之窍位述如下。

1. 中（身）节三窍：上丹田为梢节窍，中丹田为中节窍，下丹田为根节窍。

2. 梢（臂）节三窍：肩井是根节窍，曲池是中（肘）节窍，劳宫是梢（手）节窍。

3. 根（腿）节三窍：环跳是根（胯）节窍，阳陵泉是中（腰）节窍，涌泉是梢（脚）节窍。

这九窍中，前三窍为主窍，是总管全身经络的三窍（也即身法三窍），即上丹田炼手法，中丹田炼身法，下丹田炼步法。

具体讲，譬如自发运动时，重点在上肢动作，那就要意守上丹田，并由上丹田出发，经左右肩井、曲池，到劳宫。再复返上丹田，守一会，再想两臂之窍，意到气到。如是反复转运，越炼越劲大，功夫就越深。如果重点转到腿上，意即转守下丹田，并由下丹田出发，经环跳、阳陵泉，到涌泉，亦反复转运。如果重点转为身躯运动，则静守中丹田。总之，在练功过程中，身体（躯）与四肢相互配合，但必须善于选择重点，以便运气（贯气）。

（三）四梢

四梢，就是人身的四个末梢，即发（指毛孔）、指（手指、足趾之筋）、舌、齿。发为血梢，指为筋梢，舌为肉梢，齿为骨梢。四梢能一齐发动起来，才是内功真正练得有了功夫。

四梢齐发的具体表现：发欲冲冠，指欲透骨，舌欲催齿，牙欲断金。气自丹田而出，如虎之恨，如龙之惊，气发而为声。声随手发，手随声落。一枝动，百枝摇。四梢齐，则鬼神惊。

这就是说，四梢能发动，完全是练内功有了功夫时，内劲在发动之故。

市隐斋藏版易筋经

《易筋经》序

顺施则凡，逆施则道，亘古及今，万仙万佛不能外此而别有造化。顺逆者，阴阳也。阴阳交而万物生，阴阳隔而天地否。《易》曰："一阴一阳之谓道。"此理之在天下，荐绅先生或有能言之者。

慨自释迦把断要津，金钵盂遂沉海底。释部谈空，真机罕露。彼人只知权、顿、渐三法，不知精、气、神三宝。人皆知三教一原，又孰知三教一法乎？祖祖相传，同是这个。惟此圣神功用，运之于内则成道，运之于外则成力；运之以求嗣则中的，运之于御女则无敌。祖师慈悲，但愿举世尽成仙佛，读者其知所轻重矣。吾闻有道之士，神威慑人，揭地掀天，排山倒海，叱逐风雷，斡旋造化，意之所至，无不披靡。力云乎哉，小矣。

是书无刻本，传写甚讹，兹得黄舆山人秘本，用较鲁鱼，因付之梓，以公同志。

道光三年岁次癸未花朝日济一道人傅金铨题于合阳丹室

李卫公序

　　后魏孝明帝太和年间，达摩大师自梁适魏，面壁于少林寺。一日，谓徒众曰：“盍各言尔所知，以识尔等之功行若何。”众述其进修。师曰：“某得吾皮，某得吾肉，某得吾骨，某得吾毛肤，唯慧可能得吾髓”。而后人漫解之，以为喻入道之浅深，不知实有所指，非谩语也。

　　迨九年功毕，示化，葬熊耳山，却乃携只履西归。去后，面壁处，碑砌坏于风雨，寺僧重修之，得一石函，虽无封锁，而百计不能开。有慧可徒曰：“是必胶漆之固也。”熔蜡满注，遂解。众视，乃藏密经二帖：一名《洗髓》，一名《易筋》。皆天竺国文，僧众不识。间有西僧能译之者，亦仅十之一二。无复至人口授其秘，即所得少译之文，将以之为皮毛乎？为唾余乎？孰能罄会其微哉！寺僧各执己见，就其少译者，演习之，皆视作旁门，遂流于技艺，而为三昧之游戏。其了道法门，亦炭炭乎将已矣。于是少林僧众，仅以角技擅长，是得斯经之一斑耳。

　　然此经命名曰《洗髓》、曰《易筋》，余思非无说也，盖其传有在矣。昔者一客问东方朔曰：“先生有养生诀乎？”答曰：“无他术，吾能三千年一洗髓，三千年一伐毛，吾已三洗髓、二伐毛矣。”客以为滑稽之戏语也，孰知果有是事哉！吾意达摩大师，必得东方朔之诀者，即其问众僧某得吾皮、肉、毛、肤、骨、髓之说，实有所指，非滑稽语也。故慧可数十年，竟得其《洗髓》经文，本寺但传之衣钵而去，可登正果，已了其道。其《洗髓》之秘，是以后世无传焉。唯《易筋》一经，虽留镇山门，以光师法，终为俗僧之武备，其西来心印法门，俱目之渺渺若空言也。

后一僧游至少林，见寺僧不勇于为善，而勇于用力，各以斗狠为功课。叩其故，寺僧有表其由者、出其经者。此僧超异绝识，乃悟曰："达摩壁其经文，欲人了道，岂止此末技，而为游戏哉？此经虽不能尽译，其奥自当有译之者。"乃怀经远访，遍历山岳。一日抵蜀，登峨眉山，得晤西竺圣僧般刺密帝，言及此经，并陈来意。圣僧曰："此佛祖心传妙印之先基也，然此经文义渊深，皆通凡达圣之事，非一时可以指陈精意。"乃止僧住于山，教以进修法。至百日而身极固，再百日而身充周，又百日而身如金石。欲驯此僧入佛而登圣域，僧果志坚不落尘世，乃随圣僧化行海岳不知所之。

徐鸿客[1]遇之海外，得其秘谛，授之虬髯，虬髯又授之与余。余尝试之，辄有奇验，始信佛语真实不虚。惜乎未得洗髓之秘，不能游观佛境。又惜余立志不坚，不能如僧有不落尘世之愿，乃仅成六花小技，而佐征伐之功。虽一时受知遇于圣天子，而取公侯禄，然此心终为愧歉也。谨叙其由，俾知颠末，后之学者务期了道，切勿效区区作人间勋业事，庶不负达摩壁经之意，亦不负余传经之心也。若曰神勇，足以名世，则古之以力闻者多矣，奚借是哉！是为序。

大唐贞观二年三月朔三原李靖药师甫题

---

1 鸿：底本作"洪"，据他本改。

牛将军序

我，武人也，少未深于文章，好弄长枪大剑、驰马弯弓以为乐。值中原多故，徽、钦北狩，泥马渡河，江南多事。余因应少保岳元帅之命，署为裨将，屡立战功，遂擢大将。

忆昔年奉少保奉命出征，迨后旋师还鄂。途中，忽见一僧，状貌奇古，类阿罗汉相，手持一函入军营，嘱余致与岳少保。叩其故，僧曰："将军知少保有神力乎？"余曰："不知也，但见吾少保能挽百钧弓耳。"僧曰："少保神力，天付之欤？"余曰："然。"僧曰："非也，余授之耳。少保幼曾从学于余。神力功成，余嘱其相随入道。不从而去，作人间勋业事。名虽成，患将至。呜呼！天也，命也，运也，奈若何？而今将及矣。致此函，或能返省获免其厄，亦未可知也。"余闻言，不胜悚然。异叩姓名，不答；叩所之，曰："西访达摩师。"余摄其神威，不敢挽留，竟飘然而去。

少保得函，读未数行，竟泪下曰："吾师神僧也，不吾待，吾其休矣。"因从襟袋间出一册付余，曰："好掌此册，择人而授，勿使进道法门，斩焉中绝，有负神僧也。"不数月，少保果为奸相所害。余心伤少保，冤愤莫伸，视功勋若尘土，固无复人间之想矣。念少保之嘱，不忍负恨。武人无巨眼，不知斯世界谁具证道根行、可传此册，具藏于嵩山石壁中，俟有道缘者自得之，以衍进道法门，庶免于妄传之咎，可以酬对少保于天上矣。

大宋绍兴十二年宏毅将军牛皋鹤九甫题

海岱游人序

予少之时，唯耽诗书，暮年好与方外人交，暇则游吟于海岱之间。一日至太白山，偕友人挈榼携壶于海滨，藉草而饮，远眺霜林老叶，红映水光。

正在诗兴勃之际，忽一西羌人，自西而东，经此憩息。予见其修雅可亲，乃止而饮。问所之，曰："胶崂访师。"又问何长，曰："神勇。"在座俱茫然，请问神勇之故，曰："吾并指可贯牛腹，侧掌可断牛头，掌拳可碎虎脑。不信，请试于腹。"乃以木石铁锤，令壮仆击之，若罔知也。以巨绳系其睾丸，缀以车[1]之轮，压以巨石，曳轮而走若驰。又系其两足跟，令三四壮者曳之，屹立不移也。众愕然曰："有是哉，天付之欤？亦人力欤？"曰："人也，非天也。"叩其用，曰："却病一，永不生虚疾二，终身壮健三，饥寒不迫四，多男灵秀五，房战百胜六，泥水探珠七，御侮不慑八，功成不退九，此皆小用者也。基之成佛了道，乃其至耳！"问其所得，曰："吾师僧，僧师神，递有传授。"乃出书一册，众阅之，乃知神勇之由筋可易，而积力生于积气也。酒已，羌人欲去，挽之不得。曰："观尔言，志异于众，愿以此书赠。吾访神师，频游佛地，不暇留此也。"

余再四思，唯读圣贤书五十余年，学圣贤不能至，落得一迂腐老儒。凡事斤斤论理之有无，不知理之外别有天地，非迂儒辈所能探索者。此书为药师序，药师岂妄语哉？盖思上古称

---

1 车：底本作"牛"，据文义改。

有勇力者，殷王受荡舟，鼻乌获孟贲，夏育、北宫黝、伍子胥、项籍、朱亥、东海壮士，皆以力闻于世，唯孔子有神勇不以力闻。凡此岂皆天赋，亦出于人为，应亦载之经籍，或经秦火而失耳。经云：基之作佛，此则西竺古先生之超越处，非中原人所可蠡观焉者。噫！吾安能起卫公、武穆，与之共访神僧于世外也哉！惜吾老矣不能用，且珍藏笥中，俟有佛骨者呈之，以为一助云尔。

大元中统元年庚申秋九月海岱游人题

《易筋经》卷上

西竺圣僧般剌密帝译义
济一子珊城傅金铨校正

总论

译曰：佛祖大意，谓登正果者，其初基有二：一曰清虚，一曰脱换。能清虚，则无障；能脱换，则无碍。始可入定，始可出定。知乎此，则进道有基矣。所云清虚者，洗髓是也；脱换者，易筋是也。

其洗髓之说，谓人之生感于情欲，一落有形之身，而脏腑、肢骸，悉为滓秽所染，必洗涤净尽，无一毫之瑕疵之障，方可步超凡入圣之门。不由此，则进道无基。所言洗髓者，欲清其内；易筋者，欲坚其外。果能内清虚而外坚固，登圣域在反掌之间耳，何患无成？易筋者，谓人身之筋骨，虽由胎禀，而受之各异，有筋弛者、筋挛者、筋靡者、筋弱者、筋缩者、筋壮者、筋舒者、筋劲者、筋和者，种种不一，悉由胎禀。如筋弛则痪，筋挛则瘛，筋靡则痿，筋弱则懈，筋缩则亡，筋壮则强，筋舒则长，筋劲则刚，筋和则康。若其人，内不能清虚而有障，外不能坚固而有碍，岂能入道哉？故入道莫先于易筋，以坚其体，壮内以助其外，否则道亦难期。所谓易筋者，易之为言大矣哉。易者，乃阴阳配合之道也。易，即变易之易也。易之变化，虽存乎阴阳，而阴阳之变化，实存乎人。弄壶中之日月，抟掌上之阴阳，故竖系之在人，无不可易。所以为虚、为实者易之，为寒、为热者易之，为刚、为柔者易之，为静、为动者易之。高下者，易其升降；先后者，易其缓急；顺逆者，易其往来。危者，易之安；乱者，易之治；亡者，易之存。气数者，可以易之挽回；天地者，可以易之反覆，何莫非易之功也。至于人身之筋骨，岂不可以易之哉？

夫筋，人身之经纬也。骨节之外，肌肉之内，四肢百骸，无处非筋，相联络贯通，周行血脉，而为精神之外辅。如人肩之能负，手之能提，足之能履，通身之活泼灵动者，皆筋使之然，岂可容其弛挛、靡弱哉？而痪瘛者、痿懈者，又宁许其入道乎？佛祖以挽回斡旋之法，俾筋弛者易之以和，筋挛者易之以舒，筋靡者易之以壮，筋弱者易之以强，筋缩者易之以长。即绵泥之身，可立成铁石，何难易之？勇力，身之利也，圣之基也，此其一端耳。故阴阳为人握，而阴阳不得自为阴阳，人各成其阴阳也，不为阴阳所罗，以血肉之躯，而易为金石之体。内无障，外无碍，始可入得定去，出得定来。然此功夫，实非细故，功有渐次，法有内外，气有运用，行有起止。至若药物器制、节候岁月、饮食起居，各有证验。入斯门者，务宜先办信心，次立肯心，奋勇往坚，精进如法，行持而不懈，自无不立跻圣域矣。

般剌密帝曰：此篇就达摩大师本意，言《易筋》大概，译而成文，毫不敢加之意见，创造一语。后篇行功法则，具详原经译义。

膜论

夫人之一身，内而五脏六腑，外而四肢百骸；内而精气神，外而筋骨肉，乃共成一身也。脏腑之外，筋骨主之；筋骨之外，肌肉主之；肌肉之内，血脉主之。周身上下，活泼动摇者，此又主之于气也。故修炼之功，全在培养气血，即如天之生物，亦不过随阳气之所至，而百物生焉。况于人之生乎！又况于修炼乎！

夫精气神，无形物也；筋骨肉，有形身也。无形者，有形之本。此法必先炼无形者，为有形之培；有形者，为无形之辅。是一而二、二而一也。若能养无形，而弃有形，则基于道；炼有形，而存无形，则成于技。凡有形之身，必得无形之气，相倚而不相违。是故炼筋，必须炼膜；炼膜，必须炼气。然炼筋易而炼膜难，炼膜难而炼气尤难也。先从极难处，立定脚跟，向不动不摇处，认斯真法，务在培养元气，守其中气，保其正气，护其肾气，养其肝气，调其肺气，理其脾气，升其清气，降其浊气，避其邪恶不正之气。勿伤于气、逆于气，忧思怨怒损于气。使气清而平，平而和，和而畅达，能行于筋，而串于膜，以致通身灵动，无处不行，无处不到。气至则膜起，气行则膜张，能起能张，则膜与筋齐坚而齐固矣。

若炼筋不炼膜，而膜无主；炼膜不炼筋，而筋无依。炼筋、炼膜而不炼气，则筋膜泥而不起；炼气而不炼筋膜，则气委不能宣达，流窜于筋膜。气不能流窜，则筋不坚固。此所谓参互其用，错综其道也。俟炼至筋起之后，必宜加倍功夫，务使周身膜皆腾起，与筋齐坚固，外养于皮，并坚其内，始为了当。否则筋坚无助，譬如植木无土培养，岂全功哉！

般剌密帝曰：此篇言易筋以炼膜为先，炼膜以炼气为主。然此膜，人多不识，不可为脂膜之膜，乃筋膜之膜也。脂膜，腔内物也；筋膜，骨外物也。筋则联络肢骸，膜则包贴肌骨。筋与膜较，膜软似皮；肉与膜较，膜劲于肉。膜居肉之内、骨之外，乃包骨衬肉之物也，其状若此。行此功者，必使气串于膜间，护其骨，壮其筋，合为一体，乃曰全功。

内壮论

内与外对，衰与壮对。衰与壮较，壮可久也；内与外较，外可略也。盖内壮言道，外壮言勇。道植圣基，勇仅俗务；道成百劫，不化之身；力仅一时豪杰之用，悬霄汉矣。

凡炼内壮者，其法有三：

一曰守此中道。守中，专于积气也。积气，专于耳、目、鼻、舌、身、意也。其下手之妙，要在于揉。揉法详后。凡揉之时，解襟仰卧，以手掌着其胸腹之间，即含其眼光，凝其耳韵，匀其鼻息，缄其舌气，免其身劳，锁其意驰，四肢不乱，一念冥心。先存想其中道，后绝去诸妄，渐至六时不动，是名曰"守"，是云合式。盖揉在于是，而守在于是，则一身之精气神，俱注于是，久久积之，自成庚方一片矣。设而杂念纷纭，驰想世务，神气随之而不凝，乃虚其揉矣，何益之有？

二曰万勿他及。人身之中，精神与气血，不能自主，悉行于意，意行则行，意止则止。守中之时，意随掌下，是为合式。若驰意各肢，其所凝积精气、神髓，即走散于各肢，即成外壮，而非内壮矣。揉而不积，是虚其揉矣，有何益哉？

三曰待其充周。凡揉与守，所以积气。气积，则精神血脉，悉附之。守之不驰，揉之且久，气惟中蕴，而不旁溢。气积而力自积，气充而力自周遍。即《孟子》所谓"浩然之气，至大至刚，塞乎天地之间"者。设未及充周，驰意外走，散于四肢，不惟外壮不壮，而内壮亦不坚矣。

般剌密帝曰：人之初生，本来原善。若为情欲杂念分去，则本来面目，一切抹倒，又若为耳、目、口、鼻、声、意，分损灵气，蔽其慧性，所以达摩祖师，面壁少林九载者，是不纵耳目之欲也。耳目不为欲纵，猿马自被其锁缚矣。故得斯真基之法，始能只履西归。此篇乃达摩心印真经，法在"守中"一句，用在"含眼光"数句。若能如法行之，则虽愚必明，虽柔必强，极乐世界，可立而登矣。

揉法

夫揉为用，意在磨砺其筋骨也。筋骨磨砺，而后能壮。磨砺者，即易之之谓也。其法共三段，每段百日。

一曰揉有节候。初春月起功，初行时，其春寒，难以裸体，只可解襟；次行二月中旬，天道渐和，方能现身下功。渐暖，方能通便，任意行也。

二曰揉有定式。人身右气左血，凡揉之法，宜从右揉向左，使气入血分，令其通融。又取胃居于右，揉令胃宽能食。又取揉者，右掌有力，而用不劳。

三曰揉宜轻浅。方揉之际，虽曰人功，实法天地之义。天地生物，渐次不骤，气至自生，候至物成。揉之之法，但取推荡，徐徐往来，勿重勿深，久久自得，乃为合式。设令或重，必伤皮肤，恐生瘢疵；深则于肌肉筋膜，恐生热肿，不可不慎。

采精华法

太阳之精，太阴之华，二气交融，是生万类。古人知之，而善咽之，久皆仙去。其法秘密，世人莫知也。况无坚志，无恒心，是谓虚负居诸。行内炼者，自初功，至于功成，不少间断，以至于终身，勿论闲忙，勿论时候，而采咽精华之功夫，务须勤行。盖取阴阳之精英，益我神智，愚滞渐开，清灵日长，百病不生。

采咽之法，日取于朔，谓与月初交，其气新也。月取于望，谓金水盈满，其气旺也。设朔望值阴雨，或不暇，则取初二、初三、十六七。过此六日，虚而不可取也。

取日于朔，宜日初出，时即静对，调匀鼻息，细吸光华，令满口，闭息凝神，细细咽下，以意送至中宫，是为一咽。如此七咽，静守片时，然后起行，任从应酬。

望取月华，亦如前法。于戌亥时，采咽七次。

此天地自然之利，唯有恒心者，为能享用之。亦唯有信心者，乃能自取之。此一部大功，不可忽也。

《真诰》曰："日有九芒，月有十芒。"故诸玄有服日月芒法。

服药法

炼壮之功，外资于揉，内资于药。行功之际，先取药一丸服之，约药入胃将化之时，即行揉功。揉与药力，两相迎凑，乃为得法。不然，过犹与不及，皆无益也。行一次，服药一次，照此为常。

内壮丸药方[1]：

野蒺藜（炒，去刺）、白茯苓（去皮）、白芍药（火煨，酒炒）、熟地黄（酒制）、炙甘草（蜜炙），以上各十两。人参、白术（土炒）、全当归（酒洗）、川芎，以上各二两。

上共为细末，炼蜜为丸，约重一钱。每服一丸，或汤或酒送下。

一云：多品合丸，其力不专，另立三方，只须一味取用。

一方：蒺藜，炒，去刺，为末，炼蜜为丸，每服一钱。

二方：朱砂，水飞，每服三分，蜜水调下。

三方：白茯苓，去皮为末，蜜水调下。或作块，浸蜜中，久服愈佳，每服一钱。

汤洗水药方

行功之时，频宜盐水汤洗。盖取盐能软坚，功力易入。凉能散火，不致聚热。一日一洗，以此为常，功成则止。

法用地骨皮、食盐，各量用，煎水，趁热汤洗，则气血融和，肌肤舒畅。

---

[1] 内壮丸药方：来章氏本《易筋经》所载有"朱砂（水飞）"一味。

初月行功法

初行功时，择童子数人，更换揉之。取其力小，揉推不重，更取其少年血气之盛。未揉之先，服药一丸，约药行之时，即行揉法。揉与药力，一齐运行，乃得其妙。揉时，当解襟仰卧，心下脐上，适当其中，按以一掌，自右向左，推而揉之，往来徐徐，均匀，勿离皮，勿乱掌，勿移动，是为合式。

当揉之时，冥心内观，守中存想，勿忘勿助，意不外驰，则精神、气息，皆附注一掌之中，是为圆正如法火候。若守中纯熟，揉推匀静，正揉之际，竟能熟睡，更为得法，胜于醒守也。如此行持，约略一时，不能定，则以大香二炷，寅、午、戌，共行三次，日以为常。如少年火盛，只宜早、晚二次，其或太骤，恐致他虞。行功毕，静睡片时，清醒而起，不误应酬。

二月行功法

初功一月，气已凝聚，胃中觉宽，其腹两旁，筋皆腾起，各宽寸余，用力努之，硬如木片，是其验也。两肋之间，自心至脐，软而陷者，此则是膜，较深于筋，掌推不及，不能腾也。至于此时，于前所揉一掌之旁，各开一掌，仍如前法，徐徐揉之。其中软处，用杵深深捣之，久则膜自起浮，至于皮与筋齐坚，全无软陷，始为全功。此揉、此捣，亦准香二炷，日行三次，以为常则。

三月行功法

功满二月，其间陷处，至此略起，乃用木槌轻轻打之。两旁所揉，各一掌处，却用木杵如法捣之。又于其旁，至两肋梢，各开一掌，如法揉之。准以二香为则，每日三次。

四月行功法

功满三月，其中三掌，皆捶打。其外二掌，先捣后打。日行三次，功逾百日，则气满筋坚，腾起肋膜有验。

《易筋经》卷下

西竺圣僧般剌密帝译义

济一子珊城傅金铨校正

行功轻重浅深

初功以轻为主，一月后，渐可加力，乃为合宜。切勿太重，或致动火；切勿游移，或致伤皮。

初功用揉，取其浅也。渐入加力，是因气坚而增重，重仍是浅也。次功用捣，取其深也。次之用打。打外属浅，捣内属深。内外皆坚，方为有功。

两肋内外功夫

功逾百日，气已盈满。充塞周遍，譬之涧水，汩岸浮堤，稍有决导，则奔放他之，无处不到，无复在涧矣。当此之时，切勿用意引入四肢之外；切勿用槌、杵捣打，略有引导，则入四肢，即成外勇，不复来归于骨肉，不成内壮矣。

入内之法，乃乘石袋，由心口，至两肋梢，骨肉之间，密密捣之，兼用打法。如是久久，则其所积充满之气，循之入骨。

入骨有路，则不外溢，始成内壮也。内外两歧，于此分界，极当辨审。中间少有夹杂，若轻用引弓、努拳、挑打等势，即趋于外，不入于内矣。

木杵、木槌式：

木杵、木槌，皆用坚木为之，降真为最，文楠、紫檀次之，花梨、白檀、铁梨又次之。杵长六寸，中径半寸，圆头尖尾，即为合式。槌长一尺，周围四寸，把细顶粗，中处略高少许，取其高处着肉，两头尚有闲空，是为合式。

石袋、石杵式：

木槌、木杵，用于肉处，骨缝之间，悉宜石袋。石取圆净，无棱角，大如葡萄，小如榴子，生于水中者，乃堪入选。生于山中者燥，燥能动火。土中者，郁气不宣畅，皆不可用。袋用细布，缝作圆筒，如木杵形，圆其头，长约八寸，其次六寸，其次三寸。石用半斤，重者一斤，其最斤半，分置袋中，以指挑之，挨次扑打。行持既久，骨缝之间，膜皆坚壮矣。

五、六、七、八月行功法

功逾百日，心下两旁，至肋之梢，已用石袋打，而且揉。此处乃骨之交，内壮、外壮于此分界。能于此时不向外引，则其气即向骨缝中行矣。气循打处，逐路而行，则自心口打至颈，又自肋梢打至肩，周而复始，不可倒行。日行三次，共准六香，勿得间断。如此百日，则气充周，行满前怀，任脉充盈矣。

九、十、十一、十二月行功法

功至二百日，前怀气满，任脉充盈，则宜运入脊后，以充督脉。从前之气，已上肩头，今则自肩头，照前打法，兼用揉法。上循玉枕，中至夹脊，下至尾闾，处处打之，周而复始，不可倒行。脊旁软处，以掌揉之，或用杵槌，随便捣打。日准六香，共行三次。上下、左右，揉打周遍。如此百日，气满脊后，百病俱除，督脉充满。凡打一次，用手搓遍，令其匀润。

配合阴阳说

天地，一大阴阳也，阴阳相交，而后生万物。人身，一小阴阳也，阴阳相交，而后无百病。此一阴一阳，互用之妙，内而气血交融，自然无病。无病则壮，其理分明。

然行此功，亦借阴阳交配之义，是亦外助，盗天地、盗万物之玄机也。凡行此功，始自却病。凡人之身中，其阳衰者，多犯痿弱虚惫之疾，宜用童女或少妇，三进气以助之[1]。盖女子外阴而内阳，借其阳以助其衰，诚为至理。若阳盛阴衰，多犯火病，宜用童子或少男，三进气以消之[2]。盖男子外阳而内阴，借其阴以制其盛，亦是玄机。以是补助，岂止无病？行此功者，则从其便，以童男、女相兼用之，令其阴阳和畅，真乃玄之又玄、妙之又妙，圣神功用，自臻极至。

任督二脉说

任督二脉，为阴阳之海。人之脉，比于水，故曰脉之海。

任者，妊也，凡人生育之本也。脉起于中极之下，以上毛际，循腹而上咽喉，至承浆而止，此阴脉之海。

督之为言，都也，为阳脉之督纲。起于尾闾，由夹脊、玉

---

1 三进气以助之：该句来章氏本《易筋经》作"依法揉之"。
2 三进气以消之：该句来章氏本《易筋经》作"揉之"。

枕，循顶额，下鼻柱，至上龈而止，此阳脉之海。

人罕知之。

下部行功法

积气三百余日，前后任、督二脉，悉皆充满，乃行下部工夫，令其通贯。盖任、督二脉，在母胎时，原自相通，所以有日廓月增之盛；出胎以后，饮食出入，隔其前后通行之路。督脉，自上龈，循顶，行脊，下至尾闾；任脉，自承浆，循行腹，下至会阴，两不相贯合。甚且日至于悖处，所以有日耗月消之病。行下部之功，则气至，可以相接而交旋矣。

行此功夫，其法在两处，一在睾丸，一在玉茎。

在睾丸，曰攒、曰挣、曰揉、曰搓、曰拍。

在玉茎，曰咽、曰洗、曰握、曰束、曰养、曰闭。

以上十一字，除咽、洗、束、养外，余七字用手行功，皆自轻至重，自松至紧，自勉至安，周而复始，不记遍数。日行六香三次，百日成功，则其气充盛，超越万物。

凡攒、挣、拍、揉、搓、握六字，皆手行之，渐次至重。若咽气，初行之始，先吸气一口，以意消息咽下，送至胸；再吸一口，送至脐；又吸一口，送至下部行功处，然后乃行攒、挣等功。握字功，要努气至顶，为得力，日以为常。洗者，用药水逐日烫洗。洗有二意：一取和血气，一取苍老皮肤。束字，功毕、洗毕，用软帛作绳，束其茎根，松紧适宜，取其常伸不屈之意。养者，功成物壮，鏖战胜人，是其本分。犹恐其嫩，先用旧鼎，时或养之。养者，谓安闲温养，切勿驰骋，多战方能无敌。

功行百日，久之益佳。弱者强，柔者刚，缩者长，病者康，居然伟丈夫也。若木石、铁槌，吾何惴哉！以之鏖战，泥水探玄，可以得珠。以之求嗣，则百斯男。吾不知天地间，更有何药复加于是？此功此法信受者，实乃宿契也，岂小补哉？

行功禁忌

自上部初功，至此凡三百余日，勿多近内。盖此功以积气为主，而精神随之。初功百日，宜禁忌之。百日功毕，后可进内一次，疏通其留滞，多或二次，万不可三，向后皆同。行功至下部功时，五十日间，疏放一次，以去旧生新。以后直加保养固守，作壮之本，万勿浪用。此后功成气坚，收放在我，顺施则人，逆施则道，非凡宝可喻价也。

下部洗药方

行下部功，常以药水日日烫洗。盖取药力通和气血，苍老皮肤之义。且解热退火，不致他变也。

法用地骨皮、蛇床子、甘草三味，各等分，用煎汤洗，先温后热，缓缓烫之。每日一二次，日以为常。

余伎

精气与神，炼至坚刚，永固之期，自有作用根基，希仙作佛，能勇猛精进。设人缘未了，用之临敌[1]，其功要处，在于意有所寄，气不外驰，则精自不狂，守不走失。欲延嗣，则按时审候，应机而射，百发百中，无不孕者。设欲鏖战，则闭气存神，按队行兵，自能无敌。若于下炼之时，加吞咽、吹吸等

---

[1] 敌：底本作"时"，据来章氏本改。

功，相兼行熟，则为泥水采补，最上神锋也。

内壮神勇

壮有内外，前已言矣。然分量，尚未究竟，今再明之。向行胁肋打揉之法，气入骨内，致令任督二脉，气充遍满，前后交接矣。尚未见力，何以言勇？盖以气未到手也。

法用石袋，照前行之。先向右肩，以次打下，至于右手中指之背。又从肩背打至大指、食指之背。又从肩后打至无名指、小指之背。[1] 又从肩里打至掌内大指、食指之梢。又从肩外，打至掌内中指、无名指、小指之梢。打毕，用手处处搓揉，令其匀和。

日限六香，分行三次，时常烫洗，以疏气血。功毕百日，其气始透，乃行左手，仍准前法。此则从骨中生出神力。久久加功，其臂、腕、指、掌，异于寻常，以意努之，硬如铁石，并指可贯牛腹，侧掌可断牛头，努拳可碎虎脑，皆小用之末伎也。

炼手余功

炼手之际，用功之后，常以热水，频频汤洗。初温次热，次大热。自掌至腕，皆令周遍，汤毕，勿拭，即乘热摆撒其掌，以至自干。摆撒之际，以意努气，至指尖，是生力法。以黑、绿二豆，拌匀置斗中，以手插豆，不计其数。

一取汤洗，和其气血；一取二豆，能去火毒；一取磨砺，坚其筋骨，厚其皮肤。如此功久，则从前所积之气，行之于手，

---

1 又从肩后……小指之背：本句从来章氏本补。

而力充矣。其皮肉、筋膜，与骨相着而不软动。不用之时，与常人无异。用时，注气一努，则坚如铁石，以之搏击，诸物应手而碎。

盖此力，自骨中生出，与世人之外壮不同。内外之分，看筋可辨。内壮者，其筋调畅，其皮细腻，而力极大；若外壮者，其皮粗老，其掌、腕、臂，处处筋皆盘结，状如蚯蚓，浮于皮外，其力多轻。此内外之辨也。

外壮神力八段锦

内功既成，骨力坚凝，然后方可引达于外。盖以其内有根基，由中达外，有本之学也。

炼外之功，概以八法：曰提、曰举、曰推、曰拉、曰揪、曰按、曰抓、曰拧。

于此八法，努力行之，各行一遍，周而复始，不计其数。亦准六香，日行三次，久久功成，力充周身矣。用时，照法取力，无不响应，骇人听闻，所谓手托城闸，力能举鼎，手搤猛虎，曳舟于陆，挟辀而趋，植麾于风，窃舟于壑，俱非异事。其八法，若逐字单行，以次相及，更觉精专，任从其便。

神勇余力

内外两全，方称神勇。其功毕矣，以后常宜演炼，勿轻放逸。一择园林树木之中，大而茂盛者，是得旺相之气。暇时，即至树下，任意行功，或槌或抱，或推扯、踢拔诸势，任意为之。盖取得其精气，又取努以生力，不懈成功也。一择山野大石，挺立秀润，光洁殊众者，时就其旁，亦行推按种种字法，常时演之。

运力势法

　　其法用身蓄气，处处运之，挺然直立，彻顶踵，无懈骨。卷肱，掌指稍出，两足齐踵，相去数寸，立定。从上如按物难下，凡至地转腕，托物如难上也，过其顶；两手稍侧，又攀如难下，至肩际，转腕，掌向外，微卷之，则卷肱，立如初。乃两肱向[1]后者，欲气不匿胸间耳。却舒右股拦之，欲右者以左手逮乎左，左之爪相向矣。如将及之，则左手撑而及左，右手扯而却右。左射引满，右肱卷之如初矣。则舒左股拦之，右手撑，左手扯，扯之且满，以右法左。左右互者，各三之，则两股立如初。左手下附左外踝，踝、掌、胫竞相功也，则以右手推植物，左倾。倾矣，故曳之，使右依肩际。如是者三之，则右手亦下，左手推曳之。如右法者三之，则卷两手，立如初，平股掇重者，举之势极则扳，盖乳旁而卷矣。握附左腹，右间不附腹也。高下视脐之轮，则臂右卷，扼右卷旁。一强物，至左外踵，转腕托上，托尽而肱且直，则投而下至右际，拳之右掌，右腰眼。左右互者各三之，徐张二拳而前交叉，手举势极则转腕。举者，掌下十指端上也。攀者，十指端下也。又，掌上拱着顶圆筐，腋下卓焉。

　　就其势倒而左，入左足外，以前势起，倒而互者各三之。凡人倒左者，左膝微诎。不诎者，法也。乃取盐汤濯右手背，指濡之，平直右股，挥横之，燥则濯左。左挥右燥，复右互者

---

1 向：底本作"开"，据文义改。

各三之，计挥且数十矣。自是，两股不复卷矣。乃蹬右足数十下，亦如之数，以其踵或抵之颈，以其指或插之地，则屹立敛足，举踵顿地数十。已而，两足蹲立，相去以尺，乃挥右掌，前击数十，左亦如之，而功竣焉。

凡势左右，各以其拳，但凡功日二三，必微敛后一时。行时，则以拳遍身捶打，勿使气有所息。时揸五指头，捣户壁。凡按久，而作木石声焉。坐屈上之，屈拳前之。卧必侧面，上手拳而杵席坐卧，各因其左右拳，皆握固焉。

韦驮献杵第一势

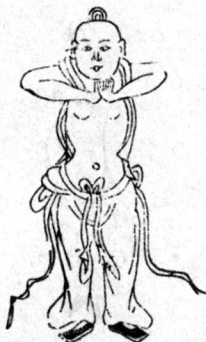

定心息气，身体立定。两手如拱，心存静极。

韦驮献杵第二势

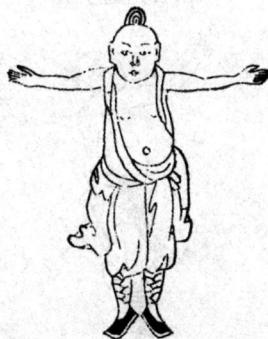

韦驮献杵第三势

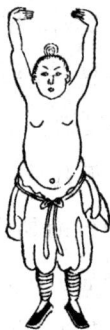

摘星换斗势

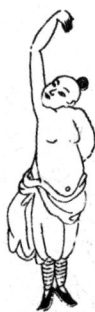

单手高举，掌须下覆。目注两掌，吸气不呼。鼻息调匀，用力收回。左右同之。

出爪亮翅势

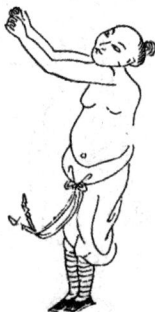

掌向上分，足趾挂地。两胁用力，并腿立膀。鼻息调匀，目视天门。牙咬，舌抵上腭，十指用力，腿直。两拳收回，如挟物然。

倒拽九牛尾势

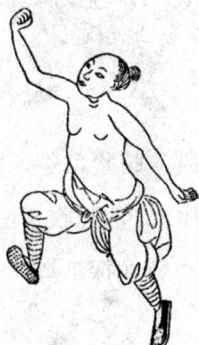

小腹运气，空松前跪，后腿伸直。二目观拳，两膀用力。

九鬼拔马刀势

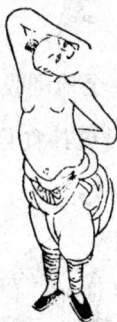

单膀用力，夹抱颈项。自头收回，鼻息调匀。两膝立直，左右同之。

三盘落地势

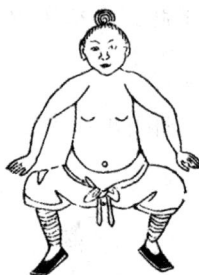

目注牙齿，舌抵上腭。睛瞪口裂，两腿分跪。两手用力抓地，反掌托起，如托千斤[1]，两腿收直。

青龙探爪势

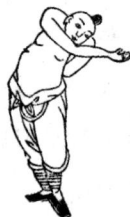

肩背用力，平掌探出。至地围收，两目注平。

卧虎扑食势

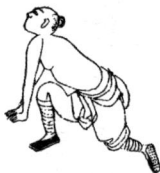

膀背十指用力，两足蹲开，前跪后直。十指挂地，腰平头昂，胸向前探。鼻息调匀，左右同之。

---

[1] 千斤：底本作"子金"，据文义改。

打躬势 [1]

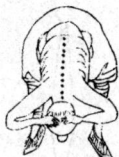

两肘用力，夹抱后脑。头前用力探出，牙咬，舌抵上腭。躬身低头至腿，两耳掩紧，鼻息调匀。

工尾势 [2]

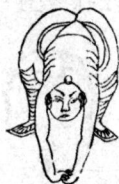

膝直，膀伸躬鞠，两手交推至地。头昂目注，鼻息调匀，徐徐收入。脚跟顿地，二十一次。左右膀伸，七次。盘膝静坐，口心相注，闭目调息，定静后起。

木杵图

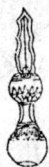

木杵长六寸，中径寸半，头圆尾尖，即为合式。

---

[1] 打躬势：底本此图之说明文字与"卧虎扑食势"同，误。本图说明文字，误入"工尾势"说明，现移动至此。

[2] 工尾势：底本此图之说明文字误刊"打躬势"说明，现据来章氏刊本《易筋经》增补。

木槌图

槌长一尺，围圆四寸，把细顶粗，其粗之中处略高少许，是为合式。

任脉之图[1]

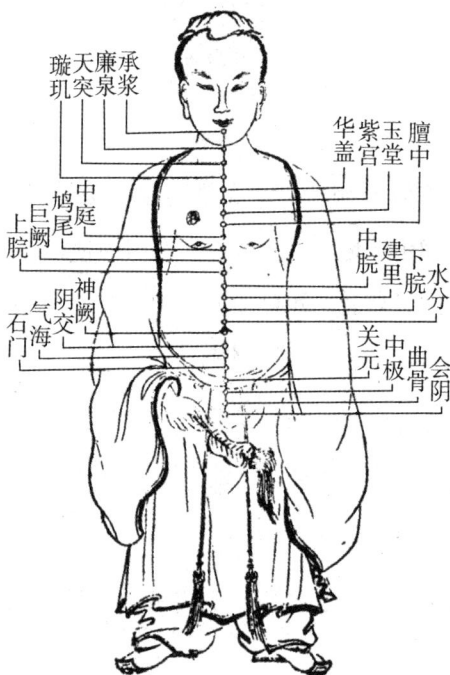

---

[1] 任脉之图：底本原图多有舛误，现图片引自张介宾《类经图翼》，下"督脉之图"同。

督脉之图

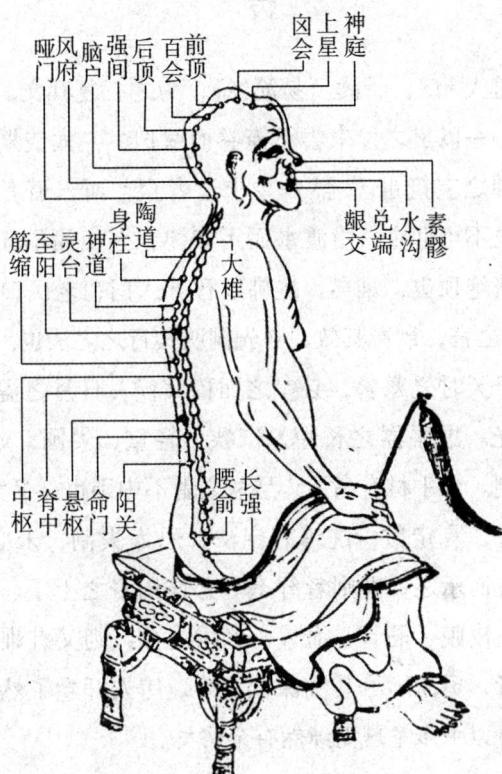

督脉者，起于下极之腧，并于脊里，上至风府，入脑上巅，循额至鼻柱，属阳脉之海也。中行，凡一脉二十七穴。

鼻柱下：

素髎一穴：在鼻柱上端。

水沟一穴：一名人中，在鼻柱下。人中，督脉、手阳明之交会。

兑端一穴：上唇取之，在唇上端。

龈交一穴：在唇内齿上，督、任二脉之会。

跋[1]

紫凝道人[2]曰：予读《易筋经》，为之三复其文。见其中之德性功业，一以贯之，未尝不掩卷而叹曰："大哉斯经！之所蕴乎真仙佛之宝筏也。"然古今求道者众，而入道者累世不一见，非道之不可仰企，由渡水而不知津，登山而不知径，欲以臻彼岸，跻绝顶也，难矣。故佛以智慧入门，老氏曰"知之则泰定"。总之言，欲奏其效，必先洞明其行之之法也。

是经于天时之寒暑，必参之而稽其候；日月之盈虚，必察之而著其光。虑乎器之长短、广狭、轻重、尖圆，难中节也，为定其规制。虑乎材有高下，恐取之者不中则也。又为精其选，用药有等分、有定数，洗练有定法，恐人失制，未必调且匀，其所谓列方而示之，准则者纤毫。必详周身之上下、内外、前后、左右，皮膜、筋骨、血气、经络之数，则又有难喻而鲜不紊其调理者，更无不尽其浅深、次第，使人开卷了然，循其序而行之，可以平步圣域而绰然有余裕矣。

由是而气盈力健，骨劲膜坚，为文武神圣之奇男子，作掀天揭地之大事业，可垂手而得。性功德业，非一以贯之哉？继此功愈纯而效愈进，则入水不溺，入火不焚，天不能为之灾，地不能为之害，寒暑不能为之贼，我命自我立，同天地无极矣。故称圆觉金仙，御风而行，逐气而逍遥于云霄之上者，此也。始知达摩大士所言"基此作佛成仙"之语，为不诬。后之君

---

[1] 跋：此跋原在《易筋经》卷上篇末。
[2] 紫凝道人：清道光五年（1825）祝文澜本《易筋经义》跋文落款为"天启四年岁次甲子三月天台紫凝道人宗衡跋"。

子，诚不以予言为谬，于是经真心笃好，有以服其全功、收其成效，不负圣贤相传、引人入道之意，予更不能无厚幸云尔。

洗髓经

济一子珊城傅金铨校

翻译《洗髓经》意序[1]

《易筋》《洗髓》，俱非东土之文章，总是西方之妙谛。不因祖师授受，予安得而识之？又乌自而译之也哉？我祖师大发慈悲，自西徂东，餐风宿水，不知几历寒暑；登山航海，又不知几历险阻，如此者，岂好劳耶？悲大道之多歧，将愈支而愈离，恐接绪之无人，致慧眼之淹没。遍观诸教之学者，咸逐末而忘本，每在教而泥教，谁见流而溯源？忽望震[2]旦，白光灼天，知有载道之器，可堪重大之托，此祖师西来之大义也。

初至陕西敦煌，遗留汤钵于寺。次及中州少林，面壁趺跏九年，不是心息参悟，亦非存想坐功，总因因缘未至，姑静坐久留，以待智人参求耳。及祖师示人为第一义谛，问者多固执宿习，不能领略再请。予何人？斯幸近至人，耳提面命，顿超无上，正传正觉，更有教外别传《易筋》《洗髓》二帙。

唯《洗髓》义深，精进无基，初学难解，其效亦难至，是为末后之究竟也。及其成也，能隐能显，穿[3]金透石，脱体圆

---

1 翻译洗髓经意序：底本原无此序，据来章氏本《易筋经》后附之《洗髓经》增补。
2 震：底本作"霞"，据文义改。
3 穿：底本作"串"，据文义改。

通，虚灵长活，聚而成形，散则为风，然未可一蹴而至也。易筋义浅，而入手有据，初学易解，其效易臻，堪为筑基之初起。是必易筋之功竟，方可因之而洗髓。予得师传，行易筋已效，将《易筋》原本一帙，藏之少林壁间，俟有缘者得之。唯《洗髓》一帙，附之衣钵，远游云水，后缘行至，果获奇应。曾不敢轻以告人，又恐久而失传，辜负祖师西来之意。于是不揣鄙陋，译为汉语，止求不悖经文，不敢致饰于章句，依经详译于后，并为序言于前，以俟智者之玩味而有得也。

释慧可谨序

洗髓经

济一子珊城傅金铨校

总意

如是我闻时，佛告须菩提。易筋工已竟，方可事于斯。
此名静夜工，不碍人间事。白日任匆匆，务忙衣与食。
运水及搬柴，送尿与送屎。抵暮见明星，燃灯照暗室。
晚夕工课毕，将息临卧具。大众咸酣寝，忘却生与死。
明者独儆醒，黑夜暗修持。抚体叹今夕，过了少一日。
无常迅速身，同少水鱼头。然而如何救，福慧须两足？
四恩未能答，四缘未能离。四智未现前，三生未归一。
默观法界中，四生三有备。六根六尘连，五蕴并三途。
天人阿修罗，六道各异趣。二谛未能融，六度未能具。
见见非是见，无明未能息。道眼未精明，眉毛未落地。
如何知见离，得了涅槃意。若能见非见，见所不能及。

蜗角大千界，蟭眼纳须弥。昏昏醉梦间，光阴两俱失。

流浪于生死，苦海无边际。如来大慈悲，演此为《洗髓》。

须从《易筋》后，每于夜静时。两目内含光，鼻中微运息。

腹中竟空虚，正宜纳清煦。朔望及两弦，二分并二至。

子午守静工，卯酉温沐浴。一切惟心造，炼神竟还虚。

静中常醒醒，莫被睡魔拘。夜夜长如此，日日须行持。

惟虚能容纳，饱食非所宜。谦和护保身，虚风宜谨避。

借假可修真，四大须保固。柔弱可持身，暴戾灾害逼。

渡河须用筏，到岸方弃之。造化生成理，从微而至著。

一言透天机，渐进细寻思。久久自圆满，未可一蹴至。

成功有定限，三年九载余。容纳在一纪，决不逾此期。

心空身自化，随意任所之。一切无挂碍，圆通观自在。

隐显度众生，弹指超无始。专报四重恩，永灭三涂苦。

后人得此经，授持可奉行。择人相授受，叮咛视莫轻。

元始钟气篇

宇宙有至理，难以耳目契。凡可参想者，即属于元气。

气无理不运，理非气莫著。交并为一致，分之莫可离。

流行无阻滞，万物何为命？穿金与透石，水火可相并。

并行不相害，是曰理与气。生处伏杀机，杀中有生意。

理以气为用，气以理为体。即体以显用，就用以求体。

非体亦非用，体用两不立。非理亦非气，一言透天机。

百尺竿头步，原始更无始。悟得其中意，方可言洗髓。

四大假合篇

元气久氤氲，化作水火土。水发昆仑巅，四达注坑井。

静坐生暖气，水中有火具。湿热乃蒸腾，为雨又为雾。

生人又生物，利益满人世。水久澄为土，火乃气之焕。

人身小天地，万物莫能比。具此幻化质，总是气之余。

本来非有我，解散还太虚。生是未曾生，死又未尝死。

形骸何留留，垂老后天地。借假以合真，超脱离凡类。

参透《洗髓经》，长生无尽期。无假不显真，真假浑无隙。

应作如是观，真与假不二。四大假合形，谁能分别此。

凡圣同归篇

凡夫多吃假，美衣饰其体。徒务他人观，美食日复日。

人人皆如此，碌碌天地间。不暇计生死，总被名利牵。

一朝神气散，油尽而灯灭。身死埋旷野，惊魂一梦摄。

万苦与千辛，幻境无休歇。圣人独认真，布衣而蔬食。

不贪以持己，岂为身口累。参透天与地，与我同一气。

体虽有巨细，灵明原不异。天地有日月，人身两目具。

日月有晦明，星与灯相继。纵或星灯灭，见性终不没。

纵成瞽目人，伸手摸着鼻。通身俱是眼，触着则物倚。

此事心之灵，包罗天与地。能见不以目，能听不以耳。

若能常清净，不为嗜欲起。自知原来处，归向原处去。

凡夫与圣人，眼横鼻长直。同来不同归，因彼多外驰。

若能收放心，提念与生死。趁此身色健，精进用心力。

洗髓还本原，凡圣许同归。

物我一致篇

万物非万物，与我同一气。幻出诸形相，辅助生成意。
有人须有物，用作衣与食。药饵及器皿，缺一即不备。
飞潜与动植，万类为人使。造化恩何洪，妄杀即暴戾。
蜉蝣与蚊蝇，朝生而暮死。龟鹤麇与鹿，食少而服气。
乃得享长年，人而不如物。只贪衣与食，忘却身生死。
　　　　　　　若能绝嗜欲，物我而一致。

行住坐卧篇

行如盲无杖，自然依本分。举步低且慢，踏实方更进。
步步皆如此，时时戒急行。世路忙中错，缓步保安平。
住如临崖马，亦如到岸舟。回光急返照，认取顿足处。
不离于当念，存心勿妄动。得止宜知止，留神守空谷。
坐定勿倾斜，形端身自固。耳目随心静，止水与明镜。
事物任纷纷，现前皆究竟。坐如山岳重，端直肃容仪。
闭口深藏舌，出入息与鼻。息息归元海，气足神自裕。
浃骨并洽髓，教外别传的。卧如箕形曲，左右随其宜。
两膝常参差，两足如钩钜。两手常在腹，扪脐摸下体。
睾丸时挣搓，如龙戏珠意。倦即侧身睡，睡中自不迷。
醒来方伸足，仰面亦不拘。梦觉浑无异，九载见端的。
超出生死关，究竟如来意。行住坐卧工，只此是真谛。

洗髓还原篇

易筋工已毕，便成金刚体。外感不能侵，饮食不能积。

还怕七情伤，元神不自持。虽具金刚相，犹属血肉躯。

须遵《洗髓经》，少食多进气。搓摩干沐浴，按眼复按鼻。

摸面又捻耳，不必以数拘。闭眼常观鼻，合口任鼻息。

每去鼻中毛，切戒唾远地。每日五更起，吐浊纳清气。

开眼去小便，切勿贪酣睡。厚褥跏趺坐，宽解腰中系。

右膝包左膝，调息舌抵腭。胁腹运尾间，摇肩手推搦。

分合按且举，握固按双膝。鼻中出入悠，绵丝入海底。

有津续咽之，以意送入腹。叩牙鸣天鼓，两手摩右膝。

伸足扳其趾，出入六六息。两手按摩竟，良久方拳立。

左脚亦如然，按摩工已毕。徐徐方站起，行稳步方移。

忙中恐有错，缓步为定例。三年并九载，息心并涤虑。

浃骨更洽髓，脱壳飞身去。渐几浑天化，末后究竟地。

即说偈曰：口中言少，心头事少。肚内食少，自然睡少。有此四少，长生不老。

又半偈曰：有人认得勾头草，遍地草木都吃了。

《洗髓经》跋

前译经文，后译口意。文言各异，意义可通。梵语达摩，华言法空。

诸所有见，即不离人。执理不通，分门别户。我慢自高，同己则许。

异己则毁，老死范围。如此之人，迂而且鄙。坐井观天，蟪蛄为期。

祖师圆通，东游西归。只履独步，熊耳灭迹。不惟空尘，且更空理。

无挂无碍，得大自在。噫嘻祖师，生于黔底。幼而颖异，少游印度。

穷诸教谊，不泥言筌。直见渊源，特来东土。直指性地，解缠出缚。

人天师资，感祖洪恩。遗兹妙谛，后之见者，慎勿漠视。

后跋

吾倾慕黄氏《真传易筋经》久矣！志学之龄，尝阅读蜀中张义尚老先生《纵谈道家柔气功》[1] 一文，介绍有"黄氏易筋经"。文曰："此处所指的易筋经，有三十二导引，外有推揉、拍打及练功器械等，此功是我在大学时代，从黄克刚老师处得来。""练成，骈指可贯牛腹，侧掌可断牛颈，寒暑不侵，刀剑不伤，世人无不目为奇迹。""炼气入骨，功成之后，外形多瘦削，甚至枯瘠如柴，但内脏坚实，精力充沛，确有延年益寿之验。"因之心生向往。此后，凡是刊物中载有张老先生的文章，必购阅而后快，于是乃知张老为丹道、武术界之博学的老前辈。斯时，吾不过一"毛头小子"，无力远游拜访。十余年后，闻之张老于 2000 年冬月化去，世寿 92 岁。

不佞 2010 年得胡孚琛老师委托，协助整理张义尚老先生遗稿，由之与终南书院朱沐尘先生结缘。朱先生是张老门下嫡传，在 20 世纪 80、90 年代多次迎请张老到家中供养，得授亲传，于武术、密宗和丹道细微，无不备悉。十余年来，吾与朱先生过从甚密，多得指教，故以辈分呼之"师伯"。2016 年 11 月，全国老子道学文化研究会"昆仑高峰论坛"在陕西楼观台召开，朱师伯不顾深夜劳困，讲解真传内功易筋经之动功精华

---

1 纵谈道家柔气功：原载浙江《气功》杂志，1987 年 10 期。

"简易万全功"，细说动作要领。可惜吾平日疏懒，未能用功，愧负当日指点之恩情。

"黄氏真传易筋经"，被誉为"内功之王"，于丹道和武术乃瑰宝也。吾曾多次建议朱师将黄氏易筋经整理成书。因缘际会，上海林锋兄与朱老师联袂撰稿，整理成书，名为《真传内功易筋经》，公开出版。吾与林兄过从二十余年，多受教益。林兄乃丹道前辈胡美成先生入室弟子，曾广泛向沪浙等地丹道、武术界老前辈参访求学，亦得到黄克刚先生沪上高弟之传授，"真传内功易筋经"之秘诀也了然于胸。吾承之邀，被分配到点校整理张老《真传易筋经内功精义》抄本的工作，甚是欣喜。

今《真传内功易筋经》书稿告竣，沐手拜读之下，不禁赞叹，"真传内功易筋经"之奥秘倾泻无遗蕴矣，所誉"内功之王"当之无愧也。本书即将出版，故续貂数语，略述因缘。最后，切望识宝之读者能因书而演习，共参《真传内功易筋经》三昧，同得延年益寿之验也。

唐山盛克琦

2023 年 5 月 16 日